Ayelet Waldman • Ein richtig guter Tag

Ayelet Waldman

Ein richtig guter Tag

Wie Microdosing meine Stimmung, meine Ehe und mein Leben rettete

Aus dem Amerikanischen
von Stefanie Retterbush

btb

Für Sophie

Wenn die Worte »Leben, Freiheit und das Streben nach Glück« nicht das Recht zu Experimenten mit dem eigenen Bewusstseinszustand umfassen, dann ist die Unabhängigkeitserklärung den Hanf nicht wert, auf dem sie geschrieben wurde.

Terence McKenna

Prolog

Heute Morgen habe ich LSD genommen.

Der Tisch, an dem ich zum Schreiben sitze, atmet nicht. Meine Tastatur explodiert nicht in einem psychedelischen Feuerwerk aus Farben, das Lichtblitze aus dem »R« und »P« schleudern würde. Ich bin weder aufgekratzt und hibbelig noch glückselig weggebeamt. Ich empfinde kein transzendentes Einssein mit dem Universum. Ganz im Gegenteil. Ich fühle mich normal.

Na ja, bis auf eins: Ich bin ausgeglichen und entspannt. Ich bin beschäftigt, aber nicht gestresst. Für andere mag das normal sein, für mich ist es das nicht.

Ich habe kein Acid-Plättchen gelutscht. Ich habe eine sogenannte »Mikrodosis« genommen, eine subtherapeutische Dosis einer Droge; eine Menge, so gering, dass sie keine unerwünschten Nebenwirkungen zeigt, und doch groß genug für eine messbare zelluläre Reaktion. Die Mikrodosis einer psychedelischen Droge beträgt in etwa ein Zehntel der üblichen Dosis. Für einen Trip mit visuellen Halluzinationen und allem Drum und Dran würde ein LSD-Konsument zwischen hundert und hundertfünfzig Mikrogramm nehmen. Ich habe zehn Mikrogramm genommen.

Microdosing, die Mikrodosierung von Psychedelika,

ist so neu und alternativ, dass ich meinem Rechtschreibprogramm das Wort erst beibringen musste. Bekannt wurde es durch eine ganze Reihe von Vorträgen und Podcast-Interviews des Psychologen und früheren Psychedelika-Forschers James Fadiman sowie sein 2011 veröffentlichtes Buch *The Psychedelic Explorer's Guide: Safe, Therapeutic, and Sacred Journeys.* Seit 2010 sammelt Dr. Fadiman Erfahrungsberichte von Menschen, die mit regelmäßigen Mikrogaben von LSD und Psilocybin, einem natürlich vorkommenden Stoff, der sich in etlichen Pilzarten findet, experimentiert haben. Schon kurz nach Erscheinen des Buchs präsentierte Fadiman bei einem Vortrag anlässlich einer Konferenz zum möglichen therapeutischen Nutzen von psychedelischen Drogen seine neuesten Erkenntnisse; gewonnen hatte er sie aus der Lektüre Dutzender Briefe und E-Mails, die ihn erreicht hatten, manche anonym, bei Weitem aber nicht alle. In Bezug auf Microdosing sagte er: »Viele Versuchsteilnehmer berichten, sie könnten sich abends zufrieden zurücklehnen und mit Fug und Recht sagen: ›Das war ein richtig guter Tag.‹«

Ein richtig guter Tag. Vorhersehbar, planbar, verlässlich. Mehr will ich doch gar nicht.

Solange ich zurückdenken kann, war ich eine Geisel; hilflos meinen unberechenbaren Stimmungsschwankungen ausgeliefert. Habe ich gute Laune, bin ich lustig, leistungsfähig und liebevoll. Ich bin der Mittelpunkt jeder Party, schreibe halbwegs passable Sätze und bin, wie meine Kinder sagen würden, cool. Kippt meine Laune aber, fressen Selbsthass, Schuldgefühle und Scham an mir. Eine alles zersetzende Hoffnungslosigkeit legt sich über mein ganzes Sein, ein grimmiger Pessimismus, der selbst theoretisches Glück kategorisch ausschließt. Meine Symptome waren nie so ernst, dass sie eine stationäre Behandlung erforderlich gemacht hätten, und sie haben mich auch weder beruflich noch privat ernsthaft in meiner »Alltagstauglichkeit« eingeschränkt. Aber sie machen mein Leben und das meiner Lieben um ein Vielfaches verzwickter.

Ich habe mit den unterschiedlichsten Behandlungsmethoden gegen diese Stimmungsschwankungen und anderen Malaisen vorzugehen versucht. Obwohl ich eins der wenigen neurotischen jüdischen Kinder war, die in den Siebziger- und Achtzigerjahren in New York aufgewachsen sind, ohne je die Praxis eines Psychotherapeuten von innen zu sehen, wollte ich nichts unversucht lassen. Ebenso begeistert, wie ein verdurstendes Kamel in eine schlammige Oasenpfütze watet, stürzte ich mich auf jeden Lösungsansatz und suhlte mich genüsslich in allen erdenklichen Therapieformen.

Mein erster Therapeut war Facharzt in Ausbildung und wurde mir im dritten Jahr meines Jurastudiums vom Gesundheitsdienst der Universität zugewiesen. Ich suchte Hilfe bei der Verarbeitung einer traumatischen Trennung, die ich damals als tragisch empfand, die mir aber rückblickend eher wie einer jener Augenblicke erscheint, in dem man gerade noch rechtzeitig vom Handy aufschaut, bevor der Stadtbus einen überrollt. Ich saß also in der Praxis meines Therapeuten und heulte Rotz und Wasser. Als ich endlich aufhörte zu weinen (irgendwann im Laufe der zweiten oder dritten Sitzung), redeten wir über meinen Exfreund und meine ambivalenten Gefühle bezüglich unserer Trennung. Wir redeten über den Kerl (und die anderen Kerle und das eine oder andere Mädel), mit denen ich ihn betrogen hatte. Wir sprachen über den schwelenden Groll, den meine Mutter gegen alles und jeden hegte, und meinen emotional unzugänglichen Vater, und wie schwer es ist, in einem Zuhause aufzuwachsen, in dem die beiden anwesenden Erwachsenen sich die allermeiste Zeit streiten.

Seit diesen ersten Terminen habe ich hunderte und aberhunderte Stunden in den Praxen von Psychiatern und Psychologen verbracht, bei Sozialarbeitern und Familientherapeuten und habe meinen unverwechselbaren Gesäßabdruck auf unzähligen Ledercouches hinterlassen. Ich habe mit Freudianern assoziiert und im Auftrag kognitiver Verhaltenstherapeuten gewissenhaft Arbeitshefte ausgefüllt. Ich mag diese Sitzungen; ich bin ein analytischer, extrovertierter Mensch, weshalb ich nichts lieber tue, als mein Leben und meine Gefühle akribisch zu sezieren. Vor allem vor Menschen, die ich für dieses Privileg bezahle. Außerdem war ich in der Grundschule eine gute Schülerin und finde Arbeitshefte geradezu meditativ.

Und obwohl ich, wenn es um gegenkulturelle Phänomene geht, eine erbarmungslose Zynikerin bin (nichts lässt mich schneller die Augen verdrehen als eine Yogi, die die lilienweißen Handflächen zu einem Namaste zusammenführt), habe ich bisweilen althergebrachte Therapieformen zugunsten alternativer Methoden vernachlässigt. In den acht Monaten, die ich mit meinem zweiten Kind schwanger war, wollte ich mit allen Mitteln einen weiteren Kaiserschnitt verhindern, daher brachte ich etliche Hypnotherapiesitzungen hinter mich, während deren ich unter anderem mein erstes Kind »wiedergebären« sollte. Damit, versprach die Hypnosetherapeutin, sei dieses Mal eine vaginale Geburt garantiert. So lag ich, die Knie bis zu den Ohren angezogen, auf ihrer Couch, und sie begleitete mich in unerträglicher Detailtreue durch die vaginale Geburt, die nie stattgefunden hatte. Gemeinsam stellten wir uns die Kontraktionen vor, das Brennen beim Kopfaustritt, die Anstrengung beim Pressen. Ich hechelte, ich stöhnte, ich biss die Zähne zusammen und drückte, was das Zeug hielt. Wie sich allerdings herausstellte, ist das Einzige, was bei einer derartigen Anstrengung herauskommt, ein donnernder, trommelfellerschütternder Furz.

Einen Monat, zwei Geburtshelferinnen, eine Hebamme und vierundvierzig Stunden nicht-imaginärer Wehen später wurde mein Sohn von einem Arzt auf die Welt geholt, der mit bewundernswerter Geduld abgewartet hatte, während ich vergebens versuchte, mir vorzustellen, wie der Muttermund sich öffnete, bis er schließlich den zweiten von letztendlich vier Kaiserschnitten an mir vornahm.

Ich habe Achtsamkeitsübungen gemacht, bei denen ich quälend lange Minuten meditieren und anschließend viele weitere quälend lange Minuten mit meinem Therapeuten darüber diskutieren musste, warum ich Meditieren so zutiefst verabscheue. Auf die Ehekrise eines befreundeten Paares hin zwang ich meinen leiderprobten Mann in eine Paartherapie, bei der wir ständig wiederholen sollten, was der andere gesagt hatte, und zwar – theoretisch – ohne dass die Stimme dabei vor passiv-aggressiver, kaum verhohlener Wut bebte. (»Ich höre, dass es dich aufregt, wenn ich dich dafür kritisiere, wie du den Geschirrspüler einräumst, aber es macht mich traurig, dass du die Gläser immer in das untere Fach stellst, und es macht mich wütend, dass du, deiner überragenden Intelligenz zum Trotz, nicht in der Lage bist zu kapieren, dass sie dabei unweigerlich kaputtgehen.« Upps.) Wir würden wohl heute noch verzweifelte »Ich«-Botschaften aussenden, hätte mein Mann mich nicht irgendwann darauf hingewiesen, dass diese Therapie die bisher größte Gefahr für unsere Ehe war. »Ich« konnte ihm da nicht widersprechen.*

All diesen aberhunderten Stunden Gesprächstherapie zum Trotz kann ich nicht behaupten, je eine merkliche Veränderung erlebt zu haben, weder in meiner Betrachtungsweise noch in meinem Verhalten.

Und dann, eines Tages, auf dem Weg von einer deprimierend schlecht besuchten Lesung im idyllischen Marin County** nach Hause, ertappte ich mich dabei, wie ich

---

* Seit Neuestem gehen wir zu einer herkömmlicheren Paartherapie, bei der wir uns beide bemühen, die Therapeutin unauffällig jeweils auf unsere Seite zu ziehen. Leider erfolglos. Sie ist enervierend neutral – wie die Schweiz in vernünftigem Schuhwerk.

** Der einzige Zuhörer, ein müffelnder Mann, der zusammengesunken auf einem der Plätze in der letzten Reihe hockte, schreckte mitten in der Lesung hoch, bedachte mich mit einem mitleidigen Blick und schob seinen mit Flaschen beladenenen Einkaufswagen klirrend zur Tür hinaus.

ernsthaft überlegte, das Lenkrad nach rechts herumzureißen, und mir ausmalte, mit dem Wagen das Geländer der Richmond Bridge zu durchbrechen und in hohem Bogen ins Wasser zu fliegen. Der Gedanke war mehr als nur flüchtig, und doch auch nicht konkret zu nennen, und obwohl ich es ohne weitere Zwischenfälle heil auf die andere Seite schaffte, erschütterte diese Episode mich derart, dass ich einen Termin beim Therapeuten machte.

Der Psychiater diagnostizierte eine bipolare affektive Störung, Bipolar II, eine weniger schwere Form der bipolaren Störung. Die Diagnose war zwar ein Schock, kam aber nicht überraschend. Bipolare Störungen sind oft erblich bedingt, und mein Vater und andere Verwandte väterlicherseits leiden ebenfalls daran. Vermutlich hatte ich insgeheim immer schon die Befürchtung, meine wechselhaften Launen könnten Ausdruck dieser Erkrankung sein.

Bipolare Störungen äußern sich in beträchtlichen Schwankungen des Stimmungs-, Energie- und Aktivitätsniveaus. Fast alle Menschen erleben solche Wechsel emotionaler Zustände, aber bei Bipolaren sind sie ausgeprägter und verlaufen intensiver, manchmal krass, heftig und verstörend. Verstörend in der Art von: »Vielleicht steuere ich mein Auto spontan von der Brücke!« Was tiefgreifende Konsequenzen für Alltagsleben und Beziehungen haben kann. Annähernd einer von fünf Menschen mit einer bipolaren Störung begeht Selbstmord, und paradoxerweise ist die Zahl bei Bipolar II unter Umständen noch höher. Psychiater versuchen das damit zu erklären, dass viele Menschen mit Bipolar I, obwohl ihr

Leidensdruck höher ist, nicht in der Lage sind, Selbstmordgedanken zu formulieren oder in die Tat umzusetzen. Menschen mit Bipolar II dagegen verfügen über die notwendigen Möglichkeiten und Mittel, ihrem Leiden ein Ende zu setzen.

Obgleich diese Statistiken mir Angst machen, waren und sind sie auch eine große Erleichterung. Das erklärte so vieles! Meine Neigung etwa, bei Dinnerpartys oder im Internet etwas zu vertraulich zu werden und ungewollt intime Details über mein Privatleben preiszugeben. Oder den Tag, an dem ich zitternd vor Wut in der Reinigung stand, nachdem der Herr hinter dem Tresen mir achselzuckend die Überreste meiner teuren neuen Bluse überreicht hatte. Die hatte ich in einer der typischen Phasen einer bipolaren Störung gekauft – einer von den Phasen, in denen Betroffene viel zu viel Geld verpulvern und völlig über ihre Verhältnisse leben –, und meine Reaktion auf die beflissene Entschuldigung des Herrn von der Reinigung war ein Symptom namens »Reizbarkeit«. »Reizbarkeit« oder auch »Gereiztheit«, englisch »Irritability«, ist ein klinischer Begriff, ein Fachausdruck, beschrieben in der fünften Ausgabe von *Diagnostic and Statistical Manual of Mental Disorders* als ein »Gemütszustand, bei dem anscheinend minimale Impulse oder Außenreize eine unverhältnismäßige Reaktion auslösen, üblicherweise aufbrausenden Zorn, Aggressivität oder Feindseligkeit«. Eine etwas beschönigende Umschreibung dafür, in der Reinigung um die Ecke hysterisch zu kreischen und herumzuzetern.

Die Diagnose half mir aber auch, die positiveren Seiten dessen zu sehen, was mit mir passierte. Sie erklärte beispielsweise, wie es kommen konnte, dass ich einmal innerhalb von sechs Monaten drei Romane geschrieben hatte, so konzentriert und detailverliebt, wie ich es nie zuvor erlebt hatte. Diese unglaubliche kreative Energie ist typisch für den beflügelten und äußerst produktiven Gemütszustand, den man als Hypomanie bezeichnet. So anregend und fruchtbar waren diese Perioden, dass ich manchmal glatt glaubte, sie seien Entschädigung genug für die andere, dunkle Seite der Krankheit.

Auf die Diagnose hin bekam ich Psychopharmaka verschrieben, die ich sieben Jahre lang genommen habe, nur unterbrochen von einer kurzen Phase zu Beginn einer meiner Schwangerschaften. Die Liste der Medikamente, die ich ausprobiert und wieder abgesetzt habe, ist so lang, dass meine Freunde mich als eine Art wandelndes Nachschlagewerk nutzten, denn ich kann, wie die beruhigende Stimme am Ende jeder Medikamentenwerbung: »Zu Risiken und Nebenwirkungen …«, Symptome und Nebenwirkungen von allem aufzählen, was irgendwelche Therapeuten ihnen verschreiben. Auf meinem langen, beschwerlichen Weg durch den Dschungel psychischer Probleme und Stimmungsschwankungen habe ich unzählige Medikamente genommen, unter anderem selektive Serotonin-Wiederaufnahmehemmer (SSRI), darunter Citalopram (Celexa) und deren nicht-generische und daher deutlich teurere Zwillingsschwester Escitalopram (Lexapro), Fluoxetin (Prozac) und Sertralin (Zoloft); die Serotonin-Noradrenalin-Wiederaufnahmehemmer (SSNRI) Duloxetin (Cymbalta), Venlafaxin (Effexor) und Venlafaxin XR (Effexor XR); das atypische Antidepressivum Bupropion (Wellbutrin); die Stimmungsaufheller Lamotrigin (Lamictal) und Topiramat (Topamax); Amphetamine (Adderall, Adderall XR), Methylphenidat (Ritalin und Concerta) und Atomoxetin (Strattera); die Benzodiazepine Alprazolam (Xanax), Diazepam (Valium) und Lorazepam (Ativan); das atypische Antipsychotikum Quetiapin (Seroquel) (eine besonders bizarre Verschreibung, da ich nie auch nur ansatzweise psychotisch war); die Einschlafhilfen Zolpidem (Ambien) und Eszopiclon (Lundesta). Sicher habe ich irgendwas vergessen. Kann passieren, wenn man massenweise Drogen schluckt.

Einige dieser Medikamente wirkten eine Weile – manche ein paar Tage, manche ein paar Wochen. Aber jede neue Pille hatte neue Nebenwirkungen. Da SSRI zu Gewichtszunahme führen und die Libido ersticken, war die übliche Vorgehensweise, weitere Medikamente hinzuzufügen, die der Gewichtszunahme entgegenwirkten und den Sexualtrieb ankurbelten. Die wiederum machten mich leicht reizbar, weshalb die Ärzte mir etwas zur Beruhigung verschrieben; Runde um Runde, endlos im Kreis herum.

Leider ist die Methode von Versuch und Irrtum bei der Behandlung psychischer Probleme noch immer die Standardvorgehensweise. Medikamente haben bei verschiedenen Menschen unterschiedliche und nicht selten unerwartete Wirkungen, und oft erweist es sich als schwierig, den richtigen Cocktail zu mischen, um die jeweils höchst individuellen Probleme zu behandeln. Darüber hinaus fehlt Therapeuten und Medizinern, selbst den besten, noch immer ein umfassendes Verständnis der Komplexität und Bandbreite sowohl vieler psychischer und affektiver Störungen als auch der vielen Medikamente zu deren Behandlung. Würde psychologische Forschungsarbeit besser finanziert, käme womöglich etwas mehr Licht ins Dunkel. Und Fehldiagnosen würden deutlich seltener.

Jahre nach meiner ersten Diagnose, ich fiel gerade in einen bodenlosen Internet-Kaninchenbau und weiß nicht mehr genau, wie ich dahin gekommen bin, stolperte ich über das Abstract einer klinischen Studie zu PMS, worauf mir Zweifel kamen, ob die Diagnose »bipolare Störung« korrekt sein konnte. Meine bipolare Störung stimmte nicht mit den im DSM-5 (»Diagnostischer und statistischer Leitfaden psychischer Störungen«) beschriebenen Merkmalen überein. Meine Hypomanie hielt selten die erforderlichen vier Tage Mindestdauer an und kippte nie in eine Manie, und obwohl meine Stimmung oft rabenschwarz war, hatte ich noch nie eine richtige Depression gehabt. Meine Stimmungsschwankungen waren nicht so ausgeprägt wie die meines Vaters, und ich hatte durch sie noch nie persönlichen oder beruflichen Schaden erlitten.* War ich wirklich bipolar?

Als ich das Stimmungstagebuch herauskramte, das ich

---

* Abgesehen von dem einen Mal, als ich gefeuert wurde, weil ich meinen sexistischen Chef bloßgestellt hatte. Wobei ich bis zu meiner letzten Arbeitswoche gewartet habe, bevor ich mich mit dem Kerl anlegte. Er war so ein absoluter und totaler Scheißkerl, dass ich dieses Erlebnis eher als Beispiel für mustergültige Selbstbeherrschung ansehe und nicht so sehr (oder vielleicht auch) als Kontrollverlust.

gewissenhaft führte, seit ich die Diagnose erhalten hatte, und es mit meinem Zyklus abglich, sah ich plötzlich glasklar. Meine Stimmung, mein Schlafverhalten, mein Energielevel, alles schwankte in Übereinstimmung mit meinem Zyklus. In der Woche bevor ich meine Periode bekam, ging meine Stimmung in den Keller. Ich wurde depressiv und neigte zu Wutausbrüchen; mein Schlafrhythmus war hinüber. Ich stellte auch fest, dass meine Stimmung mitten im Zyklus kippte, was aber nur einen oder zwei Tage anhielt. Dieses Tal kam immer kurz vor dem Eisprung und war nicht sosehr durch Niedergeschlagenheit gekennzeichnet als vielmehr durch Wutausbrüche. In einer dieser Prä-Perioden-Perioden hatte ich auch den armen Reinigungsinhaber traumatisiert, und ich brach in diesen Phasen mit schönster Regelmäßigkeit Streitereien mit meinem stoischen Ehemann vom Zaun; immer über Fragen von globaler Bedeutung, beispielsweise die korrekte Beladung der Geschirrspülmaschine.

Ich suchte den Rat eines Psychiaters, den die Women's Mood and Hormone Clinic der medizinischen Fakultät der University of California in San Francisco mir empfahl; eine psychiatrische Klinik, die Frauen mit zumindest teilweise auf hormonelle Einflüsse im Gehirn zurückzuführenden affektiven Störungen behandelt. Mein neuer Arzt stellte bei mir sofort ein PMS fest.

PMS wird definiert als von körperlichen Symptomen begleitete Stimmungsschwankungen in den Tagen vor dem Einsetzen der Menstruation. Bis zu achtzig Prozent aller ovulierenden Frauen sind davon betroffen. Neunzehn Prozent von ihnen haben Symptome, die sich störend auf Arbeit, Schule oder Beziehungen auswirken, und zwischen drei und acht Prozent leiden unter PMDD oder *Premenstrual Dysphoric Disorder* (prämenstruelle dysphorische Störung) mit derart schwerwiegenden Symptomen, dass sie zeitweise effektiv im Alltagsleben eingeschränkt und arbeitsunfähig sind.

Obwohl schon lange bekannt ist, dass 67 Prozent der Frauen in psychiatrischen Einrichtungen in der Woche unmittelbar vor dem Einsetzen ihrer Periode eingewiesen werden, widmen sich Forscher erst neuerdings den Auswirkungen des PMS auf Frauen mit affektiven Störungen. Als PME (eine Art prämenstruellen Schmerzverstärker) bezeichnet man es, wenn eine vorhandene Vorerkrankung sich in einer bestimmten Phase des weiblichen Zyklus verschlimmert. Weil ich aber Stimmungsschwankungen immer nur während zweier Perioden in meiner Gelbkörperphase erlebte (direkt vorm Eisprung und in der Woche vor dem Einsetzen der Menstruation), kam mein neuer Psychiater zu dem Schluss, dass ich mitnichten unter einer bipolaren Störung leide, auch nicht unter einer durch PMS verstärkten bipolaren Störung, sondern unter einer milden Form von PMDD. Nicht so ausgeprägt, dass sie mich außer Gefecht setzt, aber doch mit merklichen, teils verstörenden Auswirkungen. Vor allem für den Inhaber meiner Reinigung.

Diese neue Diagnose fühlte sich auf Anhieb richtig an. Obwohl es etwas Beruhigendes gehabt hatte, meine Stimmungsschwankungen auf die bipolare Störung schieben zu können, hatte es mich immer gewundert, dass ich nie eine echte Manie oder wirkliche Depression durchmachte. An vielen Tagen stand ich morgens auf und fühlte mich gut und stabil und starrte auf die bunten Pillen in meiner Hand und fragte mich, wie sinnvoll es eigentlich war, etwas zu schlucken, von dem ich wusste, dass es mich reizbar machte und/oder meinen Sextrieb abtötete. Aber ich wusste nur zu gut, wie es Menschen mit einer bipolaren Störung ergeht, die leichtsinnig behaupten: »Ich bin gut drauf!«, und aufhören, ihre Medikamente zu nehmen. Also war ich ein tapferer kleiner Zinnsoldat und nahm, was auch immer mein Psychopharmakologe mir verschrieben hatte. Jetzt aber war ich endlich auf der richtigen Spur.

Stimmungsstabilisierer funktionieren bei PMDD nicht. Stattdessen werden häufig niedrig dosierte Hormonpräparate, darunter auch Anti-Baby-Pillen, verschrieben, ebenso SSRI; letztere auf die Woche oder zehn Tage vor der Periode beschränkt. Studien zeigen, dass auch Kalziumgaben, Lichtbehandlung und Verhaltenstherapie eine positive Wirkung haben können.

Die Hinweise auf einen Zusammenhang zwischen Hormonersatztherapien und Brustkrebs machten mich allerdings etwas nervös, weshalb ich mich anfangs für eine monatliche, kurze Einnahme von SSRI entschied. Normalerweise brauchen Antidepressiva vier bis sechs Wochen, bis sie wirklich wirken, aber bei prämenstruellen Frauen hindern SSRI sofort ab Einnahme das Enzym 3ß-HSD an der Umwandlung von Progesteron. Da der abfallende Progesteronspiegel die Ursache für den Menstruationsblues ist, setzt die Wirkung unmittelbar ein und der Unterschied ist sofort deutlich spürbar. In meinem

Fall hob sich die Stimmung innerhalb von zwanzig Minuten nach Einnahme der Tablette merklich.*

Leider entfalten SSRI unmittelbar vor dem Eisprung, wenn der Hormonhaushalt der Frau sich gravierend verändert, der Östrogenspiegel sich rapide erhöht und LH (das luteinisierende Hormon oder Lutropin, das in der Hirnanhangdrüse gebildet wird) sprunghaft ansteigt, keine derart magische Wirkung. Wie Dr. Louann Brizendine, Gründerin der UCSF Women's Mood and Hormone Clinic, mir erklärte: »Abrupte Veränderungen im Hormonhaushalt sind, als würde man dem Hirn den Teppich unter den Füßen wegziehen.« Weil SSRI in dieser Zeit nicht wirken, verließ ich mich auf Techniken aus der kognitiven Verhaltenstherapie, und wenn ich mich dabei ertappte, wie ich die Spielsachen der Kinder durchs Zimmer pfefferte oder in sozialen Netzwerken einen Shitstorm entfesselte, schluckte ich hin und wieder eine kleine Beruhigungstablette. Eine Chill-Pille, wenn man so will.

Als sich mir dann auch das zyklische Muster meiner Schlaflosigkeit erschloss, konnte ich die Schlaftabletten langsam ausschleichen und einen Großteil meines überquellenden pharmazeutischen Füllhorns in den Müll werfen. Eine ganze Weile hatte ich meine Laune hervorragend unter Kontrolle. Ich durchlief zwar noch immer zyklische Schwankungen, aber weil ich Wutan-

---

* Zufälligerweise scheint Alkohol auf dieselben Rezeptoren zu wirken, weshalb ein Glas Wein denselben Effekt haben kann. So verlockend die Vorstellung auch war, eine Woche pro Monat in leicht beschwipstem Zustand zuzubringen, entschied ich mich doch lieber für die Pillen.

fälle und Phasen der Niedergeschlagenheit besser vorhersagen konnte, war ich in der Lage, vorausschauend zu handeln und besser damit umzugehen. Ich hatte meinen Zykluskalender im Blick wie eine Pilotin ihre Cockpitanzeigen. Nicht nur um zu wissen, wann ich anfangen musste, meine Medikamente zu nehmen, sondern auch, um wichtige Termine und Veranstaltungen auf die weniger heiklen Tage des Monats zu legen. Dr. Brizendine ermutigt die Partner ihrer Patientinnen, während der prämenstruellen Phase die Initiative zu ergreifen und alle aufkommenden Streitigkeiten gleich zu unterbinden, indem sie das jeweilige Streitthema auf einen Zettel schreiben, um es später im Monat, wenn man es gelassen und ohne Groll abhandeln kann, wieder aufzugreifen. Mein Mann weiß stets, wo in meinem Zyklus ich mich gerade befinde, und hat sich einen sehr neutralen, netten Ton angewöhnt, in dem er dann einfach fragt: »Kann es sein, dass du heute eine SSRI nehmen solltest?« Ich tue meinen Teil, indem ich ihn weder aus dem Fenster schmeiße noch ihm den Kopf abreiße, sondern brav meine Pille schlucke.

Fünf Jahre lang verlief alles vorhersehbar und friedlich. Dann geschah das Unabwendbare. Ich kam in die Prämenopause, und meine Periode wurde unregelmäßig. Manchmal war mein Zyklus dreißig Tage lang, manchmal zwanzig. Gelegentlich blieb die Periode ganz aus, hin und wieder sogar zweimal hintereinander. Da meine Periode sich aufführte wie ein kapriziöser viktorianischer Verehrer, der selten und vollkommen unvorhersehbar seine Visitenkarte hinterließ, war es mir nicht möglich, die SSRI pünktlich einzunehmen. Schließlich konnte meine Ärztin mich dazu bewegen, meine Bedenken beiseitezuschieben und zu versuchen, meine Stimmungsschwankungen mit einem niedrig dosierten Östradiol-Pflaster auszugleichen. Das Pflaster brachte aber nicht die erhoffte sofortige und spürbare Besserung, die ich von den Tabletten gewohnt war. Schlimmer noch, der Einsatz von nicht-opponierendem Östrogen – reine Östrogengaben – wird mit einem erhöhten Risiko von Gebärmutterschleimhaut- und Gebärmutterkrebs in Zusammenhang gebracht. Durch die zusätzliche Verabreichung von Progesteron kann man dieses Risiko senken, aber das wiederum steht in Zusammenhang mit einem erhöhten Brustkrebsrisiko. Des Weiteren wirkt Progesteron sich deutlich negativ auf die Gemütslage aus, ganz besonders bei Frauen mit PMS oder PMDD. Da ich das Pflaster nur trug, um meine Laune aufzuhellen, würde ich einen Teufel tun und ein Medikament einnehmen, von dem ich depressiv werden und womöglich Krebs bekommen konnte.

Und dann ging alles so richtig den Bach runter. Ich befand mich in einem Zustand ständiger Gereiztheit. Ich kochte, ich richtete meine Wut gegen die Menschen um mich herum, und dann sank ich vor Scham zusammen wie ein Häufchen Elend. Diese Wechsel zwischen Zorn und Verzweiflung vollzogen sich weitaus rascher als zuvor, und ich fühlte mich dem hilf- und hoffnungslos ausgeliefert. Ich fand keine Freude mehr am Leben, nicht einmal mehr Zufriedenheit. Ich sah die Welt durch einen traurigen, düsteren Schleier. Ich wusste, auf der anderen

Seite waren Licht und Liebe, aber ich schaffte es nicht, den schmuddeligen Vorhang meines Unglücks beiseitezuschieben.

Mein Mann, der sich seit Jahren mit den Irrungen und Wirrungen meiner wechselnden Launen herumschlug, schien nun endgültig die Nase voll zu haben und nicht mehr zu können. Wir stritten uns häufiger und heftiger, und es hatte den Anschein, als bräuchten wir immer länger, um uns von diesen Auseinandersetzungen zu erholen. Vielleicht ist es aber auch nur meine Verzagtheit, die sich da zu Wort meldet. Vielleicht war er nicht ungeduldiger als früher, sondern meine Depression flüsterte mir plötzlich wieder die Angst ein, er könne ein für alle Mal die Koffer packen und mich mit meinem hässlichen Ich alleinlassen.

In diesem grässlichen Gemütszustand war ich, als ich über James Fadimans Buch stolperte.

Bevor ich angefangen habe zu schreiben, war ich Pflichtverteidigerin und Juraprofessorin und habe mich besonders für Strafrechtsreformen engagiert. Viele Jahre lang hielt ich an der UC Berkeley School of Law jedes Jahr ein Seminar mit dem Titel »The Legal and Social Implications of the War on Drugs« (»Rechtliche und soziale Auswirkungen des ›Kriegs gegen Drogen‹«) und war als Beraterin der Drug Police Alliance tätig, einer Organisation, die sich für die Reform der US-amerikanischen Anti-Drogen-Gesetze stark macht. Ich verfügte also über persönliche Erfahrung sowie angeeignetes Fachwissen hinsichtlich der gesamten Thematik Drogenkontrollpolitik und deren Reform, war aber erstaunlich unbeleckt, was psychedelische Drogen anging. Ich hatte noch nie LSD genommen, und meine Erfahrung mit anderen Halluzinogenen erschöpfte sich in einem Erlebnis im ersten College-Jahr: einigen angenehmen, aber irgendwie auch verstörenden Stunden, die ich damit zubrachte, mich träge in einer Reifenschaukel zu drehen, nachdem ich eine sehr geringe Menge Psilocybin in Form von »Magic Mushrooms«* zu mir genommen hatte. Ich hatte immer schon viel zu viel Angst vor einem Horror-Trip oder langfristigen psychischen Schäden, um munter herumzuexperimentieren. Aber Microdosing war etwas anderes und viel weniger angstbehaftet. Die Dosen, über die Fadiman sprach, waren nicht wahrnehmbar; so klein, dass man davon unmöglich Halluzinationen bekommen konnte, ob nun angenehme oder unangenehme. Weniger ein Acid-Trip als ein Acid-*Schaufensterbummel.*

Die Menschen, über deren Erfahrungen Fadiman in seinem Buch schreibt, berichten von einem Gefühl der »Freude und Dankbarkeit«, von erhöhter Konzentrationsfähigkeit und besserer Laune. Das wollte ich auch. Sie erzählen, sie verlören seltener die Beherrschung und seien eine angenehmere Gesellschaft für andere. Das wollte ich unbedingt. Sie erleben etwas, das mir so verlockend wie unerreichbar erschien: einen richtig guten Tag. Das brauchte ich! Niemand erwähnte negative Nebenwirkungen, aber andererseits war dieses Buch auch keine

* Vielleicht waren die Pilze auch gar nicht magisch. Ich hatte keinerlei Halluzinationen, und wem wird nicht schwindelig, wenn er sich endlos lange auf einer Reifenschaukel im Kreis dreht? Gut möglich, dass ich eine Handvoll in Kuhfladen getunkter, getrockneter Shiitake-Pilze gemümmelt habe.

umfassende Fallstudie. Nein, es war vielmehr ein kleiner Hoffnungsschimmer. Natürlich immer unter Vorbehalt.

Bislang ist nirgends je eine offizielle Studie zum Thema Microdosing durchgeführt worden. Die umfassendste Datensammlung ist tatsächlich Fadimans anekdotischer Geschichtenband mit den Berichten verschiedenster Menschen, die sich mit ihren Fragen und Erfahrungen an ihn gewandt haben. Allerdings gibt es eine gewaltige Datensammlung zu LSD. Bevor die Substanz verboten wurde, ist sie eingehend erforscht worden. Abertausende Dosen sind zu therapeutischen und wissenschaftlichen Zwecken verabreicht worden, sehr wenige davon mit negativen Auswirkungen. LSD hat eine sehr geringe Toxizität und eine große therapeutische Breite.* Das heißt, LSD ist selbst in hohen Dosen für den Organismus ungefährlich. Mikrodosen haben überhaupt keinen nachweisbaren biologischen Effekt.

Ich kontaktierte James Fadiman und bekam als Antwort ein Memo mit dem Titel »To a Potential Self-Study Psychedelic Researcher« (»Für den potenziellen psychedelischen Selbstversucher«). Das Dokument besagt ausdrücklich, dass es niemanden dazu ermuntern möchte, etwas Illegales zu tun, liefert dem interessierten Laienforscher aber ein kleines Regelwerk mit Fingerzeigen und Empfehlungen für Vorsichtsmaßnahmen, um potenzielle Gefahren zu minimieren, sollte er oder sie gänzlich ohne

* Die therapeutische Breite bezeichnet den Dosierungsbereich zwischen einer therapeutischen und einer toxischen Dosis. Ist diese Spanne klein, ist die Gefahr einer Überdosierung groß.

die Ermunterung durch James Fadiman etwas Gesetzeswidriges tun wollen.

Das Prozedere ist einfach. Um an der internationalen Selbstversuchsgruppe zu den Auswirkungen von nicht wahrnehmbaren LSD-Dosen auf das normale Alltagsleben teilzunehmen, soll der »psychedelische Selbstversucher« in regelmäßigen Abständen von drei Tagen eine Mikrodosis LSD zu sich nehmen. Die empfohlene Dosis liegt bei zehn Mikrogramm, einem Zehntel oder weniger dessen, was man konsumieren müsste, um eine spürbare Veränderung des Bewusstseinszustands herbeizuführen. Die Idee ist die, eine Dosis zu nehmen, die so klein ist, dass man überhaupt nichts merkt. Zumindest keine sofort wahrnehmbare Veränderung. Am ersten Tag jedes dreitägigen Einnahmezyklus nimmt der Proband zehn Mikrogramm LSD. Dabei soll man seinen normalen Tagesablauf mit Arbeit, Freizeit, Mahlzeiten, Kaffee, Nickerchen, Sport und Sozialleben unverändert beibehalten. Des Weiteren wird man angehalten, Stimmung, körperliche Kraft, Symptome, Produktivität und die Leichtigkeit, mit der einem die Arbeit von der Hand geht, genau zu beobachten und »ein paar Zeilen zum Tagesverlauf zu notieren«. An Tag zwei und drei konsumieren die Teilnehmer kein LSD, sollen sich aber weiterhin genau beobachten und Notizen machen.

Ich las Fadimans Memo, las sein Buch ein zweites Mal, stellte Nachforschungen an und grübelte lange und ausgiebig. Die Vorstellung, eine »psychedelische Selbstversucherin« zu werden, schien absurd. Ich bin Mutter von vier Kindern. Ich bin, um es mit den wenig schmeichelhaften Worten meiner Kinder zu sagen, »total normal«. Ich laufe den ganzen Tag in Jogginghosen rum und poste Fotos von besonders dekadenten Desserts auf Instagram. Ich bin die Mom, die ständig aufs Handy guckt, wenn die Kinder bei einer Schulparty sind; die Frau, die bei Starbucks hinter Ihnen in der Schlange steht und einen fettarmen Vanille Latte bestellt. Die im Untersuchungszimmer nebenan eine Mammografie machen lässt, die in ihrer vollgestopften Handtasche nach dem Autoschlüssel kramt, während man ungeduldig darauf wartet, dass sie endlich den Parkplatz freimacht. Ich bin Ex-Anwältin und Ex-Juraprofessorin, eine rechtschaffene, gesetzestreue Staatsbürgerin. Ein Nerd. Bekomme ich an der Kasse zu viel Wechselgeld, gebe ich es zurück. Ich schummele nicht bei der Steuererklärung, ducke mich nicht unter dem Drehkreuz der U-Bahn hindurch, parke nicht auf Behindertenparkplätzen. Ich schreibe und halte Vorlesungen zur Strafgesetzgebung; ich begehe normalerweise keine Straftaten.

Aber ich litt. Und, schlimmer noch, die Menschen um mich herum litten auch. Es wurde unerträglich, ich wusste nicht mehr ein noch aus, und plötzlich hatte ich das Gefühl, nichts mehr zu verlieren zu haben. Also beschloss ich, ein einmonatiges Experiment zu wagen. Ich wollte James Fadimans Protokoll befolgen und alle drei Tage eine Mikrodosis LSD nehmen, die Ergebnisse akkurat protokollieren und mir Notizen zu den Auswirkungen machen. Als Schriftstellerin wollte ich diese Notizen in eine Form bringen, die nicht nur mir selbst oder Fadiman weiterhelfen könnte, sondern auch anderen, die sich für die potenzielle therapeutische Wirkung von Microdosing interessieren. Außerdem wollte ich diesen Monat nutzen, um alles über psychedelische Drogen in Erfahrung zu bringen und zu ergründen, was mich dazu getrieben hatte, etwas derart Außergewöhnliches, Absurdes, Verzweifeltes überhaupt in Erwägung zu ziehen. Einen einzigen Monat von fünfzig Lebensjahren. Was sollte da schon (Schlimmes oder Gutes) passieren?

Ein richtig guter Tag

1. Tag

Mikrodosis-Tag

Körperliche Empfindungen: Erhöhtes Bewusstsein.

Stimmung: Aufgeregt. Nervös. Vorfreudig.

Konflikte: Wer, ich? Allein der Gedanke erscheint absurd.

Schlaf: Konnte lange nicht einschlafen. Früh aufgewacht.

Arbeit: Erstaunlich produktiv, vollkommen die Zeit vergessen.

Schmerzen: Die Schulter – seit beinahe anderthalb Jahren »eingefroren«, also schmerzhaft versteift – bringt mich schier um.

Heute habe ich die erste Mikrodosis genommen. Meine Sinne sind ein klitzekleines bisschen geschärft, kaum merklich, also könnte ich es mir auch einbilden. Wobei ein Wort wie »psychosomatisch« seine Bedeutung verliert, wenn alles, was gerade mit mir geschieht, unweigerlich mit dem Zusammenspiel von Körper und Psyche zu tun hat. Ich bin ein klein wenig achtsamer, als schwebte mein Bewusstsein ein Stückchen über mir und sähe mir dabei zu, wie ich auf der Tastatur herumtippe, die Knöchel aneinanderreibe, an meinem Tee nippe und schlucke. Die Bäume sind schöner als sonst; der Jasmin duftet intensiver.

Und plötzlich geht mir auf, dass ich *im Hier und Jetzt* bin; lange habe ich versucht, diesen Zustand mittels Meditation zu erreichen, aber Pustekuchen. Es fällt mir etwas leichter, sowohl meine Gedanken wahrzunehmen als auch meinen Körper, wie er sich durch den Raum bewegt. Doch schon beim Aufschreiben scheint dieses flüchtige Gefühl wieder zu verfliegen.

Das Genialste aber ist: Zum ersten Mal seit langem bin ich glücklich. Nicht überdreht oder ausgeflippt, sondern einfach entspannt und zufrieden mit mir und der Welt. Beim Gedanken an meinen Mann und die Kinder überkommt mich ein sanftes Gefühl von Liebe und Sicherheit. Ich bin weder um sie besorgt noch von ihnen genervt. Beim Gedanken an meine Arbeit habe ich ein gutes Gefühl, ich bin zuversichtlich und sprudele vor Ideen, ohne jedoch überzuschäumen. Meine Stimmung hat überhaupt nichts Hypomanisches. Meine Gedanken überschlagen sich nicht. Ich bin ruhig und gelassen. Aber es kann doch nicht sein, dass man so schnell eine Wirkung verspürt, oder? Das ist aller Wahrscheinlichkeit nach bloß der Placebo-Effekt. Doch selbst wenn ich mir das alles nur einbilde, selbst wenn die gute Laune wieder vergeht, bin ich dankbar für diese kleine Verschnaufpause.

Gleich nach dem Wachwerden heute Morgen habe ich mich aus dem Haus geschlichen, zu meinem geheimen Versteck, wo die kleine kobaltblaue Tropfflasche mit der Mikrodosis verdünnten LSDs auf mich wartete. Vorsichtig habe ich sie geschüttelt und immer darauf geachtet, sie nicht ins Licht zu halten (LSD zersetzt sich in ultraviolettem Licht –, witzig irgendwie, wenn man an all die Schwarzlichtposter denkt, die LSD-Konsumenten so gerne angestarrt haben), füllte die Pipette und träufelte mir behutsam zwei Tropfen unter die Zunge.

Es war nicht das erste Mal, dass ich eine illegale Substanz ausprobiert habe, wobei ich nie regelmäßig Drogen genommen habe. Auf der Highschool habe ich ein paar Mal Marihuana geraucht, auf dem College vielleicht ein Dutzend Mal, und als Erwachsene bloß ein, zwei Mal. Und dann gar nicht mehr, bis der Arzt mir aufgrund einer medizinischen Indikation Marihuana verschrieben hat (ich lebe in Kalifornien); zuerst, um meine Ambien-Schlaftabletten-Abhängigkeit in den Griff zu bekommen, und dann gegen die Schmerzen in der versteiften Schulter. Fünf- oder sechsmal habe ich MDMA genommen.* Auf dem College habe ich zweimal Kokain probiert und einmal diese sonderbaren Pilze, die angeblich Magic Mushrooms waren. Alles in allem? Mehr als manch andere in meinem Alter, weniger als unsere ehemaligen Präsidenten Obama und Bush.

Aber auch legale Suchtmittel gebrauche ich eher selten. Alkohol schmeckt mir nicht, und ich bin viel zu schnell beschwipst, weshalb ich, selbst wenn ich keine Psychopharmaka nehme, nur sehr selten trinke. Natürlich war ich hin und wieder ein wenig angeglimmert, aber ich

---

* Bleiben Sie dran. Dann lesen Sie auch, wie und warum ich MDMA genommen habe.

kann mich nur an zwei Gelegenheiten erinnern, bei denen ich wirklich betrunken war: einmal auf der Highschool, als ich dem Jungen, in den ich heimlich verschossen war, Rotwein auf die Schuhe gekotzt habe (er hat mich brav nach Hause gebracht und mir die Treppe bis zu meinem Zimmer hochgeholfen, sich peinlich berührt mit einer gemurmelten Entschuldigung an meiner Mutter vorbeigedrückt und ist auf Nimmerwiedersehen aus meinem Leben verschwunden), und einmal auf dem College, als ich mich zum Trichtersaufen habe überreden lassen (das Bier habe ich ebenfalls postwendend wieder ausgekotzt). Tee ist das Stimulans meiner Wahl, von dem ich wochentags oft mittags schon ein oder zwei Kannen getrunken habe; dann höre ich gezwungenermaßen auf, um nicht die ganze Nacht hellwach zu sein.

Noch nie habe ich einem Dealer Drogen abgekauft. Welche illegalen Substanzen ich auch genommen habe, sie wurden mir entweder bei einer Party angeboten oder ich habe sie von Freunden zugesteckt bekommen. Als ich den Entschluss fasste, das Programm auszuprobieren, hatte ich keinen Schimmer, wie ich es anstellen sollte, an die benötigten Drogen zu kommen. Sollte ich einfach in den People's Park spazieren und einen der Dealer anquatschen, die unter den obdachlosen Teenagern ihren Stoff vertickten? Wie sähe das denn aus?

»Hey, Lady, Gras, Krümel?«

»Ja, gerne! Sie haben nicht zufällig Lysergsäurediethylamid? Und nehmen Sie Visa?«

Straßendealer kamen also nicht in Frage, weshalb ich eines Morgens in der Yoga-Stunde saß und unverhohlen die schmuddelfüßige junge Frau auf der Matte neben mir musterte. Ihr verschwitztes Interstate-40-T-Shirt war schon mal ein gutes Zeichen, doch dann fiel mein Blick auf das Mandala-Tattoo an ihrem Knöchel. Wie sollte man jemandem vertrauen, der sich ein Symbol für die Vergänglichkeit der materiellen Welt in die Haut hatte ritzen lassen? Ich konnte doch meine Drogen nicht von einer Idiotin kaufen, schon gar nicht von einer ungewaschenen!

Irgendwann fiel mir ein, dass ich wie alle Frauen mittleren Alters in der Bay Area einen großen Kreis schwuler Freunde hatte, die meisten (wenn auch nicht alle) kinderlos. Die würden doch noch wissen, wie man einen draufmachte! Oder zumindest würden sie jemanden kennen, der wusste, wie man einen draufmachte. Ich hängte mich ans Telefon.

Leider stellte sich rasch heraus, dass die schwulen Männer in meinem Bekanntenkreis nicht mehr von einer hippen Party zur nächsten hopsten, sondern die Wochenenden genauso unspektakulär gemütlich und häuslich verbrachten wie ich. In kriminelle Machenschaften waren sie nur noch verwickelt, wenn sie ein Dutzend Folgen *Orange is the New Black* am Stück guckten. Und meine alten Kifferfreunde waren auch keine große Hilfe. Der Typ, der früher in seinem Kleiderschrank im Studentenwohnheim Gras in Pflanzsubstrat angebaut hat? Der ist inzwischen Papa von einem Drittklässler. Die einzige Erinnerung an sein früheres Leben als Revoluzzer ist ein Darwin-Fisch-Aufkleber auf der Stoßstange seines Prius.

Fadiman betont zwar, wie wichtig es ist, diskret vorzugehen, aber ich wusste einfach nicht mehr weiter. Also ließ ich das Thema Microdosing immer wieder zaghaft in Gespräche einfließen. Schien mein Gesprächspartner schon mal davon gehört zu haben oder zeigte Interesse (oder war zumindest nicht völlig verdattert oder ehrlich entsetzt), erwähnte ich beiläufig, dass ich eine seriöse (oder wenigstens nicht ganz unseriöse) Bezugsmöglichkeit suchte. Irgendwann erzählte mir ein flüchtiger Bekannter, er habe von einem älteren Professor gehört, der jahrelang LSD in Mikrodosen genommen haben soll. Er wusste zwar weder den Namen des Professors noch sonst irgendwas über ihn, meinte aber, er werde demjenigen, über den er von dem Professor gehört habe, von mir erzählen. Vielleicht könne der Bekannte ja bei dem Professor ein gutes Wort für mich einlegen. Die ganze Geschichte klang ziemlich zweifelhaft, und ich glaubte nicht, dass eine Nachricht per Flüsterpost an jemanden, von dessen Existenz ich noch nicht einmal überzeugt war, etwas bringen würde.

Also setzte ich meine ergebnisoffene Suche fort. Kurz überlegte ich sogar, mich im Darknet umzusehen, aber da ich nur geringfügig technikaffiner bin als meine Mutter, die noch immer nicht dahintergekommen ist, wie man den Klingelton ihres Handys einschaltet, dachte ich mir, dass ich bei meinem Glück die Drogen vermutlich direkt auf der Homepage der Antidrogenbehörde bestellen würde. Ich kam nie weiter, als »LSD« zu googeln und bei endlosen Nachrichten-Threads diverser Nischenforen zu landen, wo sich begierig Suchende von erfahreneren Tastatur-Schamanen sagen lassen mussten, dass die Droge, sobald sie wirklich bereit seien, den Weg zu ihnen finden würde. Die Typen waren offensichtlich alle high. Ich gab es auf.

Ungefähr eine Woche später bekam ich eine Nachricht von meinem Bekannten. Der sagenhafte Professor zeige Verständnis für meine verzwickte Lage. Mehr noch, da sein Leben sich langsam dem Ende zuneige, habe er für das verbliebene LSD keine Verwendung mehr. Er wolle es mir zuschicken. Die Geschichte erschien mir absolut unglaubwürdig, aber keine zwei Tage später fand ich im Briefkasten ein in braunes Packpapier gewickeltes Päckchen, beklebt mit kunterbunten Briefmarken, von denen die meisten zehn Jahre und noch älter waren. Der Absender lautete: »Lewis Carroll«. In dem Päckchen lag, in Seidenpapier eingeschlagen, ein winziges kobaltblaues Fläschchen. Auf einem weißen Zettel stand, in einer serifenlosen Schrift kursiv gedruckt, folgende Nachricht:

Sehr geehrte Mitbürgerin von Berkeley,
auf Bitten eines alten Freundes finden Sie in dieser Flasche 50 Tropfen allerbester Qualität. Nehmen Sie zwei Tropfen pro Dosis (5mcg pro Tropfen).
Unser Leben mag nicht mehr sein
Als Tautropfen an einem Sommermorgen,
Doch bestimmt ist es besser zu funkeln
Solange wir da sind.
L. C.

Eigenartig. Sehr, sehr eigenartig. Irgendwie auch entzückend. Und schräg. Ich war so was von bereit, und die Tropfen hatten den Weg zu mir gefunden.

Meine erste Amtshandlung war, die geschenkte Droge zu testen. Als ich mit der Idee, das Programm tatsächlich auszuprobieren, zu flirten begann, hatte ich mir einen LSD-Testsatz bestellt. Ohne Unbedenklichkeitsprüfung durch die Lebensmittelbehörde wollte ich mich irgendwie vergewissern, dass das, was ich da zu mir nahm, auch tatsächlich LSD war und nicht irgendeine giftige Substanz. Viel zu oft entpuppt sich das, was man an der nächsten Ecke kaufen kann, als etwas ganz anderes. Da beispielsweise die Chemikalien, die man zur Herstellung von MDMA benötigt (allgemein auch als Ecstasy oder Molly bekannt), immer schwieriger zu bekommen sind, werden hunderte neuer psychoaktiver Substanzen, viele davon hochgefährlich, hergestellt und unter demselben Namen vertrieben. Der Drogenkontrollbehörde zufolge ist der überwiegende Teil dessen, was heutzutage als Molly verkauft wird, alles andere als das. Oft genug verstecken sich dahinter synthetisches Cathinon (bekannt als *Badesalze*), Methamphetamin oder verschiedene andere Substanzen, manche harmlos, manche gemeingefährlich. Mein ältestes Kind studiert an der Wesleyan University, wo beinahe ein Dutzend Jugendliche nach dem Konsum einer Substanz, die sie für reines Molly gehalten hatten, mit schwerwiegenden Symptomen stationär behandelt werden mussten. Die Jugendlichen hatten Atemprobleme, und mindestens einer von ihnen wäre um ein Haar gestorben. Es hatte sechs Stromschläge mit dem Defibrillator und eine Intubation gebraucht, um dem jungen Mann das Leben zu retten. Wie es aussieht, haben die Jugendlichen mitnichten MDMA genommen, sondern

AB-Fubinaca, ein synthetisches Cannabinoid, das unter dem Namen Spice oder K2 bekannt und weitaus gefährlicher ist. Ähnlich toxische Substanzen sind auch schon als LSD verkauft worden, was zu etlichen dokumentierten Todesfällen geführt hat. Auf gar keinen Fall würde ich etwas konsumieren, ohne es vorher zu testen, ganz gleich, wie reizend der Begleitbrief auch sein mochte.

Und wo bestellt man so einen Testsatz?, werden Sie jetzt vielleicht fragen. Ich sagte ja bereits, dass ich für Direktkäufe zu angsthasig bin und für das Darknet technisch zu unversiert. Also habe ich meinen Testsatz beim weltgrößten Internetanbieter für Toilettenpapier, Halbstundendramen und reduzierte Bücher erworben. Ganz recht, ich habe ihn bei Amazon bestellt. Sogar mit kostenlosem Prime-Expressversand.

Die Lesebrille auf der Nase, studierte ich mit zusammengekniffenen Augen das Kleingedruckte, las alles genauestens und gleich zweimal durch – ich wollte auf keinen Fall einen Fehler machen. Behutsam gab ich einen Tropfen aus dem blauen Fläschchen in die Öffnung des Testsatzes und drückte die Gummimuffe zusammen, um die Glasmembran zwischen dem Tropfen und der Testlösung zu zerbrechen, damit sie sich vermischen. Die Lösung sollte sich leuchtend lila verfärben, wenn sie mit LSD in Kontakt käme, aber für mich sah das höchstens nach einem zarten Flieder aus. War das überhaupt noch Violett, was ich da sah, oder bildete ich mir das bloß ein? Und dann ging mir plötzlich auf, was das Problem war: Ein einziger Tropfen pures LSD enthält die Substanz in hoher Konzentration. Weswegen LSD, auch in flüssiger

Form, stets verdünnt wird. »Tickets« oder »Pappe« beispielsweise, die verbreitetste Form, in der LSD zu erwerben ist, bestehen aus einem Blatt Papier, meist mit lustigen Comicmotiven bedruckt, das mit einer verdünnten LSD-Lösung getränkt und in kleine quadratische Abschnitte unterteilt und entsprechend perforiert ist. Ein einzelnes konfettigroßes Quadrat soll dabei die Standarddosis enthalten – ungefähr einhundert bis einhundertfünfzig Mikrogramm LSD.* Wenn ein einzelner Tropfen von Lewis Carrolls Lösung gerade einmal 5 Mikrogramm LSD enthielt, musste die Substanz so stark verdünnt sein, dass sie bei einem solchen Test kaum noch nachweisbar war. Nach einer Stunde Surfen im Netz (es gibt unendlich viele Webseiten mit detaillierten Informationen zu psychedelischen Drogen aller Art, einschließlich der Möglichkeiten, diese korrekt zu testen) entschloss ich mich, darauf zu vertrauen, dass Lewis Carrolls Fläschchen mich weder zu einer Riesin wachsen noch zu einer Zwergin schrumpfen lassen würde. Oder mich umbringen.

Ich nahm die Droge und hatte einen richtig guten Tag.

---

* Zumindest behaupten das das Internet und die zweiunddreißig Bücher über Psychodelika, die ich in Vorbereitung dieses Experiments gekauft und zwanghaft von vorne bis hinten durchgelesen habe, denn ich bin eine Streberin und ein Nerd und ein Angsthase, und ich mache mich gerne schlau, ehe ich mich auf etwas einlasse, das auch nur entfernt an ein Risiko erinnert. Ich habe noch nie im Leben ein echtes Acid-Plättchen gesehen. Den Daten der Drogenvollzugsbehörde DEA zufolge, erhoben anhand der konfiszierten Drogen, liegt die Spanne bei LSD-Blotter-Papier irgendwo zwischen 30 (wenn der Dealer knausert) und 120 Mikrogramm.

2. *Tag*

Übergangstag

Körperliche Empfindungen: Normal. Ein bisschen träge wegen Schlafmangel.

Stimmung: Nach dem Aufstehen mürrisch, später aber produktiv und ausgeglichen.

Konflikte: Auch wenn ich gereizt bin, lege ich mich mit niemandem an.

Schlaf: Eine schlaflose Nacht.

Arbeit: Sprudelt nicht so aus mir heraus wie gestern, aber eine ansehnliche Tagesleistung.

Schmerzen: Nachts heftige Schmerzen in der Schulter.

Heute Morgen beim Aufwachen dachte ich: »Ach, du bist's.« Nicht mein neues, kernsaniertes Ich, für das es überhaupt keine Anstrengung bedeutet hat, fröhlich und liebevoll auf Kinder und Ehemann zuzugehen, und das an einem einzigen Tag mehr schreibt als ich sonst in einer ganzen Woche. Nein, mein altes, stinknormales Ich. Über den zweiten Tag schreibt Fadiman: »Viele Versuchsteilnehmer berichten, der Effekt sei am zweiten Tag genauso gut oder noch besser als am ersten.« Konnte ich denn nicht wenigstens einmal im Leben so sein wie alle anderen auch?

Vielleicht bemerkte ich die typischen positiven Auswirkungen an diesem zweiten Tag nicht gleich, weil ich so erschöpft war von der schlaflosen Nacht und den Schmerzen. Seit dem vergangenen Frühjahr habe ich eigentlich ständig Schmerzen. Damals wurde bei mir eine eingefrorene Schulter diagnostiziert: Die Schulterkapsel entzündet sich und versteift, was, vor allem nachts, zu unerträglichen Schmerzen führt*. Diese Schultersteife kommt ohne Vorwarnung und ohne erkennbaren Grund und kann bis zu drei Jahre anhalten. Sie mindert Lebensqualität und -freude enorm und ist vermutlich ein gravierender Grund für meine gegenwärtige allgemeine Lustlosigkeit und Verzweiflung.

Die Symptome der Schultersteife sind nachts besonders ausgeprägt, und es ist lange her, dass ich eine Nacht ruhig durchgeschlafen habe. Die Schmerzen hindern mich am Einschlafen und reißen mich aus dem Schlaf, sobald ich mich umdrehe. Ich habe alles versucht, um sie zu lindern, von Physiotherapie über Akkupunktur bis hin zu Ibuprofen und Opioiden.** Nichts davon hat wirklich

---

* Zwei Sätze, in denen das Wort »Schmerzen« dreimal vorkommt. Das sagt eigentlich schon alles. Eine eingefrorene Schulter schmerzt höllisch. Schlimmer als Wehen, schlimmer als Zahnarzt.

** Unter »Opiaten« versteht man im Allgemeinen jene Morphiumderivate, die in Opium vorkommen (sprich Morphium, Codein und Thebain). Der neuere, weiter gefasste Begriff »Opioide« umfasst auch halbsynthetische (Heroin, Oxycodon, Hydrocodon, etc.) und synthetische (Methadon, Fentanyl, etc.) Derivate. Da diese Unterscheidung verwirrend sein kann und vom Wesentlichen ablenkt, verwende ich im Folgenden den Begriff Opioide.

geholfen, bis mein Arzt schließlich vorschlug, ich solle es doch mal mit medizinischem Marihuana probieren. Zunächst war ich strikt dagegen. Ich war nie ein Freund von Suchtmitteln, ich wollte und will nicht »high« sein. Aber der Arzt versicherte, ich könne auch Marihuana ohne berauschende Wirkung nehmen. Es ist die Substanz Tetrahydrocannabinol (THC) in Marihuana (oder Cannabis, wie die freundlichen jungen Leute in meiner Ausgabestelle immer sagen), die für die berauschende Wirkung verantwortlich ist. Cannabis enthält allerdings auch ein verwandtes, strukturell aber verschiedenes Isomer, Cannabidiol oder CBD, das schmerzlindernd und anti-epileptisch wirkt, ohne high zu machen. Seit der Legalisierung und Popularisierung von medizinischem Marihuana werden Hanfpflanzen mit extrem hohem CBD-Gehalt und kaum nachweisbarem THC-Gehalt gezüchtet.

Ich folgte also dem ärztlichen Rat und versuchte es mit stark CBD-haltigem Cannabis, und auch wenn ich dadurch mitnichten schmerzfrei wurde, linderte es meine Beschwerden doch erheblich – allerdings nur nachts, weil ich mir nur abends eine Dosis gönnte. Schon schräg. Die hochgradig abhängig machenden und gemeingefährlichen Opioide, die in hohen Dosen fatale Folgen haben können und doch von Ärzten so großzügig verschrieben werden*, haben gegen die Schmerzen in meiner steifen

* Und durch die der Entertainer und Moderator Rush Limbaugh vermutlich sein Gehör verloren hat. Wobei man sie nicht dafür verantworlich machen kann, dass die einzige Stimme, die er je gehört hat, seine eigene war.

Schulter kein bisschen geholfen, aber Cannabis, unter Bundesrecht und in vielen anderen Bundesstaaten noch immer gesetzlich verboten, hat Wunder gewirkt.

Als ich mein Seminar über den Krieg gegen Drogen hielt, schrieb ich jedes Semester in der ersten Veranstaltung eine Frage an die Tafel: »Was ist eine Droge?« Dann markierte ich verschiedene Unterteilungen an der Tafel: Medikamente, Betäubungsmittel, Genussmittel, und ließ die Studenten wild assoziieren und alles in den Raum hineinrufen, was ihnen gerade einfiel, um dann darüber zu diskutieren, was an welche Stelle der Tabelle gehörte. Kaffee wirkt anregend, ist aber ein Genussmittel. Was ist mit Koffeintabletten oder Nikotin? Sind das Medikamente, Genussmittel, Drogen? Oxycodon, ein Opioid der Kategorie II, das teilweise aus Mohn gewonnen wird, ist ein Medikament. Heroin, ein Opioidderivat von Morphium, das ebenfalls aus Mohn gewonnen wird, ist eine Droge. Ergeben all diese Unterscheidungen überhaupt einen Sinn? In Amerika sind nicht immer solch strikte Unterschiede gemacht worden. Vielmehr hatten die Einwohner unseres Landes in den ersten hundert Jahren die Freiheit, ihren Bewusstseinszustand ganz nach Lust und Laune mit jeder beliebigen Substanz zu verändern. Thomas Jefferson zog in seinem Apothekergarten in Monticello Mohn und hat höchstwahrscheinlich Opium konsumiert. Vorgeblich zur Behandlung seiner chronischen Durchfallerkrankung, aber vermutlich auch zum Vergnügen. Der Mann war wohl kaum ein Vorbild an Sittlichkeit und Anstand. Erst 1875 wurden die ersten Drogengesetze verabschiedet, und zwar in San Francisco.

Und nicht etwa, um alle oder eine bestimmte Droge zu verbieten, sondern nur eine besondere Art des Konsums: das Opiumrauchen in chinesischen Opiumhöhlen. Ein gezielter Angriff gegen die chinesischen Einwanderer, die ihr Opium rauchten, wohingegen die typische amerikanische Opiumkonsumentin – eine weiße Südstaatlerin mittleren Alters – weiter in Ruhe an ihrem Laudanum-Fläschchen nippen konnte. (zur Herstellung von Laudanum wird Opium in Alkohol gelöst). In dieser Zeit und bis ins frühe zwanzigste Jahrhundert waren Opioide und Kokain frei erhältlich und sehr gebräuchlich. Im Sears-Roebuck-Katalog, dem Amazon.com jener Zeit, wurden ganze Drogensets angeboten: Spritzen und Phiolen mit Heroin oder Kokain in adretten kleinen Köfferchen. Kokain war das offizielle Allheilmittel der *Heuschnupfengesellschaft*, und für den besonderen Kick träufelten Barkeeper es in den Whisky. Kokablätter und Kolasirup mit Kokain kombiniert ergaben, wen wundert's, das beliebteste Getränk der Welt. Tatsächlich war die Droge noch bis 1929 in Coca-Cola enthalten. Seitdem bekommt man nur noch den Koffeinkick.* Bayer-Reklame aus dieser Zeit bewirbt Aspirin ebenso wie Heroin. Müttern empfahl man, quengelige Kinder mit Schlummertrünken ruhigzustellen, die diverse Opioide enthielten, darunter auch Morphium und Heroin. Opium, Kokain und ihre Derivate wurden injiziert, gekörnt in offene Wunden ge-

* Der größte Anteil Koks wurde schon vor 1903 aus der Rezeptur genommen, aber es sollte weitere sechsundzwanzig Jahre dauern, bis der Herstellungsprozess so weit vervollkommnet war, dass dabei den Kokablättern die psychoaktiven Substanzen entzogen wurden.

streut, getrunken oder sonst wie eingenommen, und das von jedem, der sich diese Mittelchen leisten konnte.

Als Ergebnis all dieser patentierten Pülverchen und Tröpfchen war die Opiumabhängigkeit in den USA zur vorletzten Jahrhundertwende so hoch wie nie. 1900 waren unglaubliche zwei bis fünf Prozent der US-amerikanischen Gesamtbevölkerung drogenabhängig. Erst 1906, als der Pure Food and Drug Act, der den Handel mit Lebensmitteln und Medikamenten regulierte, die Hersteller verpflichtete, sämtliche Inhaltsstoffe auf dem Etikett ihrer Produkte zu deklarieren, sank diese horrende Rate allmählich wieder. Womöglich wurde den Menschen da allmählich bewusst, was ihre schreienden Kleinkinder immer so friedlich hatte einschlummern lassen.

Doch selbst danach unterlag Drogenkonsum keinem größeren gesellschaftlichen Stigma. Achtzig Prozent der Süchtigen waren aufrechte, hart arbeitende Bürger mit Familie und Angestellten. Sie fanden damals nicht mehr dabei, Laudanum oder Kokain zu konsumieren, als wir heute, wenn wir zum Essen ein Glas Wein trinken. Die Liste bekannter Narkotika-Konsumenten umfasst unter anderem Dr. William Stewart Halstead, den »Vater der modernen Chirurgie« und Mitgründer des Johns Hopkins Hospitals, der als Erster darauf kam, seinen Patienten Kokain als Anästhetikum zu verabreichen, und die angenehm entspannende Wirkung irgendwann auch für sich selber nutzte. Das erste bundesweite Drogengesetz, der Harrison Narcotics Tax Act von 1914, schrieb im Grunde genommen nur vor, dass Ärzte, um Narkotika ausgeben zu dürfen, eine Lizenz erwerben und ihre

Verschreibungen dokumentieren mussten. Dass Ärzte Drogen nun nicht mehr ohne eine weitere Erkrankung schlicht wegen einer vorhandenen Abhängigkeit verschreiben konnten, führte schließlich dazu, dass all diese rechtschaffenen, drogensüchtigen Bürger keine legalen Möglichkeiten mehr fanden, ihre Suchtmittel zu beziehen. Manchen gelang der Entzug, andere verlegten sich notgedrungen auf andere legale Suchtmittel. Dr. Halstead beispielsweise wechselte nach einem traumatischen Kokainentzug zu legal erhältlichem Morphium, das er bis an sein Lebensende gebrauchte, derweil er eine glänzende und sehr einträgliche Karriere als Arzt hinlegte.

Der sehnsüchtige Gedanke an die guten alten Zeiten, als Drogen noch nicht gesellschaftlich verpönt waren, ist ein ziemlich alberner und fadenscheiniger Versuch, das eigene Gewissen zu beruhigen, wenn man gerade illegale Drogen zugeschickt bekommen hat und kurz davorsteht, ein Experiment durchzuführen, das vielen vollkommen verrückt erscheinen muss. Wenn ich ganz ehrlich bin, finde ich die Idee wahrlich wahnwitzig. Und wäre ich nicht so verzweifelt, würde ich nicht mal im Traum daran denken. Auch wenn mir der Gedanke vorher nie gekommen ist, kann es gut sein, dass die Tatsache, dass das Marihuana, das genau wie LSD unter dem Controlled Substances Act, dem US-amerikanischen Betäubungsmittelgesetz, in Kategorie I der verbotenen Substanzen geführt wird, »ohne allgemein anerkannten medizinischen Nutzen und mit hohem Missbrauchspotenzial«, so gut gegen meine eingefrorene Schulter geholfen hat, obwohl die gefährlichen und doch legalen Mittel keinerlei Besserung gebracht haben, meine Entscheidung, es mit LSD zu versuchen, unterbewusst beeinflusst hat. Es könnte also durchaus sein, dass Gras doch eine Einstiegsdroge ist, genau wie Nancy Reagan uns damals glauben machen wollte.

Wie dem auch sei, als ich mit Dr. Fadimans Programm anfing, ließ ich sogar das winzige bisschen Marihuana weg, mit dem ich sonst die Schmerzen in der Schulter bekämpfte. Ich wollte das Ergebnis des Experiments unter keinen Umständen verfälschen. Ganz abgesehen davon, dass es unabsehbare Folgen haben kann, Drogen, auch ungefährliche, miteinander zu kombinieren.

Als ich nach einer schlaflosen, schmerzerfüllten Nacht wie gerädert erwachte, angelte ich mir noch vor dem Aufstehen mit dem Arm der guten Schulter meinen Laptop und las Dr. Fadimans Leitfaden noch einmal gründlich durch. Dabei fiel mir etwas auf, das ich bis dahin überlesen hatte. Das Experiment kann anscheinend zu Schlafstörungen führen. Fadiman schreibt: »Manche Menschen greifen zu Hilfsmitteln, um zur gewohnten Zeit in den Schlaf zu finden.« Das muss ich beobachten und mir gegebenenfalls überlegen, wie ich es in den Griff bekomme.

Aber ich habe zu viele Kinder, um mich schon frühmorgens in Selbstmitleid zu suhlen, also schlug ich die Bettdecke zurück und schleppte mich nach unten. Erst als ich in der Küche stand, die erste Tasse Tee trank und meine Kinder zur Tür hinausscheuchte, damit sie ihren Bus oder die Fahrgemeinschaft nicht verpassten, ging mir auf, dass ich meine schlechte Laune viel müheloser als sonst mit einem Schulterzucken abtun konnte. Obwohl meine Schulter viel zu sehr wehtat, um zu zucken.

Irgendwas tut sich. Ob das alles nur in meinem Kopf ist, wird sich noch zeigen.

3. Tag

Normaler Tag

Körperliche Empfindungen: Keine.

Stimmung: Reizbar. Niedergeschlagen. Nervös.

Konflikte: Einen Streit mit meinem Mann vom Zaun gebrochen.

Schlaf: Wieder keine gute Nacht.

Arbeit: In Anbetracht meiner miesen Laune erstaunlich produktiv.

Schmerzen: Urgs.

Ich weiß, das Programm ist eigens so angelegt – mit den beiden freien Tagen –, um zu verhindern, dass sich allzu schnell ein Gewöhnungseffekt einstellt. Und damit man auch immer wieder »normale« Tage erlebt und die Stimmungsverbesserung an den Mikrodosis- und Übergangstagen besser einschätzen und würdigen kann. Aber es ist erst der dritte Tag eines Zyklus, und er nervt mich jetzt schon. Wieder einmal haben die Schmerzen in der Schulter mich mitten in der Nacht geweckt. Wie mir die friedliche Stimmung von gestern Nachmittag fehlt, als ich immer wieder vor Schmerzen zusammenzuckte und mir dann selbst gut zuredete, indem ich mich daran erinnerte, dass so eine Schultersteife selten länger anhält als ein oder zwei Jahre! Allerhöchstens drei. Statt an die therapeutische Wirkung der Zeit zu glauben, murre ich heute, dass es nun schon ein ganzes Jahr so geht, dass ich das keine weiteren zwei mehr aushalte und dass, selbst wenn die Schulter sich wieder lockert, bei vielen Patientinnen eine gewisse Bewegungseinschränkung zurückbleibt. Heute fehlt mir die nötige Distanz. Oder vielmehr, so schlimm meine Schmerzen auch sind, schlimmer noch schmerzt die Tatsache, dass ich unter einer Erkrankung leide, für die man allein deshalb anfällig ist, weil man eine Frau und über vierzig ist. Als wäre es mir nicht schon schwer genug gefallen, mich der großen bösen Fünfzig zu stellen und endgültig einzusehen, wie sinnlos meine verzweifelten Versuche sind, jünger auszusehen und mich jünger zu geben, als ich bin. Nein, nun wälze ich mich auch noch schlaflos im Bett wegen etwas, das die Chinesen »Fünfzig-Jahr-Schulter« nennen. George Clooney ist 54. Muss der sich auch mit so einem Mist herumschlagen?

Als ich gestern Abend im Bett lag und versuchte, mich zum Einschlafen zu zwingen, hatte ich plötzlich ein allzu vertrautes Gefühl. Eins, von dem ich, naiv, wie ich bin, gehofft hatte, es mittels der Mikrodosen umgehen zu können. Das Gefühl, aus meiner eigenen Haut zu kriechen. Unruhig rollte ich mich von einer Seite auf die andere, warf Arme und Beine nach links und nach rechts und stöhnte vor Verzweiflung und Frustration. Mein

Magen fing an zu gluckern, und ich musste an die Geschichte denken, die ich kurz zuvor in der Hypochonder-Bibel schlechthin (also der dienstäglichen Gesundheitsseite der *New York Times*) gelesen hatte. Frauen erleben einen Herzinfarkt anders als Männer. Bei ihnen beschränken sich die Symptome nicht auf die linke Brusthälfte und den linken Arm. Und statt Schmerzen in der Brust haben sie oft eine Art Völlegefühl. Ich fühlte mich übervoll! Und gleichzeitig leer. Oder vielleicht auch keins von beidem. Oder alles. Irgendwas spürte ich jedenfalls. Und ich hatte Magenschmerzen, noch so ein typisches Symptom. Und ich schwitzte.

Ich würde nicht so weit gehen zu behaupten, dass ich ernsthaft glaubte, einen Herzinfarkt zu erleiden. Aber ich schloss diese Möglichkeit definitiv nicht aus.

Was war ich nur für eine erbärmliche, verantwortungslose Idiotin, illegale Drogen zu schlucken? Noch dazu von der Sorte, die gemeinhin als besonders gefährlich gilt? Ich bin vierfache Mutter, Himmelherrgott noch mal! Wie konnte ich auch nur im Traum daran denken, ein derart unkalkulierbares Risiko einzugehen? Ich sah mich schon, wie die Rettungssanitäter mich an der Trage festschnallten und fragten: »Ma'am, haben Sie Drogen oder Medikamente genommen, von denen wir wissen sollten?« Und wie ich mitten in einer akuten Herzattacke noch zu frotzeln versuchte: »Lustig, dass Sie das fragen. Haben Sie schon mal was von Microdosing gehört?«

Ich habe damals auf dem College nur deshalb nicht so viele Drogen genommen wie meine Kommilitonen, weil ich panische Angst davor hatte, nicht nur die Kontrolle zu verlieren, sondern auch den Verstand. Und von sämtlichen gängigen Drogen machte LSD mir am meisten Angst. LSD war für mich auf einer Stufe mit Heroin und Meth oder gar noch gefährlicher, und zwar eben wegen seiner unkalkulierbaren Wirkung auf das, was mir das Allerheiligste war: mein Verstand. Während ich so dalag und grübelte, drohte die Angst mich zu überwältigen. Ich versuchte zu atmen, sagte mir, dass ich das Thema gründlich recherchiert hatte, ehe ich das Experiment begann, und ging im Geiste noch einmal alles durch, was ich in Erfahrung gebracht hatte.

Eigentlich halte ich mich weder für naiv noch für leichtgläubig, und durch mein Engagement für eine Reform der Drogengesetzgebung weiß ich genau, wie stark Drogen im Laufe der Geschichte immer wieder glorifiziert oder dämonisiert worden sind. Manche Gefahren sind verharmlost, andere aufgebauscht worden. Aber bevor ich dieses Experiment begann, hatte ich sämtliche Gruselgeschichten über LSD frag- und klaglos geschluckt. Ich war felsenfest davon überzeugt, dass jeder, der auch nur einmal LSD genommen hatte, lebenslänglich »Acid Flashbacks« erlebte und darum nie wieder ein normales Leben führen konnte. Ich glaubte, berauschte LSD-Konsumenten stürzten sich im wahnhaften Glauben, fliegen zu können, kopfüber von Hausdächern. Ich glaubte selbst dem Gerücht, das damals auf der Highschool die Runde gemacht hatte: dass Menschen, die LSD genommen hatten, siebenmal wahrscheinlicher eine Psychose entwickelten als andere. Ich war völlig verdattert, als ich meinen Mann kennenlernte und er mir erzählte, dass er neunmal Acid genommen hatte. Weniger psychotisch als er kann man eigentlich nicht sein.

Diese Ängste, sagte ich mir streng, während ich am Handgelenk nach meinem Puls tastete*, sind nicht auf Tatsachen gegründet. Was immer ich – wie so viele andere Menschen auch – in den beinahe achtzig Jahren, seit die Droge das erste Mal hergestellt wurde, gehört haben mochte, Fakt ist, dass mindestens zwanzig Millionen Amerikaner bisher LSD genommen haben, und das ohne nennenswerte Nachwirkungen.

Mehr noch, der bebrillte Schweizer Forscher, der die Droge das erste Mal hergestellt hat und sie, genauso wie andere Halluzinogene, regelmäßig nahm – in seinen letzten Lebensjahrzehnten in Mikrodosen –, wurde sage und schreibe 102 Jahre alt!

Als er 1938 in Basel LSD entdeckte, arbeitete Dr. Albert Hofmann für Sandoz Pharmaceuticals, ein Unternehmen, das Mitte des neunzehnten Jahrhunderts gegründet wurde und, unter anderem, als eines der ersten Saccharin herstellte, jenen Zuckerersatzstoff, der von kleinen alten jüdischen Damen auf der ganzen Welt heiß und innig geliebt wurde. (Meine Großmutter hatte ein Pillendöschen mit Saccharin auf dem Küchentisch und eins in der Handtasche, damit sie immer eins dieser kalorienfreien, entfernt nach Aspirin schmeckenden Zückerchen in Reichweite hatte.) Hofmann leitete eine Gruppe von Wissenschaftlern, die sich mit der Erforschung von Mut-

* Als hätte ich auch nur den Hauch einer Ahnung vom Unterschied zwischen einem normalen und einem abnormalen Puls.

terkorn beschäftigten, einem Pilz, der mittelalterliche Städte mit periodisch auftretendem Wahnsinn überzog und Elend und Krankheit mit sich brachte. Im Mittelalter breitete Mutterkorn sich in feuchten Kornspeichern aus und führte zu großflächigem Auftreten von Ergotismus, auch als »Heiliges Feuer« bekannt, benannt nach der Methode, mit der Mönche die Opfer besonders gerne behandelten. Ergotismus-Patienten konnten an zwei verschiedenen Formen erkranken: an der Gangräne und Gewebs-Nekrosen, bei der Betroffene am ganzen Körper Blasen bekamen und ihnen die Gliedmaßen wegfaulten, oder der konvulsiven Form, die Anfälle und Wahnsinn auslöste und schließlich zum Tod führte.

In kleinen Dosen löst Mutterkorn darüber hinaus Gebärmutterkontraktionen aus, weshalb es weithin als nicht ungefährliches Abtreibungsmittel eingesetzt wurde.* All das machte die Substanz sehr interessant für Chemiker wie Hofmann, dessen Arbeit darin bestand, chemische Stoffe so abzuwandeln, dass sie zur Behandlung von Krankheiten genutzt werden konnten. Hofmann arbeitete am Ergotamin-Molekül und synthetisierte verschiedene geringfügig voneinander abweichende Variationen. Während der Arbeit nummerierte er seine Variationen. Die beiden verdünnten Tropfen, die ich mir vor zwei Tagen unter die Zunge geträufelt hatte, waren seine fünfundzwanzigste Variante, LSD-25.

* Die Pille danach für Frauen im Mittelalter, die es lieber riskierten zu sterben, als noch ein weiteres Kind in die Welt zu setzen. Es gibt Tage, an denen ich das gut verstehe.

Als Hofmann diese Chemikalie entwickelte und testete, fand er heraus, dass sie einen gebärmutterkontrahierenden Effekt hatte, allerdings nicht so stark wie die anderen Mutterkornbestandteile, die er zuvor synthetisiert hatte. Ihm fiel allerdings auf, dass die Versuchstiere, die LSD-25 verabreicht bekamen, hochgradig erregt waren. Da er aber eine Substanz suchte, die Kreislauf und Atmung anregen sollte, interessierte ihn dieser Effekt nicht. Er legte LSD-25 zu LSD-1 bis -24 in den sprichwörtlichen Giftschrank und setzte seine Forschung am Mutterkorn fort. Schließlich gelang ihm die Herstellung eines Mutterkorn-Alkaloids mit dem Namen Hydergin, das Blutkreislauf und Gehirnfunktion anregt und heute noch zur Behandlung von Demenz und Alzheimer eingesetzt wird.

Jahre später verspürte Hofmann, ohne selbst zu verstehen, warum, den Drang, die Arbeit an LSD-25 noch einmal aufzunehmen. Er sagte, er habe eine »merkwürdige Vorahnung« gehabt, »das Gefühl, dass diese Substanz noch andere Eigenschaften besitzen könnte als jene, die bei der ersten Versuchsreihe zutage getreten waren«. Vielleicht war das sein wissenschaftlicher Instinkt, vielleicht hatte es damit zu tun, dass die Labortiere so ungewöhnlich auf die Verbindung reagiert hatten, Hofmann jedenfalls glaubte, dass etwas weniger Greifbares ihn dazu getrieben hatte, sich ausgerechnet mit dieser einen Variante eingehender zu befassen. Wie dem auch sei, fünf Jahre nach seinem ersten Versuch stellte Hofmann LSD-25 ein weiteres Mal her.

Während er in seinem Labor mit der Verbindung experimentierte, wurde ihm plötzlich schwindelig und er fühlte sich rastlos. Dann setzten Halluzinationen ein. In seinem Buch *LSD. Mein Sorgenkind* schreibt er: »Im Dämmerzustand bei geschlossenen Augen – das Tageslicht empfand ich als unangenehm grell – wirkten dagegen ununterbrochen phantastische Bilder von außerordentlicher Plastizität und mit intensivem, kaleidoskopartigem Farbenspiel auf mich ein.«

Er vermutete ganz richtig, dass er versehentlich etwas von der Substanz zu sich genommen haben musste, und beschloss, fasziniert von dem »intensive[n], kaleidoskopartige[n] Farbenspiel«, die Droge abermals zu testen. Diesmal allerdings unter kontrollierten Laborbedingungen, mit genauer Dokumentation der Dosierung. Drei Tage später gab er im Beisein einiger Laborassistenten 250 Millionstelgramm (250 Mikrogramm) in ein Becherglas und trank es aus. Das ist ungefähr das Doppelte von dem, was später die Standardmenge für einen »Trip« werden sollte. Innerhalb einer halben Stunde setzten bei Hofmann dieselben Halluzinationen ein wie zuvor, diesmal allerdings mit verstörender Intensität. Er bat seine Assistentin, ihn nach Hause zu begleiten, und sie trafen eine eigenartige Entscheidung, die Hofmann der Tatsache zuschreibt, dass Krieg war und er kein Auto hatte. Sie beschlossen, mit dem Rad zu fahren. Das war, wie sich schnell herausstellen sollte, keine gute Idee. Hofmann notierte: »Alles in meinem Gesichtsfeld schwankte und war verzerrt wie in einem gekrümmten Spiegel.« Als seine Assistentin ihn in sein Zimmer gebracht hatte, wurde es noch schlimmer. »Ein Dämon war in mich eingedrungen und hatte von meinem Körper, von meinen

Sinnen und von meiner Seele Besitz ergriffen … Eine furchtbare Angst, wahnsinnig zu werden, packte mich, ich war in eine andere Welt geraten. Mein Körper war gefühllos, leblos, eigenartig. Lag ich im Sterben?«

Dieselbe Frage, die ich mir auch gestellt hatte, und das, nachdem ich nur vier Prozent seiner Dosis genommen hatte!

Dabei hatte Hofmanns Assistentin sich vergewissert, dass er physisch zu keiner Zeit in Gefahr war. »Puls, Blutdruck und Atmung, alles normal.« Dann erlebte er eine Veränderung. Er beruhigte sich und begann »allmählich, das unerhörte Farben- und Formenspiel zu genießen, das hinter [s]meinen geschlossenen Augen andauerte«. Einen Tag nach der schwindelerregenden, verstörenden Fahrradfahrt und deren spektakulären Nachwirkungen fühlte Hofmann sich wie verwandelt. »Ein Gefühl von Wohlbehagen und neuem Leben durchströmte mich.«

Und damit begann eine Ära der LSD-Versuche am Menschen. Sandoz machte Wissenschaftlern die Droge für traditionelle Forschungsarbeit ebenso zugänglich wie für etwas ungewöhnlichere Versuche. In dem der Droge beigefügten Material schrieb Sandoz, Psychiater sollten die Substanz selbst zu sich nehmen, um einen besseren Einblick in die Psyche ihrer Patienten zu gewinnen. LSD könne ihnen helfen zu verstehen, wie sich Wahnsinn anfühle.

Von den 1930er-Jahren bis 1968, als die US-Drogenbehörde LSD in die Kategorie I verbotener Substanzen aufnahm und damit effektiv sämtliche Forschungsarbeit beendete, experimentierten Wissenschaftler in den Vereinigten Staaten und Europa mit tausenden Freiwilligen, sowohl mit gesunden Probanden als auch mit psychisch Kranken. Sie verabreichten LSD an Alkoholiker und Katatoniker, Schizophrene und Depressive und, vor allem, sich selbst. Viele LSD-Forscher wurden ihre eigenen Versuchskaninchen. Warum, liegt auf der Hand. Wer sagt schon Nein danke zu »ein[em] Gefühl von Wohlbehagen und neuem Leben«? Weniger den Drachen jagen und mehr das Kätzchen der Behaglichkeit knuddeln.

Während der Blütezeit der LSD-Forschung veröffentlichten Forscher über tausend Abhandlungen und Dutzende Bücher zum Thema und veranstalteten Symposien und Konferenzen, um ihre Ergebnisse vorzustellen und miteinander zu vergleichen. Die Ergebnisse waren überwältigend positiv, wenngleich manche Forscher auch von negativen Erlebnissen ihrer Probanden berichteten, sogenannten »schlechten Trips«, die den Betroffenen sehr zusetzten. Manche Forscher, allen voran Timothy Leary, kehrten traditionellen Forschungsmethoden den Rücken und wendeten sich Räucherstäbchen, Mantras und dem Tibetischen Totenbuch zu. Eine beunruhigende Entwicklung, vielleicht weniger für die Wissenschaftler selbst als vielmehr für diejenigen, die ihre Gehälter zahlten. Aber bei keinem einzigen Experiment ist irgendwer je ernsthaft zu Schaden gekommen oder gar gestorben.

Tatsächlich ist LSD, im Gegensatz zu der Vorstellung, die ich selbst vor meiner eingehenderen Auseinandersetzung mit dem Thema hatte, und dem allgemeinen Volksglauben, für eine Droge vergleichsweise sicher. Was die Lebensgefahr für die Konsumenten angeht, ist

LSD viel eher Marihuana gleichzusetzen als Heroin. Laut einer gründlichen Datenauswertung der Pharmakologie der Droge, 2008 in der Peer-Review Zeitschrift *CNS: Neuroscience & Therapeutics* veröffentlicht, »sind keine menschlichen Todesfälle im Zusammenhang mit einer LSD-Überdosierung dokumentiert«.

Ruhig, Brauner!, sagte ich mir also und versuchte, die aufsteigende Panik herunterzuschlucken. Meinst du wirklich, du wärst, nachdem du einen Bruchteil dessen genommen hast, was mehrere Zehnmillionen Menschen vor dir von einer Droge konsumiert haben, die Erste, die daran stirbt? So besonders bist du nicht, Ayelet.

Der Versuch, meine Panikattacke mit dieser Gardinenpredigt in den Griff zu bekommen, erwies sich leider als nutzlos, also holte ich meine Recherchenotizen heraus und vertiefte mich in einen Bericht über einen Zwischenfall aus dem Jahr 1972, als acht Personen ins San Francisco General Hospital eingeliefert worden waren, nachdem sie eine große Menge LSD konsumiert hatten; die höchste bisher dokumentierte Dosis, die je ein Mensch genommen hat. Das Partyvölkchen hatte in der fälschlichen Annahme, es handele sich um Kokain, Lines geschnupft. Tatsächlich war es pures LSD gewesen. Eine wirklich haarsträubende Menge. Man bedenke, für einen Trip braucht es nicht mehr als eine kleine verdünnte Menge auf einem konfettigroßen Löschpapierfetzen. Diese massive Überdosis hatte gravierende körperliche Auswirkungen. Als die Leute eingeliefert wurden, übergaben sie sich, waren ausgekühlt und zeigten Anzeichen innerer Blutungen. Fünf von ihnen fielen ins Koma, drei mussten intubiert und künstlich beatmet werden. Aber innerhalb von gerade einmal zwölf Stunden hatten sie sich alle wieder erholt. Herrje, ich brauche ja länger, um mich von einer Pilates-Stunde zu erholen!

Bei der Bewertung der Giftigkeit einer Substanz versuchen Forscher deren mittlere letale Dosis zu bestimmen (im Wissenschaftlersprech auch bekannt als »LD50«). LSD ist psychoaktiv sehr wirkungsvoll; schon kleinste Dosen, angefangen bei einem Millionstelgramm, haben einen spürbaren Effekt. Und doch hat selbst eine Dosis von 2000 Mikrogramm, das Zweihundertfache der Dosis, die ich genommen habe, keine merklichen biologischen Auswirkungen. Die Tatsache, dass es keinen einzigen dokumentierten Todesfall im Zusammenhang mit der Einnahme von LSD gibt, macht es schwer, die humane LD50 zu bestimmen, aber aufgrund von Tierversuchen kam Hofmann zu dem Schluss, dass sie bei einem Hundertfachen der üblichen Dosis liegen muss. Ein Buch mit dem Titel *Haddad and Winchester's Clinical Management of Poisoning and Drug Overdose*, ein Leitfaden zum Umgang mit Vergiftungen und Drogenüberdosen, 1990 erschienen, verzeichnet die LD50 irgendwo zwischen 0,2mg/kg und mehr als 1mg/kg.* Ich wiege ungefähr 58 Kilo, das würde also heißen, um einen durch LSD verursachten Herzinfarkt zu erleiden, müsste ich, selbst bei der konservativsten Schätzung dieses Buchs, mindestens 11 600 Mikrogramm nehmen, nicht zehn. Ich lag nicht im

---

* Michael W. Shannon, et al.: *Haddad and Winchester's Clinical Management of Poisoning and Drug Overdose.*

Sterben. Aber was war mit meiner geistigen Gesundheit? Riskierte ich bei meiner Suche nach Linderung womöglich bleibende psychische Schäden?

Einer der ersten amerikanischen Forscher, die sich mit der Wirkung von LSD befassten, Dr. Max Rinkel, ein Psychiater am Massachusetts Mental Health Center, berichtete, gesunde Probanden (in diesem Fall Kollegen, die ihm als Versuchskaninchen dienten) hätten unter dem Einfluss von LSD gravierende Persönlichkeitsveränderungen gezeigt. Einige waren abwesend, andere legten autistisches Verhalten an den Tag. Manche wurden manisch, andere wiederum misstrauisch und feindselig. Manche erlebten höchste Ekstase. Rinkel sah diese Persönlichkeitsveränderungen als Mimikry einer Schizophrenie oder Psychose. Sobald die Wirkung der Droge nachließ, verschwanden auch diese Veränderungen.

Des Weiteren zeigte eine Umfrage unter Ärzten und Krankenhäusern in Los Angeles aus der Zeit zwischen 1966 und 1968, als der LSD-Konsum seinen Höhepunkt erreicht hatte, dass mindestens 4100 Menschen Acid-Trips als so verstörend erlebt hatten, dass sie ärztliche Hilfe in Anspruch nehmen mussten. Die überwiegende Mehrzahl dieser unerwünschten Nebeneffekte bestand in vorübergehendem Panikgefühl oder Depressionen, aber es gibt auch Berichte von gravierenderen Problemen.

Ein Phänomen macht mir besonders Angst, und das ist das Schreckgespenst einer »LSD-Psychose«, im Allgemeinen definiert als eine Reaktion auf die Droge, die länger anhält, Tage oder Monate sogar, und einen Klinikaufenthalt nötig macht. Den Studien zufolge litt die

Mehrheit aller Personen, bei denen eine LSD-Psychose diagnostiziert wurde, unter psychiatrischen Vorerkrankungen, hatte über einen längeren Zeitraum eine erhebliche kulminierende Menge der Droge genommen und brachte eine Vorgeschichte ausgedehnten Drogenmissbrauchs mit. In die erste Kategorie könnte ich vielleicht noch hineinfallen. Ich habe eine PMDD-Vorerkrankung und bin fälschlich als bipolar diagnostiziert worden. Mein emotionaler Leidensdruck ist der Grund, warum ich mich überhaupt auf die ganze Sache eingelassen habe. Die beiden anderen Kriterien treffen auf mich allerdings nicht zu, und wie heißt es so schön: Knapp daneben ist auch vorbei.

Trotzdem – Dr. Rick Strassman, ein forschender Arzt an der University of California, schrieb 1984 in einer Veröffentlichung: »Es gibt vereinzelte Berichte von schweren und lang anhaltenden Reaktionen auch bei eigentlich gut angepassten Individuen.«* Er führt dazu eine Studie aus den 1970er-Jahren an, in der der Fall zweier junger Frauen geschildert wird, die Wochen nach dem Konsum einer herkömmlichen Acid-Dosis in eine psychiatrische Anstalt eingeliefert worden waren. Dem Autor der Studie zufolge waren beide Frauen, bevor sie die Drogen genommen hatten, »normal« und versanken anschließend in einer tiefen Depression, wobei eine von ihnen sogar eine Gefahr für ihre Umwelt gewesen sein soll. (Sie sagte, sie wolle ihre Mutter umbringen, aber welche einundzwanzigjäh-

* Rick J. Strassman: »Adverse Reactions to Psychedelic Drugs. A Review of the Literature«.

rige Frau will das nicht?) Nach mehreren Elektroschockbehandlungen »erholten« die beiden jungen Frauen sich und konnten als geheilt entlassen werden.

Und doch kam Strassman nach einer kritischen Betrachtung dieser und anderer Studien zu folgendem Schluss: »Es hat den Anschein, dass die Häufigkeit unerwünschter negativer Reaktionen auf die psychedelische Droge gering ist, wenn […] die Patienten sorgfältig überwacht und vorbereitet, angeleitet und begleitet werden und wohlbemessene Dosen der Droge in pharmazeutischer Qualität verabreicht bekommen.« Sein Fazit reiht sich ein in andere, neuere Forschungsergebnisse, genauso wie die Erkenntnisse von Wissenschaftlern aus der Mitte des zwanzigsten Jahrhunderts.

Die frühen LSD-Pioniere gelangten zu der Einsicht, dass die Persönlichkeit des Forschers, der die Droge verabreicht, einen tiefgreifenden Einfluss auf das Erleben des Patienten hat. War der Versuchsleiter kühl und distanziert, entwickelten die Probanden mitunter feindselige, sogar paranoide Züge. Die Probanden eines herzlichen, freundlich zugewandten Versuchsleiters erlebten dagegen fast ausnahmslos angenehme Gefühle wie Liebe und Freude. Und was heißt das jetzt – in Anbetracht der Tatsache, dass ich mir die Droge selbst verabreicht habe? Keiner ist grausamer und gemeiner zu mir als ich. Vermutlich war ich heute Morgen, als ich auf die Pipette gedrückt habe, kühl und distanziert.

In Anbetracht dieser Untersuchungsergebnisse entwickelten Forscher das Konzept von »Set und Setting« zur besseren Steuerung des Rauscherlebnisses, bezogen nicht nur auf LSD, sondern auf alle Drogen. »Set« bezieht sich auf den mentalen Zustand des Probanden selbst. Wie stabil ist er/sie? Was erwartet er/sie zu erleben? »Setting« bezeichnet die Umgebung, in der die Droge eingenommen wird. Ist die Umgebung bedrohlich und chaotisch oder klinisch und kalt, hat er/sie mit höherer Wahrscheinlichkeit ein negatives Erlebnis. Fühlt er/sie sich in der Umgebung geschützt und geborgen, hat er/sie wahrscheinlicher ein bedeutsames, positives Erlebnis. Und wacht nicht mitten in der Nacht schweißgebadet auf und wälzt sich panisch im Bett.

Viel lieber würde ich dieses Experiment unter geregelten, legalen Bedingungen durchführen, von Psychiatern überwacht und mit LSD in pharmazeutischer Qualität, doch mir bleibt keine Wahl. Die Erforschung der Wirkung psychedelischer Drogen, einschließlich LSD, hat zwar in den vegangenen zehn Jahren eine Renaissance erlebt, aktuell aber forscht weltweit niemand über Microdosing. Es laufen keine Studien, weder doppelblind noch sonst wie. Dr. Fadimans Sammlung von Erfahrungsberichten über private Experimente wie meins ist das Wissenschaftlichste, was es derzeit zu diesem Thema gibt. Es ist ein bisschen wie im Wilden Westen, und ich betreibe meinen eigenen Saloon.

Schließlich sagte ich mir, dass Dr. Fadiman hunderte Erfahrungsberichte gesammelt hat und dass, obschon einige Probanden beim Microdosing durchaus akute Angstzustände erlebt haben, keiner dabei je den Verstand verloren hat. Und dass bei einer so geringen Dosis niemand den Verstand verlieren kann. Nicht mal ich.

Ich legte meine Notizen beiseite und atmete ein paarmal tief durch. Ich sterbe nicht an einem Herzinfarkt. Ich habe mich so gründlich wie irgend möglich auf dieses einmonatige Experiment vorbereitet. Ich habe erschöpfend recherchiert und alle menschenmöglichen Vorsichtsmaßnahmen ergriffen. Es besteht zweifellos ein gewisses Risiko, aber das geht man wohl oder übel bei jedem Medikament und jeder Droge ein. Nehmen wir Paracetamol. Laut einer eingehenden Untersuchung der vorhandenen Literatur durch ProPublica sterben in den USA jedes Jahr mehr als dreihundert Menschen an der Einnahme von Acetylaminophenol. Weitere 44 000 müssen infolge der Einnahme des Medikaments ambulant behandelt werden. Im Vergleich dazu erscheint LSD geradezu harmlos.

Und was ist mit den Horrorgeschichten von Menschen, die sich im festen Glauben, fliegen zu können, von hohen Gebäuden stürzen? Das sind allesamt moderne Mythen, keine Tatsachenberichte. Und was ist mit den angeblichen Selbstmorden? Eine weitere Literaturüberprüfung aus dem Jahr 2008 ergab: »Die Häufigkeit von psychotischen Reaktionen, Suizidversuchen und erfolgten Suiziden während der Behandlung mit LSD … entspricht in etwa der Komplikationsrate bei einer konventionellen Psychotherapie.« Es gibt Berichte über Stürze nach der Einnahme von LSD, darunter auch tödliche, aber die sind aller Wahrscheinlichkeit nach auf Desorientierung und Verwirrtheit zurückzuführen. Die Legende vom fliegenden LSD-Konsumenten begann vermutlich mit Diane, der zweiundzwanzigjährigen Tochter von Fernsehmoderator Art Linkletter, die 1969 Selbstmord beging. Ihr Vater, vielleicht auch, weil er sich dagegen sperrte, ihre vorausgegangene Krankheitsgeschichte mit Depressionen offenzulegen oder sich damit auseinanderzusetzen, gelangte zu der felsenfesten Überzeugung, dass der LSD-Trip, den sie ein halbes Jahr zuvor genommen hatte, sie dazu getrieben habe, in den Tod zu springen. In der Folge machte er sich den Kampf gegen Drogen zur Lebensaufgabe und war maßgeblich an der Verbreitung des Märchens beteiligt, Menschen sprängen unter LSD-Einfluss von Dächern in den Tod.

Tatsächlich kam eine kürzlich im *Journal of Psychopharmacology* veröffentlichte Studie zu dem Schluss, dass LSD-Konsum mit einer deutlichen Verminderung von Suizidgedanken und einer geringeren Suizidrate in Verbindung zu stehen scheint. »Lebenslängliche klassisch psychedelische Nutzung korrelierte mit einer 19%igen Verringerung von psychischem Stress, einer 29%igen Verringerung der Wahrscheinlichkeit, innerhalb des vergangenen Jahres an Suizid gedacht zu haben, und einer 36%igen Verringerung der Wahrscheinlichkeit eines Suizidversuchs im vergangenen Jahr.«*

Betrachtet man all diese handfesten Beweise für die Harmlosigkeit von LSD, warum wird dann ausgerechnet diese Substanz so verteufelt? Das hat gewiss damit zu tun, dass LSD in den 1960er-Jahren eng mit Jugendre-

* Peter S. Hendricks, et al.: »Classic Psychedelic Use is Associated with Reduced Psychological Distress and Suicidality in the United States Adult Population«.

bellion und gesellschaftlichem Umbruch verwoben war. Timothy Leary, Psychologe, ehemaliger Harvard-Dozent und ein früher LSD-Forscher, der sich später vehement für den breiten Einsatz von LSD als Genussmittel eingesetzt hat, flüsterte den Mittelklassekindern ein: »Turn on, tune in, and drop out.« Was sie dann, sehr zum Entsetzen ihrer Eltern, auch taten. Fassungs- und hilflos musste die Mittelklasse mit ansehen, wie wohlerzogene Kinder sich die Haare wachsen ließen, gegen den Vietnamkrieg protestierten, sich der Bürgerrechtsbewegung anschlossen, Gras rauchten und LSD nahmen. Das weiße Amerika fing an, das eigene Land als fremd und zersplittert zu erleben. LSD wurde zur Zielscheibe, zum Sündenbock.

Aber ich bin nicht meine eigene Großmutter, die sich angstvoll an ihre Perlenkette klammert, saccharinsüße Zückerchen lutscht und hilflos zusehen muss, wie die strahlende, blitzgescheite Jugend Amerikas sich in einen Haufen schmuddeliger Hippies verwandelt. Ich bin mir sicher, dass diese Droge auch in einer deutlich höheren Dosis als der beinahe homöopathischen, die ich genommen habe, harmlos ist.

Ich atmete noch ein paarmal tief durch und schlief endlich ein. Gleich am nächsten Morgen brach ich einen Streit mit meinem Mann vom Zaun.

Einer meiner Gründe, dieses Experiment zu wagen, war eine unerfreuliche Tatsache: Zunehmend hatte ich das Gefühl, als schwebe selbst bei guter Laune stets ein Damoklesschwert über meinem Kopf, als sei ich permanent in Gefahr, von irgendeiner Belanglosigkeit aus der Bahn geworfen zu werden. Meine Stimmung kam mir vor wie ein dauergereizter Bullmastiff, der nur von einem ausgefransten Maulkorb in Schach gehalten wird. Nach dieser brutalen Nacht hatte der Bullmastiff sich von der Leine losgerissen.

Mein Mann ist gerade unterwegs. Er reist viel, genau wie ich, aber in diesem Jahr war es besonders irre. Seit dem ersten September vergangenen Jahres haben wir sage und schreibe 103 Tage getrennt voneinander verbracht. Wenn alles läuft wie geplant, werden wir uns bis nächsten September an 195 Tagen nicht gesehen haben. Mehr als die Hälfte des Jahres.

Wir sind seit über zwanzig Jahren verheiratet, was auf ganz konkrete Weise nicht nur mein Privatleben definiert, sondern auch mein Berufsleben. Vor zehn Jahren habe ich einen vielbeachteten Essay geschrieben, in dem ich meine glückliche Ehe auf den Umstand zurückführte, dass meine Kinder, ungeachtet der Tatsache, dass ich sie schrecklich liebe, nicht mein Ein und Alles sind. Wenn eine gute Mutter ihre Kinder über alles andere auf der Welt liebt, schrieb ich, dann bin ich eine schlechte Mutter, denn ich liebe meinen Mann mehr als meine Kinder. In gewisser Hinsicht gründet meine berufliche Laufbahn sich nicht so sehr auf das Dutzend Bücher oder die diversen Essays, die ich davor veröffentlicht hatte, sondern vor allem auf die unerwartet heftigen Reaktionen, die dieser eine Essay ausgelöst hat.

An dem Morgen, als er in der *Modern Love*-Kolumne der *New York Times* erschien, wurde mein Postfach mit wütenden E-Mails regelrecht überschwemmt. Und ich habe die ganze Sache noch schlimmer gemacht, indem ich daraufhin die Einladung von Oprah annahm und mich in ihrer Sendung gegen den wütenden Lynchmob aufgebrachter Mamis zu verteidigen versuchte. In den zehn Jahren seither habe ich kein einziges Interview gegeben, keine Lesung, keine Vorlesung gehalten, ohne dass dieses Thema nicht früher oder später zur Sprache gekommen wäre. Wobei ich der Fairness halber sagen muss, dass ich selbst daran nicht ganz unschuldig bin. Ein paar Jahre nach Veröffentlichung des Essays habe ich ein ganzes Buch mit dem Titel *Böse Mütter: Meine mütterlichen Sünden, großen und kleinen Katastrophen und Momente des Glücks* geschrieben. Es behandelt den destruktiven Impuls von Müttern, sich gegenseitig und selbst ständig herunterzumachen.

Gerade weil ich unwillentlich so sehr mit den Themen Mutterschaft und Ehe in Verbindung gebracht werde, macht es mir eine Heidenangst, dass meine eigene Ehe gerade auf etwas wackeligen Füßen steht. Ich weiß zwar, dass jede Beziehung Höhen und Tiefen erlebt und auch mal schwere Zeiten durchmacht, aber wenn ich niedergeschlagen bin, stelle ich mir die heiligen Mamis des Internets vor, wie sie sich an meinem Unglück weiden. (Okay, ja, das ist vermutlich paranoid, aber ich wette, einige könnten sich ein süffisantes Grinsen nicht verkneifen.)

Und die Zeiten sind wirklich schwer. Bleischwer. Tonnenschwer. Ich weiß nicht, ob die Tatsache, dass wir ständig getrennt sind, Teil des Problems ist oder womöglich der einzige Grund, warum noch nicht alles in Scherben liegt. Sehen wir uns nicht, streiten wir nur sehr selten. Meistens halten wir engen Kontakt, schreiben und telefonieren, besprechen alles bis ins Kleinste und schicken einander kitschige Emojis. Herzchen. Smileys mit Herzen als Augen. Aber in letzter Zeit zanken wir, wenn wir uns sehen, fast ununterbrochen wie die Kesselflicker. Schlimmer noch, wir *streiten*. Wir schreien, wir weinen, wir brechen zusammen und versprechen einander, dass so was nie wieder vorkommen wird. Und dann passiert es doch. Wieder und wieder und wieder.

Ungeduldig warte ich darauf, dass er endlich nach Hause kommt und mir hilft, meinen Selbstversuch zu protokollieren. Mehr als irgendwer sonst kann er meinen Gemütszustand einschätzen und beurteilen, ob es Veränderungen gibt. Ich wollte unbedingt mit ihm über die fast unmerklichen Wahrnehmungsveränderungen sprechen, die ich in ungefähr der ersten Stunde nach Einnahme der Mikrodosis festgestellt habe. Als sei ich von einer radioaktiven Mücke gestochen worden. Mein Mann hat, im Gegensatz zu mir, eine gewisse Vorerfahrung mit LSD. Ich wusste, er würde mir zu diesem Aspekt des Experiments Genaueres sagen können. Vor allem aber fehlte er mir.

Dass ich es eigentlich gar nicht erwarten kann, bis er endlich nach Hause kommt, hat unseren blöden Streit gestern am Telefon, wo sonst immer eitel Sonnenschein herrscht, nur umso unerquicklicher gemacht. Gleich morgens, als ich zerschlagen von der schlaflosen Nacht erwachte, rief ich ihn an. Das hätte ich besser bleiben lassen, denn eigentlich war ich von Anfang an auf Streit aus. Kaum war er darangegangen, fing ich auch schon an, wegen unseres gemeinsamen Arbeitszimmers herumzunörgeln.

Vor ein paar Monaten hatte mein Mann eine geniale Idee. Was er mit dieser Idee eigentlich bezweckte, war einer der Auslöser für diesen Streit. Weil ich aber geschworen habe, meinen Lieben nicht mehr ständig Heimtücke und Hinterlist zu unterstellen, werde ich seine Sicht der Dinge so sachlich wie möglich darlegen, ohne sie auf Hintergedanken abzuklopfen oder zu einem Exkurs darüber abzuschweifen, ob Freud nun recht hatte mit seiner Annahme, dass das Unterbewusste unsere Handlungen steuert, oder nicht.

Mein Mann überraschte mich mit einer Couch. Die positionierte er in einer Ecke unseres gemeinsamen Studios (eigentlich ist es seins, er duldet meine Dauerbesetzung nur) und schob dafür seinen Schreibtisch mitten in den Raum. Er meinte, er habe die Couch eigens angeschafft, weil ich das Studio in letzter Zeit so selten genutzt hätte und er mich damit zurücklocken wolle. Er malte mir aus, wie ich, den Laptop auf dem Schoß, gemütlich auf der Couch lagern und mich frisch, fröhlich, frei wieder in die Arbeit stürzen könnte. Aber die Couch ist zu schmal, die Lehnen sind zu hart, man kann es sich darauf einfach nicht bequem machen. Schlimmer noch, jetzt, da sein Schreibtisch mittig im Raum steht, fühle ich mich eingeengt. Bedrängt. Abgedrängt.

Bei unserem Telefongespräch heute Morgen stimmte ich unvermittelt und ohne besonderen Anlass die altbekannte Litanei meines Gejammers an. Es gibt so vieles an diesem Studio, was mir nicht gefällt! Ich jammerte über die Couch und das Licht und darüber, dass ich mich eingezwängt und an den Rand gedrängt fühle. Es war nicht das erste und auch nicht das zehnte oder hundertste Mal, dass er sich diese Klagen anhören musste. Ist es da verwunderlich, dass ihm irgendwann der Kragen platzte?

»Wie oft wollen wir uns darüber noch streiten?«, fragte er. »Dann such dir doch ein eigenes Büro.«

Ich wurde fuchsteufelswild. Winzige, schuhschachtelkleine Büros kosten bei uns gut tausend Dollar im Monat.

»Dann zahlen wir halt tausend Dollar im Monat«, meinte er. »Das ist die Sache wert.«

»Wir haben aber keine tausend Dollar im Monat zu verpulvern!«, keifte ich.

Wenn ich wütend bin, tue ich dumme Dinge. Ich lege auf (Ach, wie viel befriedigender das noch war, als man den Hörer wutentbrannt auf die Gabel pfeffern konnte!). Ich google Sachen wie »Auswirkungen einer Scheidung auf Kinder«. Ich durchforste die Immobilienanzeigen nach einem Einzimmerappartement in fußläufiger Entfernung zu unserem Haus, wo wir dann wochenweise abwechselnd wohnen können, während der jeweils andere sich um die Kinder kümmert. Nachdem ich all diese typischen durchgeknallten Verhaltensweisen gezeigt hatte, ging ich, ebenso typisch, dazu über, mich selbst zur Schnecke zu machen. Der blöde Streit war ganz allein meine Schuld. Immer ist es meine Schuld, wenn wir uns streiten. Mein Mann ist umgänglich und wohlmeinend, und ich bin eine Zimtzicke. Würde ich nicht immer anfangen, wir würden uns nie streiten. Ich bin eine entsetzliche Ehefrau, eine furchtbare Partnerin. Wie hält er es bloß mit mir aus?

Das Problem bei diesen Selbstvorwürfen ist, dass man unweigerlich in einen Teufelskreis gerät. Ich werde immer niedergeschlagener, und je niedergeschlagener ich bin, desto mehr keile ich nach meinem Mann aus. Weshalb ich mich noch mieser fühle. Weshalb ich wieder auskeile. Weshalb ich mich noch mieser fühle. Und so weiter und so fort, während die scharfen Kanten dieser Abwärtsspirale unerbittlich ein Loch in unsere Beziehung reißen.

Die kognitive Verhaltenstherapeutin, zu der ich seit Neuestem gehe, hat mir erklärt, Konflikte seien ein dynamischer Prozess. Paare reagierten in einem unendlichen, geschlossenen Kreislauf aufeinander, weshalb den einen nicht mehr Schuld trifft als den anderen. Ich bin nicht mehr schuld als mein Mann? Bitte, reden Sie nur weiter … Sie meint, meine ständigen Selbstvorwürfe stünden zwischen mir und dem Glück, sowohl meinem eigenen Lebensglück als auch unserem Eheglück. Obwohl ich ihr das nur zu gerne glauben will, bin ich doch anscheinend nicht in der Lage, meine eingefahrenen Verhaltensmuster so einfach zu durchbrechen. Selbst die Einsicht, dass die ewigen Selbstbezichtigungen Gift sind für meine Beziehung, ist im Grunde nichts anderes als ein weiterer Selbstvorwurf. Wenn die Ursache für unseren Konflikt in meiner permanenten Selbstgeißelung liegt, bin ich dann nicht das Problem, das im Herzen meiner Familie schlummert wie ein hässlicher Einschluss in einem Diamanten?

4. Tag

Mikrodosis-Tag

Körperliche Empfindungen: Energiegeladen und vital.

Stimmung: Umwerfend.

Konflikte: Keine.

Schlaf: Besser, obwohl ich früh aufgewacht bin.

Arbeit: So mühelos in den Flow gekommen, dass die Zeit wie im Flug vergangen ist.

Schmerzen: Deutlich weniger als in den vergangenen Tagen.

Ich war so glücklich, als ich heute Morgen aufgewacht bin. Vor allem hatte ich besser geschlafen als in den vergangenen Nächten, vielleicht weil mein System das LSD letzte Nacht endgültig abgebaut hatte. Viel wichtiger aber: Heute ist wieder der erste Tag des Programms, Mikrodosis-Tag! Ich weiß nicht, ob es die Aussicht auf die Dosis LSD war, die mich so fröhlich gestimmt hat, aber egal, es war einfach wunderbar. Auch eine ganze Verkettung kleinerer Widrigkeiten konnte mich nicht aus der Ruhe bringen. Ich zuckte bloß die Achseln. Meine Kinder bummelten beim

Frühstück und kamen zu spät zur Schule. Ich verpasste die Frist, um einen günstigen Flug zu buchen, und musste einen deutlich höheren Preis bezahlen. Dann schubste der Hund mich mit der Schnauze an, als ich eben an meinem Tee nippen wollte, und der Earl Grey schwappte auf das Buch, in dem ich gerade las. Sie schaute mich schuldbewusst an und erwartete wohl, ausgeschimpft zu werden. Ich kraulte sie nur nachsichtig hinter den Ohren.

»Nicht schlimm, Mabel«, murmelte ich. »Kann jedem mal passieren.«

Kann jedem mal passieren? Wann habe ich diesen Satz je gesagt, ohne ihn ironisch zu meinen?

Derart gelassen beschloss ich, meine Mutter anzurufen und ein bisschen gute Laune zu verbreiten. Meine arme Mom. Sie ist im vergangenen Jahr selbst durch die Hölle gegangen. Sie hat eine ihrer engsten Freundinnen aus College-Zeiten verloren, und dann ist eine Knieprothesen-OP schrecklich schiefgegangen; verschlimmert wurde das Ganze noch durch den inkompetenten Wundspezialisten, dessen unnötige und quälende Behandlung nur dazu führte, dass sie sich mit multiresistenten Keimen infizierte. Zählt man dann noch ihr ausdauerndes Unglücklichsein wegen ihrer zutiefst unbefriedigenden Ehe dazu, muss man sich eigentlich wundern, wie sie es überhaupt schafft, morgens aufzustehen.

Das Unglücklichsein meiner Mutter, selbst wenn es nicht noch von gesundheitlichen Problemen oder Trauer verschärft wird, spukt mir ständig im Kopf herum. Ich frage mich, wie sehr meine eigene unermüdliche Suche nach Glück und Zufriedenheit von der Angst geleitet ist, einmal so zu enden wie sie. Jedenfalls fürchte ich nicht, meine Ehe könnte einmal so unbefriedigend werden wie ihre. Mein Mann ist loyal und liebevoll und er spricht über seine Gefühle. Ihrer nicht. Mein Mann und ich streiten uns, aber nicht so erbittert wie meine Eltern und auch nicht annähernd so oft, nicht einmal in diesem letzten, entsetzlichen Jahr.

Auch die berufliche Laufbahn meiner Mutter war eine Serie von Kompromissen und wiederkehrenden Enttäuschungen, und zwar von dem Augenblick an, als mein Vater sie überredete, ihr Studium hinzuschmeißen und ihn zu heiraten. Die wahre Tragödie ihres Lebens ist, dass sie das aufgegeben hat, was ihr wirklich Freude gemacht hat. Meine Mutter ist so besessen von Kunst und Architektur, dass ein Besuch von Frank Lloyd Wrights *Fallingwater* für sie eine Pilgerreise ist, ähnlich spirituell erhebend wie für andere der Haddsch. Meine Mutter hat immer gesagt, ihr Entschluss, das Studium nicht zu beenden, sei der damaligen Zeit und den Umständen geschuldet gewesen. 1963 war sie dreiundzwanzig und kam sich vor wie eine alte Jungfer. Mein Vater war ihre letzte Hoffnung, und sie glaubte nicht anders zu können, als ihre beruflichen Pläne aufzugeben und Ehefrau und Mutter zu werden. In den letzten Jahren habe ich mich allerdings immer wieder gefragt, ob der wahre Grund womöglich ein anderer war. Der Antrag, den mein Vater ihr per Telegramm machte – »Bin schwanger. Heirate mich.« –, kam in einem Moment besonderer Schwäche und Verletzlichkeit. Sie hatte sich eben erst an der Uni eingeschrieben und wohnte übergangsweise bei ihrem Bruder und seiner Frau, die frisch verheiratet waren. Dort fühlte sie sich wie das fünfte Rad am Wagen, aber sie war zu schüchtern und zurückhaltend, um ganz allein die große weite Welt zu erobern. Hätte sie das Telegramm ein paar Monate später bekommen – nachdem sie sich eingelebt hatte –, dann hätte sie meinen Vater wohl kaum geheiratet.

Als ich auf der Highschool war, entschloss sie sich, noch mal zu studieren. Diesmal allerdings nicht Kunstgeschichte. Meine Mutter ist vernünftig und verantwortungsbewusst. Also entschied sie sich für einen Abschluss, bei dem ihr eine Festanstellung sicher war. Aber obwohl sie in ihrem Job als Krankenhausverwaltungsangestellte ganz ausgezeichnet war, empfand sie ihn als aufreibend und eher unbefriedigend.

In vieler Hinsicht bin ich meiner Mutter sehr ähnlich. Wie sie bin ich kompetent und verlässlich. Wie sie bin ich ein bisschen herrisch.* Wie sie tue ich alles, um anderen zu helfen, auch wenn ich meine Nase dabei häufig in Angelegenheiten stecke, die mich eigentlich nicht das Geringste angehen.

Mein Mann erzählt gerne, wie wir eines Abends sehr spät durch Los Angeles fuhren, eine nahezu menschenleere Straße entlang, und dort ein Auto sahen, das mit sperrangelweit offenen Türen halb auf dem Bürgersteig stand. Neben dem Auto ein Mann und eine Frau, offensichtlich in eine handgreifliche Auseinandersetzung verwickelt. Ich schrie meinen Mann an, er solle anhalten, und noch ehe unser Auto zum Stehen gekommen war,

---

* Okay, mehr als nur ein bisschen. Sehr herrisch.

hatte ich die Tür aufgerissen, war hingerannt und hatte die Hand nach der Frau ausgestreckt.

»Brauchen Sie Hilfe?«, fragte ich.

»Ja!«

Der Mann schrie sie an, packte sie und wollte sie von mir wegzerren, aber ich ließ ihre Hand nicht los und riss sie mit. Energisch schob ich sie in unseren Wagen und sprang dann selbst hinein. Da war ich im achten Monat schwanger.

Meine Mutter hätte genau dasselbe getan. Ich bin stolz darauf, der Frau geholfen zu haben. Ich bin stolz darauf, dass ich, genau wie meine Mutter, stets versuche, beruflich wie privat Uneigennütziges zu tun. Und doch haben die Charakterzüge, die ich mit meiner Mutter teile, auch die guten, mir immer Sorge bereitet. Kompetent, zuverlässig und hilfsbereit kann nun mal nur allzu schnell kippen und zu penetrant und krittelig werden (wie meine Kinder Ihnen auf Nachfrage bestätigen können). Wenn ich über mein Verhältnis zu meiner Mutter nachdenke, geht mir auf, wie sehr es durch diese Sorge gefärbt – ja sogar beschädigt – ist. Meine eigene Unsicherheit und mein Selbsthass haben sich irgendwie in meinen Gefühlen für sie verheddert. Die Angst vor unseren Gemeinsamkeiten lässt mich im Umgang mit ihr gelegentlich unwirsch und unnachsichtig sein. Ich werde herablassend, wenn ich Mitgefühl zeigen sollte, und distanziere mich, wenn ich für sie da sein sollte. Immer bin ich bemüht, ja beflissen, ihr zu helfen und ihr mit Rat und Tat zur Seite zu stehen, aber vorurteilsfrei zugehört habe ich ihr bisher nur selten.

Wie leicht es mir heute fällt, Mitgefühl und Verständnis zu zeigen, ohne ihr einen Lösungsvorschlag aufdrücken zu wollen, ist einfach erstaunlich. Es macht mich glücklich. Und ich frage mich, kann es sein, dass LSD eine bessere Zuhörerin aus mir macht?

5. Tag

Übergangstag

Körperliche Empfindungen: Keine.

Stimmung: Zunächst etwas aufgedreht, später ruhiger.

Konflikte: Anfangs leicht zickig, aber das habe ich gleich unterbunden.

Schlaf: Früh aufgewacht, aber ausgeschlafen.

Arbeit: Ordentlich gearbeitet. Kein Flow, aber auch kein Kampf.

Schmerzen: Fast keine!

Heute Morgen beim Aufwachen war ich ein bisschen gereizt, habe aber nicht die Beherrschung verloren und weder die Kinder angeschnauzt noch im Internet irgendwen beleidigt. Impulskontrolle? Ich? Wie kann das sein?

Dass die Steuerung meiner spontanen, niederen Instinkte immer wieder jämmerlich versagt, ist der Hauptgrund, warum ich unermüdlich neue Therapien ausprobiere. Mein Ziel ist es, die Zeitspanne zwischen dem psychologischen Trigger und meiner Reaktion zu vergrößern. Ich brauche nur die Länge eines Atemzugs, ein kurzes Zögern, um mein Über-Ich einzuschalten und die akuten Qualen des gekränkten Es zu lindern. Einen Augenblick des Innehaltens, um mich zu fragen: Was wäre die vernünftigste Antwort auf diese Provokation, nicht die vergnüglichste?

Aufgewachsen in einer Familie von Schreihälsen, neige ich leider selbst dazu, vermeidbare Provokationen lautstark zu erwidern. Meine Mutter hat mich angeschrien, ich schreie meine Kinder an. Ich dachte immer, das sei schlicht eine Frage der Konditionierung, aber in letzter Zeit bin ich dahintergekommen, dass es mir *Spaß* macht. Lautes Geschrei, eine wutschnaubende E-Mail, ein spitzer Tweet, eine sarkastische Bemerkung – das alles sorgt für einen zumindest kurzzeitigen Spannungsabbau. Als würde man einen Mückenstich aufkratzen, bis er blutet. Und gerade um den Schmerz geht es. Denn der lindert den Juckreiz. Zumindest für den Moment. Aber dann fängt es wieder an zu jucken, schlimmer als zuvor, und dann dauert es nicht mehr lange, bis man mitten im August lange Hosen tragen muss, weil die Beine von Schrunden übersät sind.

Am ersten Tag dieses Selbstversuchs, als ich das Gefühl hatte, die Welt um mich herum genauer wahrzunehmen, kam mir der Gedanke, die Mikrodosis LSD könnte mich auf die bestmögliche Art und Weise ein bisschen bremsen. Ich hoffte, durch die geschärfte Achtsamkeit meine Umwelt bewusster wahrnehmen und dadurch wiederum meine Impulskontrolle verbessern zu können. Ist das nicht das große Versprechen sämtlicher Achtsamkeitsübungen? Durch bewusstere Wahrnehmung die

Selbstbeherrschung zu verbessern? Kurz innezuhalten und nachzudenken, bevor man reagiert?

Heute Morgen, als ich es trotz meiner gereizten Stimmung schaffte, niemandem an die Gurgel zu gehen, keimte in mir die leise Hoffnung auf – auch wenn man das zu diesem frühen Zeitpunkt freilich noch nicht sicher sagen kann –, dass es zumindest im Bereich des Möglichen liegen könnte. Die Frage oder zumindest eine von vielen ist nur, wie.

Also wendete ich mich an einen Psychopharmakologen, um herauszufinden, was in meinem Gehirn vor sich geht, wenn ich eine Mikrodosis nehme. Er erklärte mir, dass LSD und andere Psychedelika wie Psilocybin die Neuroplastizität stimulieren, also die Fähigkeit des Gehirns zu Wachstum und Veränderung. LSD ist ein Agonist, ein Stimulator des 5-HT2A-Serotonin-Rezeptors. Antidepressiva setzen ebenfalls bei den 5-HT-Rezeptoren an, einschließlich des 5-HT2A, aber sie verhindern die Wiederaufnahme von Serotonin, das dadurch länger in den Synapsen verbleibt. Serotonin ist einer der Neurotransmitter, die vermutlich mitverantwortlich sind für ein Empfinden von Wohlbehagen und Glück, weshalb man davon ausgeht, dass es Leuten umso besser geht, je länger ihre Synapsen darin baden. Im Gegensatz dazu stimulieren psychedelische Drogen die 5-HT2A-Rezeptoren, was wiederum zu einer Aktivierung des Wachstumsfaktors BDNF führt, den mein Psychopharmakologenfreund als »Superdünger fürs Hirn« bezeichnet. »Er stimuliert Wachstum, Vernetzung und Aktivität.« Andere Forscher beschreiben die neurologischen Effekte von LSD so: »Durch die Stimulation von 5-HT2A-Rezeptoren verstärkt man die Transmission von Glutamat.« Glutamat ist ein Neurotransmitter, der für Hirnfunktionen wie Erkenntnisvermögen, Lernen und Erinnerung zuständig ist. Obwohl sie über zwei verschiedene Substanzen im Gehirn sprechen, sagen die beiden Herrn Doktoren im Grunde genommen das Gleiche. BDNF und Glutamat stehen in einer Wechselbeziehung zueinander. Psychedelika verbessern die Neuroplastizität durch die Erhöhung des BDNF-Spiegels im Gehirn und die Verstärkung der Glutamat-Aktivität.

Kann diese erhöhte Neuroplastizität, diese Anregung von Wachstum und Vernetzung, tatsächlich dazu führen, dass ich weniger impulsiv reagiere? Kann es mich, statt mich auszubremsen, einfach ein bisschen reflektierter werden lassen und mir dazu verhelfen, meine Wutausbrüche besser zu beherrschen? Könnte es sein, dass ich mich deswegen besser fühle? Zwei Schweizer Forscher der Gruppe Neuropsychopharmakologie und Brain Imaging von der Uniklinik Zürich haben 2010 einen Artikel veröffentlicht, der diese Vermutung nahelegt. In »The Neurobiology of Psychedelic Drugs: Implications for the Treatment of Mood Disorders« untersuchten Franz X. Vollenweider und Michael Kometer vierzig Jahre LSD-, Psilocybin- und Ketamin-Forschung im Kontext »moderner Konzepte der Neurobiologie psychiatrischer Störungen«. Sie kamen zu dem Schluss, dass Psychedelika in der Behandlung von Stimmungsschwankungen, Depressionen, Zwangserkrankungen und Angstpsychosen durchaus hilfreich sein könnten. Eine britische Machbarkeitsstudie, 2016 im Lancet veröffentlicht, hat gezeigt, dass Psilocybin nicht nur die Symptome einer Depression lindern kann, sondern auch die von Angstzuständen und Anhedonie.*

Was gemeinhin als Halluzinogene oder Psychedelika bezeichnet wird, umfasst drei verschiedene chemische Substanzen. Zwei sind pflanzlichen Ursprungs: Psilocybin und Meskalin (das in etlichen Kakteenarten vorkommt, unter anderem auch im Peyote), die andere umfasst LSD sowie weitere Derivate des Mutterkorns. Diese drei unterschiedlichen Substanzen haben jeweils die gleiche Wirkweise und können daher zu einer Gruppe zusammengefasst werden. All drei erzeugen ihre halluzinogene Wirkung durch die Stimulation von 5-HT2A. Diese Stimulation führt zu einer »robusten, Glutamat-abhängigen Erhöhung der Aktivität von Pyramidenzellen, bevorzugt denen in Schicht V des präfrontalen Cortex«, und die »Stimulation der postsynaptischen 5-HT2A-Rezeptoren auf einer Subpopulation von Pyramidenzellen in den tiefen Schichten des präfrontalen Cortex bewirkt eine Steigerung der Aktivität des Glutamat-rückgekoppelten neuronalen Netzes«. Halluzinogene steigern die Interaktion zwischen Serotonin, BDNF und Glutamat, was dazu führen kann, dass Menschen eine neue Sichtweise entwickeln, auch auf sich selbst und ihre Probleme. Für diejenigen unter Ihnen, für die, wie für mich, dieser ganze neurologische Fachjargon klingt wie eine Schulstunde

* Robin L. Carhart-Harris, et al.: »Psilocybin with Psychological Support for Treatment-resistant Depression: An Open-label Feasibility Study«.

bei Charlie Browns Lehrerin Miss Othmar (»wah wah waaaah waah wah«), sagen wir einfach, es ist Superdünger fürs Gehirn.

Die Behandlung mit Psychedelika verringert Angstzustände und verbessert das Befinden von Patienten im letzten Lebensabschnitt, wie Forscher am Johns Hopkins, der UCLA und der NYU kürzlich zeigen konnten. Diese drei Institutionen haben an freiwilligen Testpersonen mit Krebs im Endstadium Psilocybin-Studien durchgeführt oder führen sie noch durch, und die Ergebnisse sind erstaunlich.* Patienten, die in einer angenehmen Atmosphäre von zwei Wissenschaftlern, die Trost und Zuversicht verströmten, Psilocybin verabreicht bekamen, berichteten von spirituellen Erlebnissen, durch die sie sich nicht nur besser fühlten, sondern auch eine veränderte Sicht auf ihre Krankheit gewannen, was ihnen half, sich angstfrei mit dem bevorstehenden Tod auseinanderzusetzen. Viele von ihnen hatten einen »guten Tod«, wie ihn sich wohl jeder erhofft. Andere neuere Psilocybin-Studien zeigen, dass der Wirkstoff Cluster-Kopfschmerz lindern kann** und bei der Raucherentwöhnung hilft***.

Als ich mich bei einigen Menschen, die es wissen mussten, erkundigte, warum Wissenschaftler bei ihren Studien heute lieber Psilocybin verwenden als LSD, er-

---

* Siehe American College of Neuropsychopharmacology: »Active Ingredient in Magic Mushrooms Reduces Anxiety, Depression in Cancer Patients«.

** Siehe http://clusterbusters.org/

*** R. A. Sewell, J. H. Halpern und H. G. Pope Jr.: »Response of Cluster Headache to Psilocybin and LSD«; Matthew W. Johnson, et al.: »Pilot Study of the 5-HT2AR Agonist Psilocybin in the Treatment of Tobacco Addiction«.

klärten sie, allein aufgrund der schieren Datenmenge aus der LSD-Forschung Mitte des vorigen Jahrhunderts müsse diese Substanz eigentlich der wahrscheinlichere Kandidat für die aktuelle Forschung sein – wegen der großen Datenmenge bräuchte man nicht wieder mit der Grundlagenforschung anzufangen. Wie sich allerdings herausstellt, schleppt LSD einfach zu viel politischen Ballast mit sich herum. Sein Ruf ist, wenn auch vollkommen unverdient, absolut unterirdisch, und Forscher müssen damit rechnen, weniger wahrscheinlich eine Forschungsgenehmigung zu bekommen, wenn sie Probanden LSD verabreichen wollen. Psilocybin dagegen ist relativ unbekannt, und, wichtiger noch, es ist eine natürlich vorkommende Substanz, weswegen die meisten Menschen es erst mal für harmloser halten. Darüber hinaus hält der Effekt von Psilocybin, im Gegensatz zu den zehn oder mehr Stunden eines durchschnittlichen LSD-Trips, nur ungefähr sechs Stunden an. Auch psychiatrische Forscher sind abends gern pünktlich zum Essen zu Hause.

Der einzige Wissenschaftler, der gegenwärtig in einem therapeutischen Kontext mit LSD arbeitet, ist Peter Gasser, ein Schweizer Psychiater, der die therapeutische Verwendung von LSD in den späten Achtziger- und frühen Neunzigerjahren gelernt hat, als diese Forschung in der Schweiz noch zulässig war. Bei seiner Arbeit, die er bis heute weiterführt, verwendet er Dosen von 200 mcg LSD zur Unterstützung der Psychotherapie. Und genau wie die Psilocybin-Forscher stellt er immer wieder eine merkliche Verbesserung des allgemeinen Wohlbefindens seiner Patienten fest.

Bei einer Studie am Imperial College in London* stellten die Forscher fest, dass eine Einzeldosis LSD »robuste psychologische Effekte erzielte, darunter auch eine Stimmungsaufhellung, allerdings auch hohe Werte beim PSI, einem Index psychoseähnlicher Symptome. Zwei Wochen nach der Gabe von LSD wurden gesteigerter Optimismus und eine größere Offenheit festgestellt, und es gab keinerlei Veränderung im Hinblick auf Wahngedanken«. Sie kamen zu dem Schluss, dass Psychedelika wie LSD zwar während des Rauschzustands verstörende psychoseartige Symptome hervorrufen können, auf lange Sicht aber »einen Rest ›entfestigter Wahrnehmung‹ hinterlassen … der einem verbesserten psychischen Wohlbefinden zuträglich ist«.

Eine weitere kürzlich durchgeführte Studie unter Verwendung von Kernspintomografen, die die Hirnreaktion gesunder Probanden auf LSD-Gaben aufzeichnen, kam zu dem Schluss, dass die Droge eine Art Hyperkonnektivität im Gehirn erzeugt, wodurch nicht miteinander verbundene und weiter voneinander entfernt liegende Hirnareale miteinander kommunizieren.** Darüber hinaus scheint auch das DMN oder »Ruhezustandsnetzwerk« beeinflusst zu sein, vernetzte Hirnregionen, die im wachen Ruhezustand oder beim Tagträumen aktiv sind. Das DMN ist an etlichen Vorgängen beteiligt, unter anderem an Selbstreflexion, Erinnerung an Vergangenes und Zu-

---

* R.L. Carhart-Harris, et al.: »The Paradoxical Psychological Effects of Lysergic Acid Diethylamide (LSD)«.

** Enzo Tagliazucchi, et al.: »Increased Global Functional Connectivity Correlates with LSD-Induced Ego Dissolution«.

kunftsgedanken. LSD, zumindest in Dosen, die für einen Trip ausreichen, bewirkt, dass das DMN desorganisiert wird, was wiederum eine Ego-Auflösung zur Folge hat und ein Gefühl von Einssein mit der Welt hervorruft.

Kurz gesagt öffnet die Stimulation von Serotoninrezeptoren die Wahrnehmung, was zu vermehrtem Glück und Wohlbefinden führt.

Ausgerüstet mit diesen neuen Erkenntnissen über Neuroplastizität und Neurobiologie, stellte ich Dr. David Presti, Professor für Neurobiologie im Fachbereich Molekular- und Zellbiologie der U.C. Berkeley und Autor des Lehrbuchs *Foundational Concepts in Neuroscience: A Brain-Mind Odyssey* zum Thema Konzepte der Neurowissenschaft, folgende einfache Frage: »Macht diese kleine Dosis LSD, die ich einnehme, mein Gehirn neuroplastischer, und wenn ja, bin ich deshalb weniger gereizt?«

Presti, ein Experte auf dem Gebiet der Neurochemie von Drogen, meinte: »Natürlich kann man sagen, diese Substanzen binden sich an Serotonin-2A-Rezeptoren und aktivieren Glutamat-Kreisläufe und regen Nervenwachstumsfaktoren an, aber wir haben trotzdem keine Ahnung, wie das alles mit den Vorgängen in der Psyche zusammenhängt.«

Ich seufzte enttäuscht. Aber er reichte mir aufmunternd die Hand. Das Wichtigste, erklärte er, sei nicht unbedingt das, was in meinem Gehirn vorgehe, sondern die Tatsache, dass es mir besser gehe. Presti vertritt eine »globalere, vernetzte« Theorie des Gehirns als andere Neurowissenschaftler, mit denen ich gesprochen habe. Er hat sich viel mehr für Erfahrungen und Anekdoten und meine persönlichen Gefühle interessiert als dafür, was dieser oder jener Rezeptor mit meiner Stimmung macht. Er hat mich ermutigt hinsichtlich meines Experiments, ganz anders als beispielsweise der Psychopharmakologe, der zwar sehr wissbegierig war, aber auch sehr beunruhigt angesichts der Vorstellung, dass jemand ohne Anleitung und Überwachung eine nicht professionell getestete Substanz zu sich nimmt. Presti meinte: »Ich glaube wirklich, Microdosing könnte etwas sein. Ich glaube, wenn wir uns endlich wissenschaftlich damit befassen würden, könnten wir ziemlich einfach nachweisen, dass es positivere Auswirkungen hat als etwa die Antidepressiva, die wirklich furchtbar sind.« Über Antidepressiva sagte Presti weiter: »Die haben alle nur erdenklichen Nebenwirkungen, und im Grunde haben wir keine Ahnung, was genau sie eigentlich ausrichten. Sie kosten eine Menge Geld und werden mit einem Riesentamtam vermarktet.«

Ob er wirklich sagen wolle, Mikrodosen seien genau so sicher – wenn nicht gar sicherer – als handelsübliche Antidepressiva, fragte ich ungläubig.

»Auf jeden Fall.«

Ich bin ein rationaler Mensch, der kristallklare, verlässliche Aussagen schätzt, daher hatte ich mich sehr gefreut, endlich eine plausible Erklärung für alles gefunden zu haben. Neuroplastizität! BDNF! Glutamat! Synapsen und Neuronen und alle möglichen Dinge, die man im MRT messen kann! Aber so einfach gibt das Gehirn seine Geheimnisse nicht preis. So unbefriedigend das auch sein mag, ich tröste mich mit dem Gedanken, dass das, was ich gerade tue, in den Augen eines Neurobiologen vollkommen harmlos und unbedenklich ist. Das merke ich mir für das nächste Mal, wenn ich mitten in der Nacht aufwache und meine, einen Herzinfarkt zu erleiden.

6. Tag

Normaler Tag

Körperliche Empfindungen: Keine.

Stimmung: Ausgezeichnet.

Konflikte: Keine.

Schlaf: Mitten in der Nacht aufgewacht, aber irgendwann doch wieder eingeschlafen.

Arbeit: Es hat eine Weile gedauert, bis die Worte flossen.

Schmerzen: Mehr oder weniger wie vor dem Beginn des Programms.

Eine Frau, die sich gut fühlt, kommt auf die eigenartigsten Ideen. Heute habe ich meinen Vater angerufen. Das Telefonat neulich mit meiner Mutter ist so schön und angenehm verlaufen, dass ich mir dachte, hey, wenn du schon mit illegalen Halluzinogenen experimentierst, kannst du doch auch was ganz Abgefahrenes machen.

Eine Unterhaltung mit meinem Vater ist weniger ein Gespräch als vielmehr ein endloser Monolog oder eine Serie von Kurzvorträgen. Ein bisschen kommt es mir vor, als nähme ich unfreiwillig an einer Ein-Mann-TED-Konferenz im jüdischen Seniorenheim teil. Die Themenbereiche heute waren wie üblich: »Sowjetgeschichte: Die Stalin-Ära«, »Zionismus und trotzkistische Theorien« sowie: »Lincoln gegen McClellan: Wer war schuld?« Oder so was in der Art. Ich muss gestehen, ich bin gelegentlich etwas abgeschweift. Was unser heutiges Gespräch allerdings ungewöhnlich machte, war die Tatsache, dass ich, statt wie üblich schnell die Geduld zu verlieren und mir einen fadenscheinigen Vorwand auszudenken, unter dem ich möglichst bald wieder auflegen konnte, tapfer durchhielt. Ich blieb in der Leitung. Ich lauschte der lebhaften, ja begeisterten Stimme meines Vaters, während er mir eine detaillierte Zusammenfassung seiner neuesten Büchereifunde aus der Ford Lee Public Library lieferte. Das macht ihn glücklich, ging mir da auf. Was hatte ich auch anderes erwartet? Ruft man eine Hellseherin an, bekommt man vage Zukunftsprognosen und geschickt platzierte Plattitüden. Ruft man Daddy an, bekommt man die Zweite Schlacht am Bull Run.

Rückblickend scheint es mir, als seien meine eigenen Erwartungen – meine Vorstellung davon, was für einen Vater ich brauche, was für einen Vater ich mir wünsche – die Quelle all der Sehnsucht, Enttäuschung, Frustration und letztendlich Wut, die meine Gefühle für meinen Vater geprägt haben, solange ich zurückdenken kann.

Wie aussichtslos meine Erwartungen an ihn waren, wurde mir vor ein paar Jahren geradezu comicartig vor Augen geführt, als er mir ohne weitere Erklärung einen Stoß Mikrokassetten in die Hand drückte: die Aufzeichnung seiner psychotherapeutischen Sitzungen in den frühen Achtzigerjahren in New York bei einem Psychologen namens Albert Ellis. Ich wusste mit diesem eigenartigen Geschenk nichts anzufangen und konnte mir beim besten Willen nicht vorstellen, was er mir damit sagen wollte. Lange lagen die Bänder unbeachtet in der Ecke. Ich war viel zu verärgert, um sie mir anzuhören. Du hast mir was zu sagen?, warf ich ihm im Stillen an den Kopf. Versuch's doch mal mit Reden! Aber manchmal fragte ich mich doch, was wohl auf diesen Mikrokassetten sein könnte. Womöglich ergossen sich dort all jene Gefühle, die er sonst nicht äußern konnte. Gefühle ihn selbst betreffend und seine Ehe. Sein Leben mit einer affektiven Störung. Vor allem aber seine Gefühle für mich. Vielleicht bekam ich auf diesen Bändern die Stimme eines Mannes zu hören, der sich Gedanken über seine Tochter machte, sich um sie sorgte, ihrer liebevoll gedachte. Vielleicht versteckte sich dort, irgendwo tief vergraben, die Stimme jenes Vaters, den ich mir immer gewünscht, nach dem ich mich gesehnt, auf den ich vergebens gehofft hatte.

Auf Drängen eines Freundes setzte ich mich schließlich doch hin und hörte mir die Bänder an. Sechs Stunden lang. Material aus Sitzungen über einen Zeitraum von zwei Monaten, bei einem der prominentesten Therapeuten der damaligen Zeit. Worüber also hatten sie gesprochen, mein Dad und der große Dr. Ellis? Seine Gefühle, Sorgen und Wünsche? Die Menschen, die er liebte? Die persönlichen und beruflichen Auswirkungen seiner psychischen Erkrankung?

Von wegen.

Sie sprachen ausführlichst über die Geschichte des

Kommunismus, über Klassenkampf und die Kibbuz-Bewegung. Bis zu Abraham Lincoln sind sie nie gekommen.

Als kleines Mädchen wünschte ich mir immer, mein Vater wäre mehr wie Shimon.

Shimon war ein alter Freund meiner Eltern. Er lebte mit Frau und Töchtern, die er vergötterte, in Israel, wo ich geboren wurde. Seit ich denken kann und noch länger erzählt man sich in meiner Familie, wie sehr er mich gemocht und wie sehr er sich immer gefreut hatte, mich zu sehen. Shimon war offen, aufgeschlossen, herzlich, geradezu überschwänglich. Schon als kleines Mädchen merkte ich, wie gerne er mich um sich hatte. Als ich ihn vor ein paar Jahren das letzte Mal sah, erzählte er mir, wie er uns einmal, als ich noch ein ganz kleines Kind war, in unserer Wohnung in Jerusalem besucht hatte. Er schilderte, wie ich mein Stühlchen ins Wohnzimmer getragen, mich vor ihn gesetzt und sehr entschieden zu verschiedenen Themen Stellung bezogen und meine Meinung kundgetan hatte. Zwar wusste er nicht mehr, worum es im Einzelnen gegangen war, aber er konnte sich sehr genau daran erinnern, wie gern er mir zugehört hatte. Ich selbst habe natürlich keine Erinnerung an diese Szene, aber bis heute spüre ich noch Shimons trockenen Kuss auf der Wange und seine große warme Hand – an der eine Fingerspitze fehlte –, wie sie sich um meine kleine legte. Nachdem wir aus Israel weggegangen waren, sah ich Shimon nur noch sehr selten, aber wenn wir uns einmal trafen, freute ich mich immer schrecklich – als hätte ich etwas wiedergefunden, das mir vor langer Zeit abhandengekommen war.

In meiner Erinnerung ist Shimon immer schon alt gewesen, dabei kann er, als ich das erste Mal auf seinem Schoß gesessen habe, nicht älter als zwei-, dreiundvierzig gewesen sein. Bei unserem letzten Besuch 2014 war er ein Greis, aber seine Augen funkelten immer noch vor Vergnügen, als ich zu seiner Haustür hereinkam. Mit zitternden, doch noch immer starken Händen knackte er Walnüsse für mich und legte mir die Kerne in die offene Handfläche wie damals, als ich sieben war. Inzwischen war ich eine Frau mittleren Alters und hatte Shimon über zwanzig Jahre nicht gesehen. Aber wie ich so dasaß und die Nüsse knabberte, die er für mich knackte, fühlte ich mich geliebt und zu Hause.

Wie viele andere Shimons hat es im Laufe der Jahre gegeben? Ältere Männer, deren Gesellschaft und Anerkennung ich gesucht habe und die mir zuhörten, wenn ich meinen (kleinen) Stuhl vor ihnen aufstellte? Mein Englischlehrer von der Highschool, Mr. Bennett. Derrick Bell, mein Professor für Verfassungsrecht. Der Autor Tobias Wolff. Ein ungarischer Herr, mit dem ich während der Recherche für meinen Roman *Die späte Reue des Jack Wiseman* in einem Budapester Museum ins Gespräch gekommen war. Später schrieben wir einander per E-Mail, und er war so freundlich, die Vorabfassung des Romans zu lesen und viele hilfreiche Anmerkungen zu machen. Ein weiser und unendlich sanftmütiger Pädagoge namens Tom Little, Gründer und bis zu seinem viel zu frühen Tod 2014 achtunddreißig Jahre lang auch Direktor der Park Day School in Parkland.

Und Dr. James Fadiman.

Nachdem er mir das Memo mit den Leitlinien für das Experiment geschickt hatte, erkundigte ich mich bei Dr. Fadiman, ob er sich vorstellen könne, mit mir zu reden. Eigentlich rechnete ich damit, dass er dankend ablehnte. Ich konnte mir nur zu gut vorstellen, dass er täglich Dutzende E-Mails von Menschen wie mir bekam, die sich die Lösung eines Problems oder eine Linderung ihrer Schmerzen erhofften. Aber nein, er schickte mir seine Telefonnummer, und eines Abends, nachdem ich die Kinder ins Bett gebracht hatte, rief ich ihn an.

Fadimans Stimme ist tief und märchenonkelhaft, und man hört es ihr an, wenn er lächelt. Wir unterhielten uns eine ganze Weile, und zwar nicht nur über die Feinheiten des Microdosing. Wir sprachen über meine Stimmungsschwankungen und Eheprobleme. Irgendetwas an Fadimans Stimme und seiner Art gab mir das Gefühl, ihm rückhaltlos mein Herz ausschütten, ihn um Rat fragen und seinen väterlichen Segen einholen zu können.

Ein paar Wochen später fuhr ich auf seine Einladung hin nach Palo Alto, um mir seine Vorlesung zum Thema psychedelische Forschung und psychische Gesundheit anzuhören. Nach dem Vortrag ging ich nach vorne, um mich vorzustellen – ein bisschen zögerlich, schließlich wollte ich mich nicht aufdrängen oder sonst wie unangenehm auffallen. Und ich wusste ja nicht, ob er mich genauso gern kennenlernen wollte wie ich ihn.

Fadiman ist sechsundsiebzig, was man ihm nicht ansieht. Die Haare sind noch überwiegend braun, er hat schwere Lider und einen akkurat gestutzten, von feinen Silberfäden durchzogenen Bart. Als ich mich ihm vorstellte, strahlte er über das ganze Gesicht; es war das Lächeln, das ich schon am Telefon gehört hatte. Dann nahm er mich herzlich und väterlich in die Arme.

Während unseres ersten langen Telefonats, in dessen Verlauf ich Fadiman wohl mehr erzählt habe als meinem Vater in meinem ganzen Leben, hatte er mich gefragt, was mich am Microdosing reizte; was ich wirklich suchte. Damals hatte ich geantwortet: »Ich möchte meine Launen besser beherrschen und mein Leben genießen können.« Heute glaube ich allerdings, die treffendere Antwort wäre gewesen: »Das.«

Wenn das stimmt, dann ist es wohl die traurige Wahrheit, dass nicht einmal Dr. Hofmanns »Problemkind« mir geben kann, wonach ich eigentlich suche. Ich werde nie den Vater haben, den ich mir mein Leben lang erhofft, ersehnt, herbeigewünscht habe. Aber als ich heute – vielleicht dank Albert Hofmann oder Jim Fadiman – meinen Vater anrief und er mir wie üblich einen seiner weitschweifigen Vorträge hielt, habe ich nicht die Geduld verloren. Ich bin nicht wütend geworden. Ich habe einfach zugehört, während er sich über die Einzelheiten des Molotow-Ribbentrop-Paktes ausließ (oder war es der Große Terror?), und bei mir gedacht: *Das ist der Vater, den du bekommen hast. Der einzige Vater, den du hast. Also kannst du den Mann genauso gut einfach reden lassen.*

7. Tag

Mikrodosis-Tag
Körperliche Empfindungen: Belebt.
Stimmung: Kribbelig.
Konflikte: Keine.
Schlaf: Gut geschlafen.
Arbeit: Unglaublich.
Schmerzen: Nichts gemerkt.

Heute fühle ich mich gut, wenn auch vielleicht ein bisschen zu gut. Ich bin fröhlich und bester Laune, aber die Worte sprudeln schneller aus mir heraus, als mir lieb ist. Es fühlt sich ein bisschen nach einer Hypomanie an, diesem überdrehten Gemütszustand, der sehr produktiv und anregend sein kann, aber auch zu riskantem, impulsivem Verhalten verleitet. Ich verspüre zwar keine angenehme und zugleich verstörende Euphorie, bin aber eindeutig enthemmt. Heute Nachmittag hörte ich mich unversehens meiner Physiotherapeutin, die sich gerade meiner versteiften Schulter widmete, von meinem kleinen Experiment berichten. Ich bin, seit ich die erste Mikrodosis genommen habe, immer äußerst zurückhaltend gewesen und hatte nur einem oder zwei sehr guten Freunden davon erzählt. Und nun lag ich da und plauderte vor einem wildfremden Menschen alles aus, plapperte über Microdosing und wie produktiv und glücklich mich das macht. Absurderweise schwärmte ich am meisten davon, dass ich seitdem so viel weniger impulsiv sei. Ich hätte mich besser unter Kontrolle, was für mich neu sei, und so weiter. Ich lasse mich zwar immer noch triggern, von den Kindern, dem Hund, dem Mann, dem Internet, aber in den letzten Tagen habe ich das Gefühl, um diese Auslöser herum ein bisschen Spielraum gewonnen zu haben. Eine winzige Zeitspanne, in der ich bewusst entscheiden kann, wie ich reagieren will, statt einfach nur zu reagieren. Aber plötzlich lag ich da auf dem Behandlungstisch und atmete nicht etwa ruhig und tief ein und aus und war still, sondern redete drauflos wie ein psychedelischer Frontalaufprall.

Immerhin ging mir die Arbeit spielend leicht von der Hand.

Bezüglich seines ersten LSD-Experiments schrieb Albert Hofmann später: »Es veränderte mein Erleben des Lebens, der Zeit. Aber es war wirklich sehr frustrierend. Ich war schon tief in einer LSD-Trance, im LSD-Rausch, und eines der Charakteristika dabei, genau wie bei der Fahrradfahrt, war, nirgendwoher zu kommen und nirgendwohin zu gehen. Es existierte überhaupt kein Zeitgefühl.«

Ich nehme nur einen winzigen Bruchteil dessen, was Hofmann genommen hat, und ich habe noch nicht versucht, dabei Rad zu fahren, aber ich kann mit ziemlicher

Gewissheit sagen, die Veränderung des Erlebens der Zeit beschränkt sich unter LSD-Einfluss nicht aufs Fahrradfahren. Genau wie an den beiden vorigen Mikrodosis-Tagen war ich so in meine Arbeit vertieft, dass ich gar nicht gemerkt habe, wie die Zeit verflog. Das »Sich-Verlieren« in Arbeit, auch »Flow« genannt, ist einer der aufregendsten Momente des kreativen Prozesses. So benannt vom ungarischen Psychologen Mihály Csíkszentmihályi, bezeichnet Flow den Zustand »einer als beglückend erlebten völligen Vertiefung« und ein Gefühl der Zeitlosigkeit, die aus stimulierenden und herausfordernden Tätigkeiten resultieren. Ein Flow kann beim künstlerischen Schaffensprozess entstehen oder beim Computer-Programmieren oder beim Bergsteigen. Ihn zu erleben ist ein seltenes Geschenk, das nur bekommt, wer sich ganz ins Hier und Jetzt versenkt.

Dass dieser Zustand so flüchtig und schwer fassbar ist, macht ihn, glaube ich, so verlockend. Er ist wie die sprichwörtliche Möhre vor dem Eselsmaul. Ich weiß noch, wie ich im ersten College-Jahr in meiner Einführung in die Psychologie zum ersten Mal von operanter Konditionierung gehört habe. Wenn Ratten auf eine Taste drücken und dafür jedes Mal eine Futterbelohnung bekommen, sind sie schnell satt. Fällt das Futter aber nur gelegentlich und ohne erkennbares Muster herunter, drückt die Ratte die Taste viel länger als sonst. Der kreative Flow ist die Futterbelohnung für Künstler, und die Tatsache, dass man ihn nicht immer erreicht, lässt ihn umso begehrenswerter und faszinierender erscheinen. Man kehrt immer wieder an den Schreibtisch (oder die Staffelei oder das

Instrument) zurück, Tag für Tag, in der vagen Hoffnung, das begehrte Geschenk könnte unvermittelt vom Himmel fallen.

Ich bin wohl kaum die Erste, der es unter dem Einfluss psychedelischer Drogen leichter fällt, in diesen inspirierenden Flow zu kommen. Seit prähistorischen Zeiten haben Menschen bewusstseinsverändernde Substanzen zur kreativen Inspiration genutzt. Diese Substanzen, von Peyote über Iboga und Soma bis hin zu Ayahuasca, haben zu Kunstwerken inspiriert, die sowohl das Mythische wie das Mondäne zu beschreiben versuchen. Wobei ich gehört habe, dass sich im Fall von Ayahuasca der Schaffensfluss mit einem weniger angenehmen Fluss zu beiden Seiten des Verdauungstrakts abwechselt.* Aldous Huxley, dem englischen Schriftsteller, Philosoph und Autor von *Schöne neue Welt*, gebührt das Verdienst, den Gebrauch psychedelischer Substanzen als Teil des schöpferischen Prozesses in der westlichen Welt eingeführt oder zumindest populär gemacht zu haben. In seinem Buch *Die Pforten der Wahrnehmung*, einem bemerkenswert einflussreichen Werk psychedelischer Literatur, erzählt Huxley von seinen Erfahrungen bei der Einnahme von Meskalin. Über den potenziellen kreativen Wert von Psychedelika schreibt er: »Aus dem Geleise gewöhnlicher Wahrnehmung geworfen zu werden, während einiger zeitloser Stunden die äußere und die innere Welt nicht so zu sehen

* Schwer vorstellbar, dass irgendein Kunstwerk diesen unangenehmen Preis wert sein soll. Aber ich habe auch schon für eine Portion Eiscreme Durchfall riskiert.

zu bekommen, wie sie einem vom Trieb zum Überleben besessenen Tier oder einem von Wörtern und Begriffen besessenen Menschen erschien, sondern wie beide Welten, unmittelbar und unbedingt, vom Geist als Ganzem aufgefasst werden können, – das ist ein Erlebnis von unschätzbarem Wert für jeden Menschen, und besonders für den Intellektuellen.« Huxley nahm weiter LSD und ging sogar so weit, es sich auf dem Sterbebett von seiner Frau spritzen zu lassen. Er fand allerdings, LSD und andere Psychedelika sollten nicht allgemein zugänglich sein, sondern vertrat die Meinung, nur jene, die künstlerische, intellektuelle oder mystische Ziele verfolgten, sollten die Substanzen nutzen können.

Die meisten von uns kennen auch das Erbe der psychedelischen Experimente in Musik und Kunst. Wir kennen *Lucy in the Sky with Diamonds* und *The Piper at the Gates of Dawn*. Weniger bekannt ist, dass auch etliche Wissenschaftler und Technologen LSD als Katalysator für Innovationen nutzten. Zum Beispiel soll Francis Crick, Gewinner des Nobelpreises für Medizin im Jahre 1962, für die Entdeckung der Molekularstruktur der DNS während der Arbeit an diesem Problem mit LSD experimentiert haben. Auch wenn er die Gerüchte nie bestätigt hat, behaupteten Freunde beharrlich, er habe ihnen erzählt, die Doppelhelix-Struktur während eines LSD-Trips entdeckt zu haben.*

---

* Presti, dem ich vollkommen vertraue, möchte diese Geschichte nicht glauben. Dabei ist sie so gut! Können wir nicht einfach so tun, als sei sie wahr?

Der Biochemiker Kary Mullis, Gewinner des Nobelpreises für Chemie 1993 für seine Arbeit an der Polymerase-Kettenreaktion (PCR), bekannte sich, im Gegensatz zu Crick, recht freimütig zu seinem LSD-Konsum und erklärte, die Droge helfe ihm bei seiner Arbeit. »Damals in den 1960er und frühen 70er-Jahren habe ich jede Menge LSD genommen. In Berkeley haben das damals viele gemacht. Für mich war das eine sehr bewusstseinserweiternde Erfahrung. Und ganz sicher wesentlich wichtiger als jedes Seminar, das ich je besucht habe.« In einer BBC-Dokumentation erklärte Mullis: »Was, wenn ich nie LSD genommen hätte – hätte ich die PCR trotzdem entwickelt? Ich weiß es nicht. Aber ich bezweifele es. Ich bezweifele es sehr.« Steve Jobs führte sein kreatives Genie zum Teil auf die Wirkung von LSD zurück und nannte gegenüber dem Journalisten John Markoff, der ihn für sein Buch *What the Dormouse Said: How the 60s Counterculture Shaped the Personal Computer Industry* interviewte, seine Erfahrung mit der Droge »eins von zwei oder drei der wichtigsten Dinge, die ich in meinem ganzen Leben getan habe«.

In einem Interview mit CNN berichtete ein Cisco-Ingenieur namens Kevin Herbert ganz ungezwungen darüber, dass er bei unlösbaren technischen Problemen LSD als Hilfsmittel einsetzt. Er erzählte dem Reporter: »In einem Fall habe ich über einen Monat an einem Problem herumgetüftelt, dann habe ich LSD genommen und mir ist aufgegangen: ›Moment, das Problem liegt an der Hardware. Es ist gar nicht die Software.‹«

Jim Fadiman war selbst einer der frühen Forscher,

die sich mit dem Zusammenhang zwischen psychedelischen Drogen und gesteigerter Kreativität befasst haben. In seiner ersten Zeit in Harvard studierte er bei Richard Alpert, einem jungen, charismatischen Psychologieprofessor, der zusammen mit Timothy Leary in den USA zu den Vorreitern sowohl des Studiums als auch des Gebrauchs von psychedelischen Drogen gehörte. Nach seinem College-Abschluss traf Fadiman sich an einem milden Frühlingsabend in einem Straßencafé in Paris mit seinem Professor. Alpert ließ eine kleine Pille aus einem Glasfläschchen in Fadimans Handfläche kullern. Sie sollte sein ganzes Leben verändern.

Die Droge war Psilocybin, und durch sie sollte Fadiman erkennen, dass »es etwas gab an der zwischenmenschlichen Kommunikation, das [ihm] bisher entgangen« war. Fadiman hatte eine, wie er selbst sagte, klassische mystische Erleuchtung. »Mir ging auf, dass ich mehr war als ich selbst, mehr als Jim Fadiman. Meine Persönlichkeit ist nur ein Teil dessen, was ich bin.« Als Fadiman und ich Gelegenheit hatten, uns zusammenzusetzen und über die Auswirkungen dieser tiefgründigen Erfahrung auf sein gesamtes weiteres Leben zu sprechen, lächelte er nur und sagte: »*How ya gonna keep 'em down on the farm after they've seen Paree?*« Wie soll man da weitermachen, als sei nichts gewesen?

In Folge dieses und darauffolgender weiterer Erlebnisse und angeregt durch einen Brief der Musterungskommission, in dem erläutert wurde, welche Möglichkeiten es für junge Männer im wehrfähigen Alter während des Vietnamkriegs gab, schrieb Fadiman sich für ein weiterführendes Psychologiestudium in Stanford ein. Er sei, erzählte er mir, mit der Entscheidung, seinen Abschluss in einem Fach zu machen, das ihn eigentlich nicht mehr interessierte, nur um nicht zum Kriegsdienst eingezogen zu werden, nicht gerade glücklich gewesen. Aber während er auf der Suche nach etwas interessanteren Veranstaltungen als denen seines eigenen Studiengangs das Vorlesungsverzeichnis durchblätterte, stieß er auf ein Seminar mit dem Titel »Human Potential« unter der Leitung eines Ingenieurs namens Willis Harman. Sein Interesse war geweckt, und so ging Fadiman zu Harmans Büro und fragte, ob er an dem Seminar teilnehmen könne, bekam aber zu hören, die Veranstaltung sei bereits hoffnungslos überbelegt.

»Ich habe dreimal Psilocybin genommen«, sagte Fadiman daraufhin.

Harman stand auf, durchquerte das Büro und schloss die Tür.

In seiner Position in Stanford konnte Harman nicht offen über seine psychedelischen Erfahrungen sprechen. Fadiman dagegen schon. Statt ihn als Studenten zu seinem Seminar zuzulassen, machte Harman Fadiman zu seinem wissenschaftlichen Assistenten.

Fadimans Dissertation trug den Titel »Behavioral Change Following (LSD) Psychedelic Therapy« (»Verhaltensänderungen nach [LSD] psychedelischer Therapie«), aber eigentlich war das Thema viel weiter gefasst. Er interessierte sich für das Verständnis von Kreativität an sich und dafür, ob psychedelische Drogen sie befördern können. Fadiman wurde Forschungsstipendiat an der International Foundation for Advanced Study, einer privaten Forschungsstätte unter der Leitung von Harman. Die »Fakultät« war zwar nicht viel mehr als ein paar Büros über einem Kosmetiksalon, verfügte aber über die Genehmigung des US-Landwirtschaftsministeriums zur Durchführung klinischer Studien mit psychedelischen Drogen. Stanford und Umgebung waren damals wie heute Heimat unzähliger Erfinder und Visionäre in Sachen Aeronautik, Ingenieurswesen und des gerade aufkommenden Bereichs der Computertechnik, und Harman, Fadiman und Kollegen wollten herausfinden, ob Psychedelika bei der kreativen Problemlösung in diesen hochtechnisierten Arbeitsbereichen helfen konnten.

Als Probanden warben sie hochrangige Spitzenkräfte verschiedener ortsansässiger Unternehmen an und baten sie, zu den Sitzungen ihre beiden wichtigsten Problemfälle mitzubringen, an denen sie während der vergangenen drei Monate erfolglos gearbeitet hatten. Die Probanden waren Führungskräfte bei Hewlett Packard, Lehrbeauftragte des Standford Research Institute, Architekten und Designer. Darunter die Menschen, die den ersten Silikonchip gebaut, die Textverarbeitung erfunden, die Computermaus entworfen haben.

Fadiman und seine Kollegen gaben den Testpersonen jeweils Dosen von 100 Mikrogramm LSD und leiteten sie in den darauffolgenden Stunden an, während sie über ihren scheinbar unlösbaren Problemen brüteten.* Die

* Wie es der Zufall so will, erstellten Harman, Fadiman und ihre beiden Kollegen das Protokoll für die Vorgehensweise zu diesem Experiment während eines LSD-Trips.

Studienobjekte bearbeiteten ihre jeweiligen Problemfälle individuell. Und sie absolvierten eine Reihe psychometrischer Tests. Die Ergebnisse waren verblüffend. Viele der Probanden berichteten von Geistesblitzen und intellektuellen Eingebungen. Bei den psychometrischen Tests schnitten sie besser ab als vorher. Vor allem aber waren sie in der Lage, auch die kniffeligsten Gleichungen und Problemfälle zu lösen. Fadiman zufolge »ergaben sich aus dieser Studie eine ganze Reihe von Patenten, Produkten und Publikationen«.

Im Frühjahr 1966, Fadiman hatte den Versuchsteilnehmern seiner siebten Forschungsgruppe gerade eine Dosis LSD verabreicht, bekam er, genau wie Dutzende andere Forscher in den USA, einen Brief der Arzneimittelbehörde, der ihn darüber in Kenntnis setzte, dass LSD von nun an anders eingestuft werde, nämlich als Droge ohne anerkannte medizinische Wirkung und mit hohem Missbrauchspotenzial. Die Veränderung der Einstufung führte zum sofortigen Entzug sämtlicher Forschungslizenzen. Alle weiteren Studien wurden dadurch praktisch unmöglich gemacht. Fadiman las den Brief und sah dann seine Kollegen an. »Ich glaube, den Brief haben wir erst morgen bekommen«, erklärte er. Seine Probanden waren schon auf ihrem Trip und hatten Besseres zu tun, als sich um Anweisungen der Arzneimittelbehörde zu kümmern.

Insgesamt nahmen achtundzwanzig Wissenschaftler, Künstler und Erfinder an diesen geleiteten LSD-Experimenten der International Foundation for Advanced Study teil. Was Fadiman an dieser Studie am meisten fasziniert hatte, ging ihm erst rückblickend auf. Die Versuchsteilnehmer leisteten auch danach noch bahnbrechende Arbeit im Silicon Valley und machten darüber hinaus wichtige Entdeckungen, gründeten große Unternehmen und veränderten im Grunde den Lauf der Welt, aber keiner von ihnen hatte während des Experiments eine tiefgreifende mystische Erfahrung gemacht, die sein oder ihr ganzes Leben verändert hätte. Fadiman vertrat die These, das müsse an der Wirkweise von LSD im Gehirn liegen. Die Droge verhilft zu einer erstaunlichen Konzentration auf das Wesentliche. Sie regt zu Veränderungen an, aber nicht ganz allgemein, sondern in Bezug auf das Thema, mit dem man sich gerade gedanklich beschäftigt. Nimmt man die Droge beispielsweise in einem therapeutischen Rahmen, konzentriert man sich meist auf persönliche Probleme und gewinnt womöglich einen tieferen Einblick in das eigene Gefühlsleben. Nimmt man die Droge in Erwartung einer spirituellen Erfahrung und in einer spirituell inspirierenden Umgebung, macht man vielleicht eine transzendentale mystische Erfahrung, die dazu führen kann, dass man seinen Platz im Universum grundsätzlich überdenkt. Konzentriert man sich aber auf ein spezifisches intellektuelles Problem, wird der Fokus auf der Lösung desselben liegen. Diese Theorie ist faszinierend und verdient eingehendere wissenschaftliche Betrachtung. Aber obwohl Fadiman und Harman die Ergebnisse ihrer Studie noch veröffentlichten, mussten sie ihre offizielle Forschungsarbeit mit diesem Tag beenden.

Mit der Kriminalisierung der Droge 1966 endeten zwar alle offiziell genehmigten Experimente mit LSD und anderen Psychedelika durch Wissenschaftler, Ingenieure und Künstler, aber im Untergrund wurde weiter geforscht, wenn auch in wesentlich geringerem Umfang. Und auch der Genusskonsum ging weiter. Untersuchungen der US-Regierung zufolge sind, obwohl die Droge seit Jahrzehnten verboten ist, jährlich zwischen vier- und fünfhunderttausend Menschen Neukonsumenten. Im Silicon Valley war die Droge nie ganz verschwunden, und gerade in den vergangenen Jahren hat sie sprunghaft wieder an Popularität gewonnen.

Darüber, dass im Silicon Valley Psychedelika als Hilfsmittel zur Kreativitätssteigerung und Problemlösung genutzt werden, habe ich auch mit Tim Ferriss diskutiert, Investor, Unternehmer und Bestseller-Autor von *Die Vier-Stunden-Woche.* Als ich ihn fragte, warum seiner Meinung nach so viele Menschen in der Tech-Branche Psychedelika nehmen, begründete er dies mit der Kombination aus geradezu krankhafter Konzentration auf Innovation und einem ausgeprägten Leistungswillen. Silicon Valley, meinte er, ist »ein Ökosystem, das die individuelle Leistung ungeheuer großzügig entlohnt. Aber die Wertschätzung auf persönlicher Ebene fehlt oft.« Er beschrieb, wie er mit einem halben Dutzend Gründern von Unternehmen, die die Welt verändert haben – jeder von ihnen mit einem Privatvermögen von hunderten Millionen Dollar –, bei einem Dinner zusammengesessen hatte: »Was war das für ein armseliger, trübsinniger Haufen.«

Die Leute in der Tech-Branche seien Forscher und Problemlöser, erklärte Ferriss. Sie suchten nach Lösungen für ihre Probleme, beruflich wie privat. Da sei es nur logisch, dass man bei dem Versuch, sowohl persönliches Unglücklichsein als auch periodisch wiederkehrende kreative Sackgassen zu umschiffen, irgendwann auf die Forschungsliteratur zu Psychedelika und die Erfahrungsberichte gegenwärtiger Nutzer stoße. Im Grunde ihres Herzens seien sie alle Hacker, die versuchten, die Rechenleistung ihrer eigenen klumpigen grauen Hardware zu optimieren, um irgendwann der nächste Steve Jobs zu werden.

Außerdem gebe es in dieser Gleichung einen dritten Faktor, der die Menschen zum Experimentieren treibe. »Das ist im Großen und Ganzen eine ziemlich sozialliberale, agnostische oder atheistische Community. Diese Menschen haben einen inneren oder intellektuellen Antrieb, etwas noch Größeres, Großartigeres zu entdecken. Psychedelika sind ein Mittel bei der sehr persönlichen Suche nach dem Mystischen oder Religiösen.« Vermutlich seien diese Leute es leid, nur vor dem Altar des eigenen messerscharfen Verstandes niederzuknien.

Ich suche nichts Großes, Großartiges. Ich wünsche mir einfach nur mehr Lebensfreude. Ich möchte bessere Arbeit abliefern, eine geduldigere, fürsorglichere Mutter und Ehefrau sein. Ich interessiere mich nicht im Geringsten für Mystizismus und Religion. Gott hat auch so schon genug zu tun, da braucht er nicht auch noch in meinen Halluzinationen herumzupfuschen.

8. Tag

Übergangstag

Körperliche Empfindungen: Keine.

Stimmung: Beinahe euphorisch. Glücklich mit meiner Arbeit, meinem Leben, meiner Familie. Ein richtig guter Tag.

Konflikte: Keine.

Schlaf: Schnell eingeschlafen. Sieben Stunden durchgeschlafen.

Schmerzen: Kaum.

Es läuft jetzt schon über eine Woche, und entweder das Experiment hält, was es verspricht, oder der Placeboeffekt wird immer noch gnadenlos unterschätzt. Mir geht es so gut, dass es mir eigentlich schnurz ist. Wobei, das stimmt nicht ganz. Es ist mir nicht gleichgültig, denn sollte es nur der Placeboeffekt sein, könnte ich doch dieselbe Wirkung erzielen, ohne regelmäßig eine Straftat zu begehen. Obwohl mein kobaltblaues Fläschchen nur eine winzige Menge LSD enthält, mache ich mich sowohl nach kalifornischem wie auch nach Bundesgesetz strafbar und riskiere, verhaftet und wegen Drogenbesitzes angeklagt zu werden. Das könnte vor einem kalifornischen Gericht eine Freiheitsstrafe von bis zu drei Jahren nach sich ziehen und vor einem Bundesgericht eine von bis zu einem halben Jahr. Was alles andere als erfreulich wäre; Orange steht mir als Rotschopf einfach nicht. Ach ja, und meine Kinder würden mir auch fehlen. Trotzdem, alles in allem bin ich hinsichtlich der verbrecherischen Natur meines kleinen Experiments fast schon überheblich gelassen. Und das, obwohl ich nur zu gut weiß, dass Drogenbesitz in diesem unserem Lande genauso gnadenlos verfolgt und geahndet wird wie Drogenhandel. Unsere Gefängnisse wimmeln nur so von verurteilten Menschen, deren einziges Vergehen es war, im Besitz von Drogen gewesen zu sein. Und eine erschreckend hohe Anzahl von ihnen ist nicht etwa mit Heroin oder Meth oder anderen klassischen Junkie-Drogen oder auch nur mit LSD erwischt worden, sondern mit Marihuana. In den USA geschehen über vierzig Prozent aller Verhaftungen wegen Drogenbesitzes aufgrund einer Droge, die 19,8 Millionen von uns innerhalb des vergangenen Monats konsumiert haben. Alles in allem hat der Krieg gegen Drogen zu einem massiven Anstieg der Zahl langjähriger Haftstrafen geführt. Nach Angaben des Sentencing Project, einer gemeinnützigen Organisation, die es sich zum Ziel gesetzt hat, eine Strafrechtsreform herbeizuführen, sitzt gut die Hälfte aller Strafgefangenen in US-Bundesgefängnissen wegen Drogenvergehen ein und hat sich »die Zahl der Straftäter, die aufgrund von Drogendelikten in staatlichen Gefängnissen inhaftiert sind, seit 1980 verdreizehnfacht«. Die überwältigende Mehrheit dieser Straftäter sind nicht gewalttätige Ersttäter; keine dicken Fische, sondern niederschwellige Kleinkriminelle, von denen die wenigsten sich mehr haben zuschulden kommen lassen als das, was ich gestern auch getan habe.

Und doch ist für mich die Gefahr, deswegen verfolgt und bestraft zu werden, so verschwindend gering, dass ich nicht nur LSD nehme, sondern auch noch öffentlich darüber schreibe. Warum? Aufgrund der traurigen Tatsache, dass allein wegen meiner Hautfarbe und meiner gesellschaftlichen Stellung eine Strafverfolgung äußerst unwahrscheinlich ist.

Michelle Alexander, Autorin von *The New Jim Crow*, sagte mir: »Der Krieg gegen Drogen und der Krieg gegen die organisierte Kriminalität sind nur die jüngsten Manifestationen des Verlangens, Menschen einer anderen Hautfarbe zu bestrafen, zu kontrollieren und auszubeuten, und daran wird sich in unserem Land auch nichts ändern, solange wir nicht bereit sind, uns unserer rassistisch geprägten Geschichte zu stellen.« Unser unendlicher Drogenkrieg hatte es von Anfang an vor allem auf die Armen und die Andersfarbigen abgesehen. Die ersten Anti-Drogen-Gesetze, die Opium-Gesetze aus den 1870er-Jahren, richteten sich gegen chinesische Einwanderer, und das, obwohl es im ganzen Land nur so wimmelte von weißen Mittelschicht-Laudanum-Abhängigen, die den ganzen Tag an ihren Tropffläschchen nuckelten. Zu Beginn des darauffolgenden Jahrzehnts machte man mobil für ein Gesetz zur Kriminalisierung von Kokain, indem man Schauergeschichten über im Rausch durchgedrehte Neger verbreitete, die die weiße Gesellschaft zerstörten und weiße Frauen ermordeten. Südstaatensenatoren vertraten vollkommen ungeachtet der Opiatsucht ihrer Ehefrauen die felsenfeste Überzeugung, Kokain mache schwarze Männer übermenschlich stark und wild und sogar unempfindlich gegen Kugeln. Als der erste Drogenbeauftragte der Bundesregierung, Harry Anslinger, Marihuana kriminalisieren wollte, appellierte er an die Vorbehalte der Bevölkerung gegen die mexikanischen Einwanderer, indem er behauptete, durch den Konsum der Droge würden Mexikaner zu Sexualgewalttätern. William Randolph Hearst sprang auf den fahrenden Zug auf und warnte wieder und wieder und immer wieder auf den Seiten seiner Zeitung vor den Gefahren der mexikanischen »Wahnsinnigen im Marihuana-Drogenrausch«. Diese Dämonisierung setzt sich bis heute fort.* Weiße nehmen mit einer fünfmal höheren Wahrscheinlichkeit Drogen als Amerikaner mit afrikanischen Wurzeln, und doch werden diese zehnmal häufiger wegen Drogendelikten zu Gefängnisstrafen verurteilt als Weiße.** Der Krieg gegen Drogen ist der entscheidende Faktor bei der immer weiter eskalierenden Inhaftierung farbiger Bürger in den Vereinigten Staaten.

Während meiner Zeit als Anwältin habe ich dieses

* Wie jeder bestätigen kann, der jemals einen Mitschnitt von einer von Donald Trumps Wahlkampfveranstaltungen gesehen hat.

** Siehe http://www.naacp.-org/pages/criminal-justice-fast-sheet Eine weitere schockierende Statistik des NAACP: »Amerikaner mit afrikanischen Wurzeln stellen 12% der Drogenkonsumenten, aber 38% der wegen Drogendelikten verhafteten und 59% der wegen Drogendelikten zu Gefängnisstrafen in Bundesgefängnissen Verurteilten.«

willkürliche und ungerechte System selbst erlebt. Obwohl ich an Bundesgerichten bestellt war und von daher eigentlich nur mit Drogenkartellen und organisierten Banden hätte zu tun haben sollen, vertrat ich viele einzelne Angeklagte, meist Farbige, denen für vergleichsweise geringe Vergehen teils drakonische Strafen drohten. Ein Fall stach dabei besonders heraus. Mein Mandant, ein illegaler Einwanderer aus Mexiko, wurde wegen Inverkehrbringen von Methamphetamin angeklagt. Ein Mann von mäßigem Intellekt, war er von einem kleinen Drogendealer angeheuert worden, einen Karton Meth von hier nach da zu transportieren. Der Dealer war allerdings, wie sich herausstellte, ein V-Mann der Drogenbehörde. Meinem Mandanten drohte eine Strafe von über fünfzehn Jahren, von denen er mindestens zehn würde absitzen müssen.

Auf Bundesebene obliegt die Festsetzung des Strafmaßes nicht den einzelnen Richtern. Vielmehr wird es nach bundesweit gültigen Richtlinien ermittelt, den Federal Sentencing Guidelines, formuliert von der United States Sentencing Commission. Bevor diese Richtlinien erstellt wurden, hing das Strafmaß im Wesentlichen vom zuständigen Richter ab. Kam man vor einen, der ein gewisses Verständnis zeigte, kam man womöglich glimpflich mit einer Bewährungsstrafe davon. Erwischte man einen Hardliner, konnte es einem passieren, dass man für den Rest seines Lebens hinter Gittern landete. Und nun raten Sie mal, wen diese knallharten Burschen besonders hart bestraften? Gravierende Vorverurteilungen aufgrund von Hautfarbe und gesellschaftlichem Status grassierten in diesem Willkürsystem nur so. Durch die Beschneidung des individuellen Ermessensspielraums der Richter, die »Richtlinien zu Strafmaß und Mindeststrafen für Drogendelikte«, die der Kongress daraufhin verabschiedete, sollte diese Befangenheit eliminiert werden. Es wurde nicht länger auf die individuelle Beurteilung eines Falles, Verbrechens oder Angeklagten durch den jeweiligen Richter gebaut – vielmehr schrieben die Richtlinien und verpflichtenden Mindeststrafen vor, dass für Anklage und Strafe lediglich ein Faktor entscheidend sein soll: die Menge der erworbenen oder verkauften Drogen.

Als junge Strafverteidigerin schleppte ich stets ein dickes Buch mit mir herum, das *Federal Sentencing Guidelines Manual*, ein Strafmaß-Handbuch, in dem jeder Straftat ein bestimmter Punktewert zugeordnet war. (Es war etwa 600 Seiten dick und wog ungefähr so viel wie ein Kokain-Ziegel mit einem Straßenverkaufswert von geschätzten siebenundzwanzig Riesen.) Der Punktewert für Drogenvergehen ließ sich anhand einer »Drogenmengentabelle« ablesen. Das Päckchen Crystal Meth, das mein Klient sich hatte aufschwatzen lassen, wog mindestens drei Kilo, was einen »Basisdeliktwert« von 36 ergab. Die zweite Hälfte des Buchs enthielt Anpassungen für Unterpunkte wie »Rolle bei dem Verbrechen« und »Geständigkeit« (Schuldbekenntnis). In dem Kapitel über die kriminelle Vergangenheit des Angeklagten wurden für jede frühere Straftat Punkte hinzugezählt. Eine meiner ersten Amtshandlungen bei jedem neuen Mandanten war es, sämtliche Punkte des Delikts sowie früherer Vergehen zusammenzuzählen und dann ganz ans Ende des

Buches zu blättern, zu einer Tabelle, anhand deren sich das zu erwartende Strafmaß exakt berechnen ließ. Mein Mandant in dem Methamphetamin-Fall hatte überhaupt keine Vorstrafen, die seinen Basisdeliktwert erhöht hätten. Trotzdem erwartete ihn allein aufgrund der schieren Drogenmenge ein Strafmaß von 188 bis 235 Monaten.

Dieser systematisierte Ansatz zur Ermittlung des Strafmaßes ist ganz bestimmt rational. Es sollte bei der Verhängung von Strafen eine gewisse Konsistenz geben; der Angeklagte sollte nicht den Unwägbarkeiten von Launen und Willkürjustiz ausgeliefert sein.* Trotzdem war es frustrierend, dass die persönlichen Umstände und die Persönlichkeit meines Mandanten überhaupt keinen Einfluss auf das Strafmaß haben sollten. Dieser Mann war intellektuell derart eingeschränkt, dass man ihn in früheren Zeiten als geistig minderbemittelt bezeichnet hätte. Er war gezielt in die Falle gelockt worden, von einem Informanten, der ihm genug Stoff in den Karton gepackt hatte, um eine mehrjährige Haftstrafe zu erwirken. Was für eine Gerechtigkeit wurde denn geübt, wenn man diesen Mann, der für niemand anderen als sich selbst eine Gefahr darstellte, für fünfzehn Jahre ins Gefängnis steckte?

Insgesamt haben die Strafmaßrichtlinien und Mindeststrafen ihr erklärtes Ziel vollkommen verfehlt. Ja, sie haben den richterlichen Ermessensspielraum weitestgehend beschnitten, aber die Befangenheit ist immer noch vorhanden. Die einzige spürbare Veränderung

* In manchen Gerichten, so auch dem, an dem ich tätig war, wurde tatsächlich ein Rad gedreht, um die Fälle zu verteilen.

ist die, dass die Befangenheit von Juristen mit reichlich Erfahrung und der, zumindest theoretisch vorhandenen, Klugheit, die es erfordert, einen Richterstuhl zu besetzen, abgelöst worden ist durch die Befangenheit von Staatsanwälten, die nun mittels ihrer Anklageschrift festlegen, welche Strafe dem Angeklagten droht. Wir haben das System von den persönlichen Launen jener Menschen befreit, die vom Präsidenten berufen und vom US-Senat bestätigt werden, und es in die Hände von ehrgeizigen Junganwälten gelegt, von denen viele taufrisch von der Uni kommen und perfekt Reichtum und privilegierte Verhältnisse repräsentieren.

Seit meiner Zeit hat sich einiges verbessert. 2005 entschied der Supreme Court, der oberste Gerichtshof, im Fall »US gegen Booker«, die Richtlinien gälten nicht verpflichtend, sondern seien nur als Empfehlungen zu sehen, und Richter könnten nach eigenem Ermessen vom berechneten Strafmaß abweichen, allerdings nur »innerhalb gewisser Grenzen«. Der Fair Sentencing Act von 2010 hat die verpflichtenden Mindeststrafen dahingehend verändert, dass der Richter in meinem damaligen Fall beispielsweise weitere Faktoren hätte berücksichtigen können, die sich strafmildernd ausgewirkt hätten, wobei der Großteil dieser Gesetzgebung sich auf Crack und nicht auf Meth bezieht. Aber damals, als ich meinen Mandanten vor Gericht vertrat, hatte die zuständige Richterin überhaupt keinen Ermessensspielraum. Das Einzige, was sie nach der Feststellung von Schuld oder Unschuld zu tun hatte, war eine einfache Rechenaufgabe zu lösen und deren Ergebnis in eine Strafe umzuwandeln.

Ich war hervorragend vorbereitet und baute meine Verteidigung darauf auf, dass mein Mandant in eine Falle gelockt worden war. Ich hatte einen Everest an Beweismaterial gegen den Informanten zusammengetragen, einen widerlichen Knilch, der eine ellenlange Vorgeschichte ähnlicher Fälle vorzuweisen hatte; immer wieder hatte er Ersttäter, die sich vorher noch nie etwas hatten zuschulden kommen lassen, zu Straftaten verleitet. Mein Mandant hatte keinerlei Vorstrafen, und der vom Staat bestellte Sachverständige hatte selbst bezeugt, dass er einen IQ von ungefähr 85 hatte, also erheblich unter dem allgemeinen Durchschnitt lag. Ich war zuversichtlich, den Fall zu gewinnen; so zuversichtlich, dass ich, als der stellvertretende Bundesstaatsanwalt mich am Nachmittag vor der Verhandlung anrief und fragte, auf welchen Vergleich ich mich einlassen würde, wenn er eine andere Anklage als die in den Richtlinien vorgeschriebene erhöbe, selbstbewusst sagte: »Auf nicht mehr als zwei Phone Counts.«

Ein *Phone Count* bezeichnet die Verwendung von Telekommunikationsmitteln zur Ausführung einer Straftat. Die gesetzlich vorgeschriebene Höchststrafe dafür liegt bei vier Jahren. Mein Klient hatte mehrere Male mit dem Informanten telefoniert, und diese Anrufe waren aufgezeichnet worden. Hätte man ihn wegen dieser Telekommunikationsdelikte angeklagt statt wegen Drogenhandels, wäre das durch die verpflichtenden Richtlinien festgelegte Strafmaß zwar immer noch aufgrund der Menge der in Verkehr gebrachten Drogen bestimmt worden, aber die Strafe hätte vier Jahre pro Telekommunikationsdelikt nicht überschreiten dürfen. Hätte mein

Mandant sich dieser beiden Vergehen schuldig bekannt, hätte der Richter nicht anders gekonnt, als ihn zu maximal acht Jahren zu verurteilen, statt, wie ihm jetzt drohte, zu fünfzehn Jahren.

Worauf der Staatsanwalt meinte: »Wenn Ihr Mandant sich gleich schuldig bekennt, bekommen Sie Ihre zwei Phone Counts.«

Worauf ich entgegnete: »Sagte ich zwei? Ich meinte einen.«

»Ich gebe Ihnen zwei. Greifen Sie zu, oder lassen Sie es bleiben.«

Ich befand mich in einem schrecklichen Dilemma. Gewann ich den Fall, brauchte mein Mandant gar nicht ins Gefängnis zu gehen. Verlor ich ihn aber, würde er mindestens fünfzehn Jahre absitzen müssen, womöglich sogar zwanzig. Und selbst wenn ich den Fall gewann, drohten ihm immer noch Haft und Ausweisung, weil er sich illegal in den USA aufhielt. Sogar dafür konnte er angeklagt werden. Der Staatsanwalt bot meinem Mandanten acht Jahre. Nach acht Jahren hatte man noch etwas vom Leben. Die Kinder waren noch Kinder. Aber nach fünfzehn oder zwanzig Jahren? Wer oder was blieb einem da noch?

Heute, mit der Weisheit, die man mit Alter und Erfahrung erwirbt, wünschte ich, ich hätte den Deal ausgeschlagen. Aber ich war jung, ich war eingeschüchtert, es war Orange County, und mein Mandant war ein illegaler mexikanischer Einwanderer. Im berühmt-berüchtigt konservativen Orange County zeigten Geschworene nicht unbedingt Herz und Nachsicht für »Illegale«. Die

Entscheidung lag am Ende natürlich bei meinem Mandanten. Aber sein intellektuelles Vermögen war so eingeschränkt, dass er tun würde, was immer ich ihm vorschlug.

Es wurde Abend, bis ich mich zu einer endgültigen Entscheidung durchgerungen hatte. Die Richterin war eigens länger geblieben, um sich mein Gesuch anzuhören. Wir standen in den Behelfsräumen des Gerichts, einem düsteren, fensterlosen Container. Die Richterin begann die Anhörung. Sie fragte, ob ich meinen Mandanten bestmöglich vertreten hätte, ob ich seine Entscheidung für dieses Gesuch unterstützte, ob es dem Gesetz entspräche. Ich setzte an, etwas zu sagen, und brach unvermittelt in Tränen aus. Während ich jede ihrer Fragen mit einem erstickten Ja beantwortete, zitterte meine Stimme immer mehr, bis sie schließlich brach und ich kaum noch ein Wort herausbrachte. Mein Mandant legte mir den Arm um die Schultern. Ihm drohten acht Jahre Haft, und *er* tröstete *mich.*

Später, als ich im Dunkeln zum Parkplatz lief, hielt ein Wagen neben mir. Das Fenster wurde heruntergelassen, und von drinnen rief jemand nach mir. Es war die Richterin. »Ich wollte Ihnen nur etwas sagen«, erklärte sie.

Nachdem mein Chef mich gerade angeschrien hatte, weil ich vor Gericht die Nerven verloren hatte, erwartete ich nichts anderes als eine weitere harsche Kritik.

»Es gibt Dinge«, sagte sie, »die sind einfach zum Heulen.«

Dann schloss sich das Fenster, und der Wagen rollte davon.

9. Tag

Normaler Tag

Körperliche Empfindungen: Keine.

Stimmung: Ruhig und zufrieden.

Konflikte: Keine.

Schlaf: Gut geschlafen.

Arbeit: Produktiv.

Schmerzen: Kaum.

Heute kommt endlich mein Mann nach Hause. Ich habe ihn schrecklich vermisst. Um mir die Wartezeit bis zur Ankunft seines Fliegers zu verkürzen, bin ich zum Arbeiten in sein Studio gegangen.

Wir wohnen in einem Haus, das 1907 von einem Arzt aus Berkeley gebaut worden ist; seine Hausarztpraxis hatte er in einem winzigen Zimmer im Erdgeschoss untergebracht. Mein Mann hat einen heruntergekommenen Geräteschuppen hinter dem Haus zu einem sehr eigenwilligen Arbeitszimmer umgebaut: mit dem Schreibtisch in einem dunklen, fensterlosen Alkoven und Bücherregalen, die das Sonnenlicht aussperren. Eine Weile habe ich in Dr. Schaeffers ehemaligem Sprechzimmer gearbeitet. Mein Schreibtisch stieß ans Handwaschbecken, meine Tintenkartuschen und roten Stifte hatte ich in den langen Instrumentenschubkästen verstaut. Der Raum war dunkel, die Fenster tief unter ausladende Traufen geduckt. Eine dunkle, fast schwarz gebeizte Vertäfelung kroch wie eine Kletterpflanze an den Wänden hinauf bis zur Decke. Ein schweres Bücherbord lief oben einmal um das ganze Zimmer; die Bücher wurden von einem Lederband an Ort und Stelle gehalten. Alles sehr retro und sehr stylish. Ich konnte es auf den Tod nicht ausstehen.

Ich habe dieses Arbeitszimmer von dem Augenblick an verabscheut, in dem ich es bezogen hatte. Das Dämmerlicht, das dunkle Holz, die schweren Fensterläden, die altersschwachen, original viktorianischen Lampen. Ich brachte es nicht über mich, dort zu arbeiten, aber ich brachte es auch nicht über mich, das Geld für eine Renovierung auszugeben. Ich verkaufte mein erstes Buch und dann zwei weitere derselben Krimireihe. Ich hielt jedes Jahr ein Seminar an der juristischen Fakultät der Uni und war darüber hinaus beratend tätig, verdiente aber trotzdem nur einen Bruchteil dessen, was ich als Anwältin verdient hatte. Ich habe das nie so gesagt, es war mir ja selbst nicht einmal bewusst, aber ich fand, die sogenannte Karriere, die ich mir da zusammengestückelt hatte, rechtfertigte die immensen Kosten aufwendiger Renovierungsmaßnahmen keineswegs.

Dann musste mein Mann immer öfter beruflich verreisen, und das ganze Drumherum des Schriftstellerberufs, all das Organisatorische, das ich bisher übernommen hatte, weil ich mehr zum Einkommen unserer Familie beitragen wollte als den Hungerlohn, den ich mit meiner Schreiberei verdiente, wuchs mir allmählich über den Kopf, bis ich es irgendwann allein nicht mehr schaffte. Woraufhin er eine Teilzeitassistentin einstellte, die ihm bei Reiseplanung, Korrespondenz und all den anderen Dingen half, die sonst die Zeit gefressen hätten, in der ich eigentlich selbst schreiben sollte. Frohgemut überließ ich also der Assistentin Dr. Schaeffers trostloses Sprechzimmer und machte mich, meinen Laptop unter dem Arm, auf den Weg in ein nettes Café, um umgeben von Menschen und Gebäck zu arbeiten. Eine, wie ich beharrlich behauptete, ideale Umgebung für eine zuckersüchtige Extrovertierte wie mich.

Das ging gut, bis mir irgendwann die Handgelenke und Ellbogen wehtaten. Ich brauchte einen ergonomisch besser gestalteten Arbeitsplatz als Starbucks ihn zu bieten hatte. Mein Mann schlug vor, ich könne mir doch einen Schreibtisch in sein Studio im Garten hinter dem Haus stellen. Das war zwar nicht ideal, funktionierte aber jahrelang ziemlich reibungslos. Er als Nachteule hatte vampirische Arbeitszeiten und setzte sich meist gegen elf Uhr abends an den Schreibtisch, bis ihm die Morgensonne die Augen aus den Höhlen brannte und sein Herz in Flammen aufgehen ließ. Ich arbeitete lieber morgens, sobald die Kinder aus dem Haus waren. Waren wir, was selten vorkam, beide zur selben Zeit im Studio, genossen wir das sehr. Rücken an Rücken saßen wir dann da und lauschten auf das Tastenklackern des anderen. Mein Mann behauptete immer, er wisse allein anhand meiner

Tippgeschwindigkeit, ob ich tatsächlich arbeitete oder bloß im Netz surfte, was mir wiederum half, mich zu disziplinieren.

Aber irgendetwas an diesem seinem Raum störte mich. Mein Schreibtisch stand so, dass ich gegen die Wand guckte, was mein Mann mochte, ich aber nicht ausstehen konnte. Wenn ich meinen Stuhl zurückschob, konnte ich aus dem Fenster schauen, aber ich fühlte mich trotzdem eingesperrt. Allem Anschein nach bin ich eine schlechte Arbeitsbiene, die ihre kreative Frustration auf die Blumen schiebt. Irgendwann ging ich gar nicht mehr zum Arbeiten ins Studio.

Und die Couch, die mein Mann kürzlich gekauft hat, um es mir ein bisschen behaglicher zu machen, hat die ganze Geschichte nur noch verschlimmert. Sein Arbeitsplatz nimmt sämtlichen verfügbaren Stellplatz ein. Und dann das ganze Zeug: ungenutztes Audio-Equipment, Radios aus der Mitte des vorigen Jahrhunderts, Spulentonbandgeräte, drei oder vier Achtspurtonbandgeräte, Plattenspieler, Lautsprecher, Tuner und Verstärker, und erst die vielen Puppen und Modelle und Figuren! Das Studio ertrinkt in dem Krimskrams und Nippes, die ihm seinen ganz eigenen Charakter verleihen. Eine Persönlichkeit, die charmant und bezaubernd anmutet, aber nicht meine ist, sondern die meines Mannes. Abgesehen von ein paar Fotos der Kinder, einer Reihe Bücher im untersten Fach eines der Regale und einer Pinnwand, an die ich Notizen und Bilder für das Projekt pinnen kann, an dem ich gerade arbeite, ist in diesem Studio nichts wirklich meins. Mir macht das nichts aus. Es ist sein Arbeitszimmer. Und obwohl er mich eingeladen hat, hier zu sein, komme ich mir immer vor wie eine Hausbesetzerin, die keinen rechtsgültigen Anspruch auf den Raum erheben kann. Ich fühle mich wie die Freundin, für die in der Junggesellenbude eine Schublade im Bad freigeräumt wurde.

Auch heute ist es mir, wie immer, sehr schwergefallen, mich im Studio so einzurichten, dass ich mich konzentrieren und arbeiten konnte. Ich habe mich auf die Couch gelegt, die Füße auf einem Kissen. Nicht weiter verwunderlich, dass ich irgendwann eingenickt bin.

Als ich wieder aufwachte, schaute ich mich um und betrachtete diese charmant-ausdrucksvolle Manifestation der ikonoklastischen Persönlichkeit meines Mannes. Dann fiel mein Blick auf die kleine Ecke mit meinen wenigen armseligen Habseligkeiten. Ich sprang auf, rannte in den Gartenschuppen und holte einen leeren Pappkarton. In den stopfte ich alle meine Sachen, dann warf ich ihn wieder ganz nach hinten in den Schuppen und beäugte den entstandenen Raum. Ohne meinen Kram, der irgendwie vergebens versucht hatte, sich in dem Durcheinander zu behaupten, wirkte das Studio, als gehöre es tatsächlich meinem Mann. Es fühlte sich richtig an.

Nun setzte ich mich auf die Couch und machte mich, deutlich besser gelaunt, fröhlich ans Werk. Ich brauchte mir das Büro nicht mit meinem Mann zu teilen. Ich konnte überall arbeiten. Auf der Couch in der Ecke des Zimmers, an einem Tischchen im Café, in der Bibliothek. Ich bin vogelfrei und kann kommen und gehen, wie ich will. Ich brauche keinen eigenen Arbeitsplatz.

Laut ihrem Neffen, der eine Biografie über sie geschrieben hat, brauchte Jane Austen zum Arbeiten keinen eigenen Raum. »Sie hatte kein eigenes Studierzimmer, in das sie sich hätte zurückziehen können, die meiste Arbeit muss sie unter allen nur erdenklichen Ablenkungen im Wohnzimmer der Familie gemacht haben.« Wenn *Stolz und Vorurteil* unter solch widrigen Umständen entstehen konnte, würde nur ein Narr mit vollkommen übersteigertem Geltungsanspruch ein eigenes Arbeitszimmer verlangen, in dem keine alten Achtspurtonbandgeräte herumstehen.

10. Tag

Mikrodosis-Tag

Körperliche Empfindungen: Eigenartig geschärftes Bewusstsein für die Tatsache, dass ich auf einem Auge besser sehe als auf dem anderen.

Stimmung: Wunderbar. Glücklich. Zufrieden. Wieder ein richtig guter Tag.

Konflikte: Keine.

Schlaf: Sieben Stunden.

Arbeit: Herrlich produktiv. Langsam verstehe ich, warum manche Menschen Mikrodosen als Ersatz für Adderall nehmen.

Schmerzen: Viel weniger.

Es ist überraschend schwierig, sich genau zwei Tropfen einer Flüssigkeit in den Mund zu träufeln. Ich muss es vor dem Spiegel machen, und selbst so finde ich es sehr schwierig, denn ich habe schreckliche Angst davor, aus Versehen zu viel zu nehmen. Als ich heute Morgen ins Haus kam, muss ich ziemlich mitgenommen ausgesehen haben, denn eins meiner Kinder sah mich misstrauisch an.

»Was machst du?«, fragte er. »Wo warst du?«

»Ähm, nur, du weißt schon«, murmelte ich und versuchte, ein bisschen Zeit zu schinden. »Ich war spazieren.«

»Warum?«

»Weil ich davon bessere Laune bekommen soll.« Ich zog den Kopf ein. Warum hörte ich mich an wie eine Vierzehnjährige, die von ihrer Mutter gefragt wird, warum sie so rote Augen hat? (»Ich hab nur, also, ich bin mit dem Rad hinter dem Bus hergefahren, du weißt schon.«)*

»Gut«, meinte er. »Geh mehr spazieren.« Sonst hätte mir genau so eine freche Bemerkung schlagartig die Laune verhagelt. Heute nicht, Satansbraten!

»Sehr komisch«, entgegnete ich. »Aber so funktioniert das, glaube ich, nicht. Viel hilft in diesem Fall nicht unbedingt viel.«

Aber da hatte er schon das Interesse verloren und tigerte auf der Suche nach etwas Frühstückbarem durch die Küche.

Ich habe ein ungutes Gefühl dabei, meinen Kindern das Experiment zu verheimlichen. Seit sie uns das allererste Mal mit Fragen löcherten, weil sie im Radio *With a Little Help from My Friends* gehört hatten (»Dad, wenn er sagt, dass er mit ein bisschen Hilfe von seinen Freunden high wird, dann meint er doch nicht high wie auf Drogen, oder?«), haben mein Mann und ich immer versucht,

---

* Damit habe ich mich tatsächlich mal bei meiner Mutter herauszureden versucht. Ich glaube, das war, als ich zum ersten Mal Gras geraucht hatte.

offen mit ihnen über dieses Thema zu reden. (»Doch, er meint Drogen.«) Wir reden über Drogen mit hohem Sucht- und Gefährdungspotenzial und darüber, wie man gewisse Gefahren vermeiden kann, und wir reden über Drogen, die im Vergleich harmloser sind. Wir versuchen, ganz unverblümt über Risiken und Reiz des Drogenkonsums zu sprechen.

Solch offene Gespräche führen natürlich zwangsläufig zu Fragen bezüglich unserer eigenen Drogenerfahrungen. Mein Mann und ich haben immer nach der Maxime gelebt, dass wir unseren Kindern nicht auf jede Frage eine Antwort schulden, dass wir aber, wenn wir antworten, stets die Wahrheit sagen. Wenn also ein Kind fragt, ob wir diese oder jene Droge schon probiert haben, und wir der Meinung sind, dass es noch nicht alt genug ist, um unsere Antwort zu verstehen – oder wenn wir uns lieber nicht dazu äußern wollen –, dann sagen wir das. Oder wir bekennen Farbe und spucken es aus. Lügen tun wir nicht.

Wobei es mich wundert, wie viele Eltern ihren Kindern, ohne rot zu werden, ins Gesicht lügen. Vielleicht sind es aber auch keine Lügen. Vielleicht ist es eher eine kollektive Amnesie. Vor einigen Jahren haben wir die Kinder in ein Feriencamp gebracht und dort einen meiner alten College-Freunde getroffen. Sein Sohn ist älter als unsere Kinder und bewarb sich schon fürs College. Ich fragte ihn, ob sein Sohn sich auch am Wesleyan bewerben wolle, unserer alten Alma Mater. Gott bewahre, keuchte mein Freund entsetzt. Der Campus ist doch voller Junkies!

Ich musste lachen. Das konnte nur ein Witz sein. Das

Wesleyan mag dafür berüchtigt sein, aber Drogen gibt es an allen Unis, einschließlich der Elite-Universität, an der sein Sohn schließlich studierte. Ich kenne mindestens einen Menschen, dessen Kind nach dem Studium in Harvard heroinabhängig war. Gut, er war vielleicht besonders vorsichtig, weil er in der Strafverfolgung arbeitete, aber hatten wir nicht beide dieselben College-Partys besucht? Ich hatte es nie so mit Drogen, weshalb ich mich noch glasklar daran erinnere, wer damals alles dabei war. (Kleiner Tipp: Er!) Und ich weiß, dass er wesentlich ungehemmter konsumiert hat als ich. Vielleicht war seine Erinnerung deshalb etwas unscharf?

Und das war nur eins von zahllosen Beispielen elterlicher Heuchelei oder allzu willkommener Vergesslichkeit, die ich miterlebt habe. Ganz gleich, wie wenig ihre Erfahrung beim Joint-Drehen ihrem Privatleben und ihrer Karriere auch geschadet hat, viele Eltern der Generation X und Y sind, was ihre Kinder und Drogen betrifft, wie zerfressen vor Angst. Bei wie vielen Elternabenden habe ich schon ernsten Pädagogen gelauscht, die uns zu erklären versuchten, wie wir unsere Kinder am besten darin unterstützen, dem allgegenwärtigen »Gruppenzwang« zu widerstehen. Als seien unsere Kinder allesamt willensschwache moralische Wichtel, die sich der Drogendrücker aus der zwölften Klasse und ihrer allzu verlockenden Verheißungen nicht erwehren könnten. Hin und wieder wagte es jemand in geradezu jugendlichem Leichtsinn zaghaft einzuwenden, ob nicht vielleicht manches Kind nicht deshalb Gras raucht, weil es von den anderen dazu gezwungen wird, sondern um es mal auszuprobieren. Aus Spaß an der Freude. Einfach so. Der- oder diejenige wird meist schnell und schmerzlos mundtot gemacht. Manchmal ist dieser jemand mein Mann, manchmal bin ich es.

Weil wir der Meinung sind, dass diese kollektive Verleugnung unseren Kindern schadet, haben mein Mann und ich in Bezug auf ernste Dinge wie Drogenkonsum eine Risikominimierungsstrategie entwickelt. Risikominimierung wird definiert als eine Reihe praktischer Strategien und Ideen, die darauf ausgelegt sind, negative Konsequenzen möglichst auszuschließen oder auf ein Minimum zu reduzieren.* Zu den Grundannahmen der Gefahrenminimierung bei Drogen zählt, dass Drogenkonsum zu unserem modernen Leben gehört, dass Drogen potenziell gefährlich sind und dass es möglich ist, die Risiken zu minimieren. Gefahrenminimierung schließt nicht aus, grundsätzlich gegen Drogen zu sein, sie verträgt sich nur nicht damit, zu leugnen, dass es so etwas überhaupt gibt.**

---

* Das wohl bekannteste Beispiel für Gefahrenminimierung im Zusammenhang mit Drogen ist das Nadelaustauschprogramm: Drogenkonsumenten werden saubere Nadeln zur Verfügung gestellt, damit sie nicht gezwungen sind, gebrauchte zu benutzen, und damit sich selbst und andere in potenziell tödliche Gefahr bringen. Der WHO zufolge können solche Nadelaustauschprogramme »zuverlässig und kostengünstig die Verbreitung von HIV unter intravenösen Drogenkonsumenten eindämmen, und es gibt keine Hinweise darauf, dass dies den Drogenkonsum auf individueller oder gesellschaftlicher Ebene fördern würde«. Dr. Alex Wodak und Allie Cooney: »Effectiveness of Sterile Needle and Syringe Programming in Reducing HIV/AIDS Among Injecting Drug Users«.

** Wenn man genau lauscht, hört man im Hintergrund die Spiel- und Abschlussballverabredungen meiner Kinder zusammenschnurren und wegzischen wie Luftballons, aus denen die Luft entweicht.

Die Wahrheit über Drogenkonsum ist sehr viel komplizierter, als wir wahrhaben wollen. Und sie ist ganz bestimmt komplizierter, als sogenannte Drogenpräventionsprogramme uns weismachen wollen. D.A.R.E. (Drug Abuse Resistance Education) zum Beispiel, das verbreitetste Präventionsprogramm, blieb fünfundzwanzig Jahre lang beharrlich dabei, Kindern gezielte Falschinformationen zu geben. D.A.R.E. verklickerte Kindern allen Ernstes, alle Drogen, von Marihuana bis Meth, seien gleich gefährlich und würden gleichermaßen ihr Hirn und ihr Leben zerstören. Zahlreiche renommierte Studien haben nachgewiesen, dass die in dem Projekt propagierten »Fakten« sowohl unzutreffend als auch ineffektiv waren. Ein Siebenjähriger, dem man sagt, dieses Satanskraut bitzelt ihm das Hirn weg, denkt vielleicht noch: *Nie im Leben rühre ich Drogen an!* Ein zynischer Vierzehnjähriger, der das hört und gleichzeitig mitbekommt, wie sein kiffender Cousin gerade magna cum laude seinen Harvard-Abschluss macht, muss sich doch denken, dass alles Quatsch ist, was ihm das Programm eingetrichtert hat; nicht nur der Sermon über Marihuana, sondern alles andere auch. Fünfundzwanzig Jahre lang hat D.A.R.E. gezielt dieselben Falschinformationen verbreitet, und zwar ungeachtet der in Studien nachgewiesenen Tatsache, dass Kinder, die an dem Programm teilgenommen hatten, eher mit Drogen experimentierten als andere aus ähnlichen sozialen Verhältnissen. Erst 2009, als die Fortsetzung der Förderung in Frage stand, begann man einen wissenschaftlich fundierten Ansatz zu verfolgen, der sich auf Ehrlichkeit, Sicherheit und Eigenverantwortung gründet.

Sich darüber bewusst zu werden, in welchem Umfeld Teenager aufwachsen, ist essenziell, um sie beim Treffen richtiger Entscheidungen zu unterstützen. Einer 2014 vom National Institute on Drug Abuse (NIDA) in Auftrag gegebenen Studie zufolge gaben über die Hälfte aller älteren Highschool-Schüler an, mindestens einmal illegale Drogen konsumiert zu haben.* Und das sind nur die, die es freiwillig zugeben! Weshalb man eigentlich davon ausgehen muss, dass die tatsächliche Zahl noch weit darüber liegt, denn Menschen neigen dazu, gesetzeswidrige Handlungen im Rahmen solcher Umfragen eher zu verschweigen.** Vierzig Prozent gaben an, im Laufe des vergangenen Jahres illegale Drogen konsumiert zu haben, und fünfundzwanzig Prozent, es innerhalb des vergangenen Monats getan zu haben. Bei Alkohol sind die Zahlen noch frappierender. Achtundsechzig Prozent der älteren Highschool-Schüler gaben an, schon einmal Alkohol getrunken zu haben. Angesichts dieser Zahlen wäre es nicht nur abwegig, sondern geradezu gemeingefährlich, wenn Eltern allein auf Abschreckung und Abstinenz setzten.

Die meisten Amerikaner kennen Mothers against Drunk Driving (»Mütter gegen Trunkenheit am Steuer«) und ihren »Contract for Life« (»Lebensvertrag«), in dem die Kinder sich verpflichten, nicht betrunken Auto zu fahren, sondern zu Hause anzurufen, um sich abholen zu lassen – während die Eltern sich im Gegenzug ver-

* Sara Bellum: »Real Teens Ask: How Many Teens Use Drugs?«

** Teenager sind wirklich gute Lügner. Vor allem ihren Eltern gegenüber.

pflichten, sie abzuholen, ohne dass die Kinder Vorhaltungen oder Konsequenzen befürchten müssen. Ein klassisches Modell zur Gefahrenminimierung. Keiner möchte, dass die Kinder sich betrinken oder Drogen nehmen, aber noch weniger möchte man, dass sie den elterlichen Zorn so sehr fürchten, dass sie das tun, was sie eigentlich am meisten fürchten sollten: betrunken in ein Auto zu steigen und sich totzufahren. Aber Studien belegen, dass ebenjene Flexibilität im Denken, die Heranwachsende zum Lernen befähigt, auch dazu führt, dass sie sich eher unkalkulierbaren Gefahren aussetzen (betrunken Auto fahren, sich womöglich umbringen) als kalkulierbaren (sich von den Eltern anbrüllen lassen). Biologisch gesehen macht das, was sie letztendlich klüger werden lässt, sie erst einmal dümmer. Mein Mann und ich sind der Ansicht, dass man diesem jugendlichen Unverstand am besten mit gezielter Aufklärungsarbeit begegnet.

Kindern und Jugendlichen korrekte Informationen über Drogen an die Hand zu geben ist heutzutage besonders wichtig, weil wir in den USA einen nie da gewesenen, geradezu epidemischen Anstieg der Opioidabhängigkeit erleben. Was nicht weiter verwunderlich ist, wenn man bedenkt, welche Unsummen die Pharmaindustrie in Werbekampagnen für diese Drogen gesteckt hat. Über zehn Jahre intensiven Marketings und viel zu vieler Verschreibungen für Schmerzmittel wie Oxycontin, Percocet und Vicodin haben zu einem schockierend hohen Verbrauch und Missbrauch dieser Substanzen geführt.

Es ist wichtig zu wissen, dass diese Drogen nicht an sich schlimm und gefährlich sind. In der akuten Schmerztherapie sind sie unersetzlich. Morphium beispielsweise, das mir unmittelbar nach meinen Kaiserschnitten verabreicht wurde, stillte zuverlässig die Schmerzen, die andernfalls unerträglich gewesen wären. Wichtiger noch, richtig indiziert und unverfälscht verabreicht richten Opioide keine großen körperlichen Schäden an. Nimmt man Opioide in angemessener Dosierung und kombiniert sie nicht mit Alkohol, stirbt man davon nicht. Und man wird auch aller Wahrscheinlichkeit nach nicht abhängig. Opioide, über einen eingeschränkten Zeitraum zur Behandlung akuter Schmerzen verabreicht, nach einer Operation oder bei ansonsten unerträglichen Schmerzen wie bei einer fortgeschrittenen Krebserkrankung, erzeugen im Allgemeinen keine Abhängigkeit. Einem Sterbenden ist es ohnehin gleich, ob er abhängig wird oder nicht, und bei Schmerzpatienten verschwindet mit dem Abklingen der Schmerzen meist auch das Verlangen nach der Droge.* Nur die allerwenigsten Patienten entwickeln bereits nach wenigen Opioid-Gaben eine Abhängigkeit.

Erst wenn diese Drogen über einen längeren Zeitraum gegen chronische Schmerzen verschrieben werden, kann es zu Problemen kommen. Inzwischen ist man sich überwiegend einig, dass es kaum Beweise dafür gibt, dass diese Substanzen zur Linderung chronischer Schmer-

* Wilson Compton und Nora Volkow: »Major Increases in Opioid Analgesic Abuse in the United States: Concerns and Strategies«.

zen überhaupt geeignet sind.* Patienten berichten übereinstimmend, dass die Drogen im Laufe der Zeit immer mehr an Wirkung verlieren.** Schlimmer noch, je länger man sie nimmt, desto mehr steigt das Risiko einer Abhängigkeit.

Die CDC (Centers for Disease Control and Prevention – »Zentren für Krankheitskontrolle und Prävention«) vertreten die Auffassung, der beste Ansatz zur Bekämpfung der stetig steigenden Opioid-Abhängigkeit sei es, die Zahl »unnötiger Verschreibungen« zu reduzieren. Auf den ersten Blick eine sinnvolle Herangehensweise, doch sie ignoriert die Tatsache, dass die um sich greifende Heroinsucht die direkte Folge nicht zu vieler Verschreibungen ist, sondern zu vieler Verschreibungen gefolgt von einem Verbot. Bekommt ein Patient kein Rezept mehr für die Opioide, für die er eine Abhängigkeit entwickelt hat, wird die Zusammensetzung der Tabletten so abgeändert, dass es den Missbrauch schwierig bis unmöglich macht, oder werden die Tabletten unerschwinglich teuer, sucht der Betroffene notgedrungen nach anderen Möglichkeiten, high zu werden. Den CDC zufolge hat sich die Anzahl der Menschen mit einer Heroinabhängigkeit in den letzten zehn Jahren verdoppelt.*** Heroin ist, neben Tabak, die Droge mit dem größten Suchtpotenzial. Beinahe ein Viertel aller Menschen,

---

* Charles F. von Gunten: »The Pendulum Swings for Opioid Prescribing«.
** Pauline Anderson: »Scant Evidence for Long-Term Opioid Therapy in Chronic Pain«.
*** Rose A. Rudd, et al.: »Increase in Drug and Opioid Overdose Deaths – United States, 2000–2014«.

die Heroin nehmen, entwickeln eine dauerhafte Abhängigkeit.*

Das hat zu einer dramatischen Zunahme von Überdosen und Todesfällen geführt.** Besonders die Zahl tödlicher Heroinüberdosen, die in den frühen 2000er-Jahren lange Zeit stabil war, ist deutlich gestiegen. Heroin wird, im Gegensatz zu verschreibungspflichtigen Opioiden, nicht auf Konzentration und Reinheit geprüft. Es wird von Kriminellen hergestellt und vertrieben, die außerhalb jeglicher Regularien und regulatorischer Institutionen operieren. Weshalb tödliche Überdosierungen umso wahrscheinlicher sind. In letzter Zeit beispielsweise haben Drogendealer angefangen, ihre Ware mit leicht erhältlichem Fentanyl zu strecken, einem synthetischen Morphium-Analgetikum, dreißig- bis fünfzigmal wirkungsvoller als reines Heroin und hochgradig süchtig machend. Die Auswirkungen sind katastrophal.

Meine älteren Kinder besuchen ein College an der Ostküste, und einen Teil des Jahres verbringen wir in Neuengland, sozusagen im Epizentrum der Heroin-Epidemie. Für den immer wahrscheinlicher werdenden Fall, dass meine Kinder Zeugen des Konsums einer Überdosis werden sollten, sollen sie wissen, dass sie unbedingt und

---

* »DrugFacts: Heroin«, aufgesucht am 27.Juni 2016. http://www.drugabuse.gov/publications/drugfacts/heroin

** Dem National Institute on Drug Abuse zufolge hat sich die Anzahl der Todesfälle durch eine Heroinüberdosis zwischen 2001 und 2014 versechsfacht. Die Zahl der Todesfälle infolge der Überdosierung von verschreibungspflichtigen Medikamenten hat sich verdreifacht. (»Overdose Death Rates«, drugabuse.gov).

unverzüglich den Notruf wählen müssen. Ich möchte nicht, dass sie es machen wie so viele andere verängstigte Teenager, die den bewusstlosen Freund in eine Wanne mit Eiswasser legen oder auf einem Krankenhausparkplatz liegen lassen, wo er dann in einer Pfütze seines eigenen Erbrochenen krepiert.*

In letzter Zeit hat sich an meiner Art und Weise, mit meinen Kindern über Methamphetamin zu reden, grundlegend etwas geändert. Sie ziehen mich immer damit auf, meine drei größten Ängste seien Ratten, Haie und Meth. Sosehr Ratten mich auch anekeln (sogar die eigentlich sehr süßen, die meine Älteste als Haustiere hält), so sicher ich mir auch bin, von einem weißen Hai in Stücke gerissen zu werden, sobald ich im Meer paddele, so wenig wiegt das alles im Vergleich zu meiner Abneigung gegen die als »Crack«, »Ice« oder »Crystal Meth« bekannte Straßendroge. Die macht mir *richtig* Angst. Während meiner Zeit als Anwältin hatte einer meiner Mandanten eine Kardiomegalie verbunden mit kongestiver Herzinsuffizienz, was seinem Kardiologen zufolge auf den wiederholten Kontakt mit Methamphetamin zurückzuführen war. Ich habe meinen Kindern immer erzählt, Meth sei so giftig, dass sie davon sterben könnten, und so hochgradig suchterzeugend, dass ein einziges Mal ausreiche, um dauerhaft abhängig zu

* So erging es einem Vierundzwanzigjährigen aus Wilmington, Delaware, namens Greg Humes, dessen tragischer Drogentod viele Eltern dazu bewogen hat, von einem rein abstinenzlerischen Ansatz abzurücken und sich bei der Antidrogenerziehung auf eine Strategie der Risikominimierung zu verlegen.

werden. Erst bei meiner Recherche für dieses Buch ist mir aufgegangen, dass ich sie unwissentlich angelogen habe.

Wir machen jetzt mal ganz langsam, denn der nächste Teil wird alles, was Sie über Meth zu wissen glauben, in Frage stellen.

Jedenfalls widersprachen die Rechercheergebnisse allem, was ich zu wissen glaubte. Was ich erfahren habe, kam mir so unwahrscheinlich vor, dass ich die Studien erst einmal und dann noch mal und noch ein drittes Mal lesen musste. Ich habe mich bei Dr. Carl Hart erkundigt, Neuropsychopharmakologe der Columbia University und der renommierteste Methamphetamin-Forscher des Landes*, und habe ihm so oft dieselben Fragen gestellt, dass er irgendwann wohl keine Lust mehr hatte, sich ständig zu wiederholen, und meine Mails nicht mehr beantwortet hat.

Los geht's:

Stimulierende Drogen wie Methamphetamin sind gefährlich. Die Drug Policy Alliance, eine gemeinnützige New Yorker Vereinigung, die den »Krieg gegen Drogen« beenden will, sagt dazu: »Starker oder langfristiger Gebrauch von Methamphetamin kann zu Schlaflosigkeit, Appetitverlust, hohem Blutdruck, Paranoia, Psychosen, Aggression, ungeordnetem Denken, extremen Stimmungsschwankungen und manchmal auch Halluzinatio-

* Dr. Hart war 1998 der erste US-Amerikaner mit afrikanischen Wurzeln in der Geschichte der Columbia University, der einen Lehrstuhl in Naturwissenschaften erhielt. 1998. Ich schreibe das ein zweites Mal, weil man es sonst für einen Tippfehler halten könnte.

nen führen«.* Es gibt einige Hinweise darauf, dass er zu langfristigen kognitiven Schäden führt. Eine Studie aus dem Jahr 2010 kam zu dem Ergebnis, dass Methamphetamin-Konsumenten bei alltäglichen Aufgaben (Finanzverwaltung, Kommunikation, Medikamenteneinnahme und Verkehrsteilnahme) schlechter abschnitten.**

Allerdings (und nun werden Sie etwas zu hören bekommen, das Sie in Erstaunen versetzen wird) scheint diese Einschränkung nicht so gravierend zu sein, wie man uns immer glauben machen will. Dr. Hart zufolge lassen sich zwar Langzeitfolgen erkennen, aber die kognitiven Fähigkeiten der getesteten Meth-Konsumenten lagen im normalen Bereich.*** Man hört viel darüber, wie schädlich Drogen sind, meint Dr. Hart, denn wenn Wissenschaftler Drogen wie Methamphetamin oder Crack untersuchen, neigen sie dazu, jede, auch die allerkleinste Abweichung als klinisch signifikant einzustufen. Das, meint er, sei ein Spiegel ihrer eigenen Voreingenommenheit, keine beweisbare Tatsache. Forscher sehen Folgen des Drogenkonsums, weil sie davon ausgehen, dass sie Folgen des Drogenkonsums sehen.

Und was ist mit den negativen Auswirkungen des Drogenkonsums auf das Verhalten der Konsumenten, der Beschaffungskriminalität, der unberechenbaren Aggres-

---

* »Methamphetamine Facts«, aufgerufen am 20. April 2016. http://www.drugpolicy.org/drug-facts/methamphetamine-facts

** Brook L. Henry, Arpi Minassian und William Perry: »Effect of Methamphetamine Dependence on Everyday Functional Ability«.

*** C. L. Hart et al.: »Is Cognitive Functioning Impaired in Methamphetamine Users? A Critical Review«.

sion? Die können durchaus vorkommen, so Dr. Hart. Wobei er behauptet, die von Drogen ausgehenden Gefahren würden von den Medien effekthascherisch aufgebauscht. Die Beweislage deutet darauf hin, dass asoziales Verhalten im Zusammenhang mit Meth-Konsum viel seltener ist, als gemeinhin angenommen wird, und dass es, wo es auftritt, eher eine Folge von Armut, Trauma und den Gegebenheiten des kriminellen Drogen-Schwarzmarktes ist als Amok-Verhalten im Drogenrausch.*

Den größten Schaden scheinen stimulierende Drogen mit ihrer Wirkung auf das Schlafverhalten der Konsumenten anzurichten. Dr. Hart meint dazu: »Niedrige bis mittlere Dosen Amphetamin können die Stimmung heben, die Leistung steigern und das Schlafbedürfnis unterdrücken. Die wiederholte Verabreichung großer Dosen der Droge können den Schlaf nachhaltig stören und zu psychischen Schäden führen, unter anderem zu Paranoia.«** Also macht der Schlafentzug die Menschen verrückt, nicht Crack oder Meth.

Aber was ist mit dem berüchtigten Meth-Mouth? Jeder weiß, wie grässlich die Zähne von Meth-Konsumenten aussehen. Wir haben doch alle die Fotos gesehen! Das hübsche blonde weiße Mädchen mit den blauen Augen, das sich vor unseren Augen in eine ausgemergelte alte Hippe mit einem Mund voller schiefer, brauner Stumpen verwandelt.

---

* Hart, Carl L., Joanne Csete und Don Habibi: »Methamphetamine: Fact vs. Fiction and Lessons from the Crack Hysteria«.

** Hart, Csete und Habibi: »Methamphetamine: Fact vs. Fiction«.

Methamphetamin reduziert den Speichelfluss, was zu Xerostomie – Mundtrockenheit – führen kann, und die wiederum kann, unbehandelt, zu Karies führen. Aber das ist bei allen stimulierenden Drogen der Fall, einschließlich Adderall! Adderall und andere Stimulanzien gehören in den USA zu den hundert meistverschriebenen Medikamenten, und doch haben wir keine »Add-Mouth«-Epidemie. Ganz im Gegenteil. Eins meiner Kinder hat ADHS und hat deshalb Vyvance verschrieben bekommen, ein Amphetamin mit derselben Wirkweise wie Adderall. Dieses Kind kann nicht nur still und ruhig dasitzen und konzentriert eine Klassenarbeit schreiben, sondern es hat auch strahlend weiße Zähne, was wohl an seiner peniblen Zahnhygiene liegt. Unter allen Teenagern, die sie je behandelt habe, so seine Zahnärztin, habe mein Sohn die besten Zähne. Dr. Hart sagt dazu: »Die körperlichen Veränderungen, die man in den dramatischen Vorher-Nachher-Bildern von Meth-Konsumenten sieht, lassen sich wahrscheinlich eher auf Schlafmangel, mangelhafte Zahnpflege, schlechte Ernährung und eine allgemein ungesunde Lebensweise zurückführen.«* So schwer es auch fällt, das zu glauben, aber der »Meth-Mouth« ist bloß ein Mythos, eine reine Erfindung der Sensationspresse.** Es gibt sogar die Theorie, der ganze Rummel um den Meth-Mouth sei eigentlich nur ein Ausdruck des Entsetzens angesichts des Privilegienverlusts der weißen

* Hart, Csete und Habibi. »Methamphetamine: Fact vs. Fiction
** T. Linnemann und Wall, T. (2013). »›This Is Your Face on Meth‹: The Punitive Spectacle of ›White Trash‹ in the Rural War on Drugs.«

Unterschicht, eine Warnung, dass die Weißen aufpassen müssen, nicht abzurutschen und als »white trash« zu enden.*

Die Zahl der Abhängigen ist bei stimulierenden Drogen zwar hoch, aber nicht so hoch wie bei Heroin oder Nikotin, und die meisten Menschen, die Meth nehmen, werden nie Probleme machen. Studien** zeigen, dass die Zahl der Methamphetamin-Konsumenten, die eine Abhängigkeit entwickeln, bei etwa siebzehn Prozent liegt.*** Ja, Sie haben richtig gelesen. Nur siebzehn Prozent der Menschen, die Methamphetamin nehmen, werden am Ende süchtig nach der Droge. Aber eins muss dazu gesagt sein: Siebzehn Prozent sind viel. Es klingt nur so wenig, weil die Drogenkrieger und ihre Medien-Sprachrohre uns den Mythos verkauft haben, jeder, der auch nur einmal im Leben Drogen nehme, sei augenblicklich ein Junkie. Man hat uns eingeredet, eine einzige Dosis Meth, ein einziger Zug an einer Crack-Pfeife, eine ein-

---

* »Given the weak evidentiary basis for epidemic and diagnosis, I offer a preliminary interpretation that the meth epidemic is constructed as symptom and cause of White status decline, with dental decay the vehicle for anxieties about descent into ›White trash‹ status.« (»Angesichts der mangelhaften Beweislage für eine Epidemie und eine korrekte Diagnose möchte ich als vorläufige Erklärung vorschlagen, dass die Meth-Epidemie konstruiertes Symptom und Ursache zugleich für den weißen Statusverlust ist, mit Karies als Vehikel für diffuse Ängste vor einem Abrutschen in den ›White trash‹-Status.«) Naomi Murakawa. »Toothless«.

** Megan S. O'Brien und C. Anthony. »Extra-Medical Stimulant Dependence among Recent Initiates«.

*** Dr. Hart ist der Ansicht, diese Zahlen seien überzogen. In einem Bericht für das Open Society Institute schreibt er: »Nicht einmal 15 Prozent derer, die die Droge je genommen haben, entwickeln eine Abhängigkeit.« (Carl, Csete und Habibi: »Methamphetamine: Fact vs. Fiction«)

zige Spritze Heroin, und wir würden unabwendbar süchtig. Aber das ist in den allerwenigsten Fällen so. Hätte man uns nicht einer so massiven, gezielten Desinformationskampagne ausgesetzt, derzufolge wir eigentlich von einer Suchtrate um die neunundneunzig Prozent ausgehen müssen, würden wir wohl auf den ersten Blick erkennen, dass beinahe jeder fünfte Meth-Konsument abhängig wird und beinahe ein Viertel aller Heroin-Konsumenten, und dass das ein ziemlicher Hammer ist. Aber nein, wir sehen die Zahlen und staunen und wundern uns.

Von jetzt an werde ich, wenn ich mit meinen Kindern über die Gefahren von Methamphetamin rede, keine Bilder zu »Meth-Mouth« mehr googeln. Nein, ich werde ihnen ganz unverblümt erzählen, dass die Droge ein hohes Suchtpotenzial hat (»Wenn du mit neun Freunden Meth probierst, werden einer oder sogar zwei von euch daran hängen bleiben.«) und negative Spätfolgen auslösen kann. Ich werde ihnen auch sagen, was ich ihnen zu allen Drogen sage: Einer der schlimmsten »Nebeneffekte« des Drogenkonsums ist, dass man sich dabei strafbar macht. Wird man wegen Drogenbesitzes festgenommen, kann das System einen zerquetschen wie eine Kakerlake. Allerdings haben meine Kinder natürlich einen Vorteil, der eine Verhaftung höchst unwahrscheinlich macht: Sie sind weiß. Aller Wahrscheinlichkeit nach werden sie nicht auf offener Straße angehalten und gefilzt. Für ihre schwarzen Freunde ist dieses Szenario allerdings ein allzu reales Risiko.

Neben der Versorgung meiner Kinder mit korrekten Informationen und einem funktionierenden System konsequenzenfreier Abholung von Partys (das mit Uber und Lyft noch reibungsloser funktioniert) beinhaltet unsere Gefahrenminimierungsstrategie seit dem Molly-Zwischenfall am Wesleyan auch ein Schrankfach voller Drogentestsätze. Sollte eins der Kinder also Ecstasy oder irgendeine andere Partydroge ausprobieren wollen, kann es sich wenigstens vergewissern, dass es kein Gift schluckt. Im selben Badezimmerfach liegen auch Kondome, wobei seit Neuestem eine unserer Töchter für den Nachschub verantwortlich ist, denn sie ist kürzlich Mitglied im Berkeley-Highschool-»Condom Club« geworden. Jede Woche bekommt sie zehn Kondome zum Weitergeben an Freunde und Angehörige. Sie ist wie ein kleines Blumenmädchen, nur mit einem Körbchen voller Gummis.

All diese offenherzigen Gespräche über Risiken und Reize können einem als Eltern ziemlich unangenehm werden oder sogar Angst machen. Wenn man sich von der Frage verabschiedet, ob die Kinder Drogen nehmen oder nicht, und sich stattdessen darauf konzentriert, die Risiken eines potenziellen Konsums weitestgehend zu minimieren, kann es einem mitunter so vorkommen, als vernachlässige man die elterliche Fürsorgepflicht. Tut man aber nicht. Im Gegenteil, es ist eine Heidenarbeit. Man kann nicht einfach sagen: »Finger weg vom Gras!« Man muss sich hinsetzen und recherchieren. Man muss den Kindern erklären, dass einige Studien gezeigt haben, dass Marihuana die Hirnentwicklung negativ beeinflussen kann, weshalb sie ihren ersten Joint möglichst spät in ihrem jungen Leben rauchen sollten.* Man muss ihnen erklären, dass Alkohol für ihr Hirn noch schädlicher ist als Marihuana.** Das kann ganz schön anstrengend sein. Alternativ drucken Sie ein Exemplar von *Safety First: A Reality-Based Approach to Teens and Drugs* aus, eines wissenschaftlich orientierten Leitfadens zur Gefahrenminimierung für Teenager, Eltern und Erzieher, geschrieben von Marsha Rosenbaum Ph.D. und veröffentlicht von der Drug Policy Alliance.***

Gefahrenminimierung bedeutet mitnichten elterliches Einverständnis. Meine Kinder wissen, wie ich zu Gefahren und Verlockungen des Drogenkonsums stehe. Sie wissen, dass es Drogen gibt, von denen ich hoffe, sie werden sie erst probieren, wenn sie etwas älter sind (Marihuana und Alkohol); Drogen, von denen ich hoffe, sie werden sie nur nehmen, wenn sie alt genug sind, und dann auch nur unter sehr klar definierten Bedingungen (MDMA, Psychedelika); und Drogen, von denen ich inständig hoffe, dass sie nie mit ihnen in Kontakt kommen (Methamphetamin, Kokain, Heroin).

Aber wie ist es mit meinem kleinen Experiment? Dass

---

* K. L. Medina et al.: »Neuropsychological Functioning in Adolescent Marijuana Users: Subtle Deficits Detectable After a Month of Abstinence«. Für eine eingehendere Betrachtung der Auswirkungen von Marihuana auf Jugendliche siehe: Seth Ammerman, Sheryl Ryan, William P. Adelman: »The Impact of Marijuana Policies on Youth: Clinical, Research, and Legal Update«.

** L. M. Squeglia, J. Jacobus, S. F. Tapers, Ph.D.: »The Influence of Substance Use on Adolescent Brain Development«.

*** http://www.drugpolicy.org/sites/default/files/DPA_SafetyFirst_2014_0.pdf

unser offener Ansatz zur Gefahrenreduktion einschließt, die Kinder in Bezug auf Drogen nicht anzulügen, heißt noch lange nicht, dass ich mit ihnen über Dinge reden muss, über die ich nicht so gern mit ihnen reden möchte. Ich darf frei entscheiden, was ich ihnen über mein Leben anvertraue. Auch wenn es sich irgendwie unaufrichtig anfühlt – ich bin noch nicht bereit, offen mit ihnen darüber zu sprechen. Fürs Erste bleibe ich also bei meinem »Spaziergang«.

11. Tag

Übergangstag

Körperliche Empfindungen: Keine.

Stimmung: Gut.

Schlaf: Viel zu früh aufgewacht.

Arbeit: Zuerst Probleme, mich zu konzentrieren, es aber irgendwann doch noch geschafft.

Schmerzen: Liegt es an den Mikrodosen, oder fängt meine Schulter endlich an »aufzutauen«?

Heute bin ich im Morgengrauen aufgewacht, obwohl ich viel zu spät eingeschlafen war. Ich habe mit allen Mitteln versucht, noch mal einzuschlafen. Habe mich an meinen Mann gekuschelt, den Kopf auf seine Brust gelegt und seinen Herzschlag an meiner Wange gespürt. Antoine de Saint-Exupéry hat einmal geschrieben: »Liebe besteht nicht darin, dass man einander anschaut, sondern dass man gemeinsam in dieselbe Richtung blickt.« Schwachsinn. Wenn ich meinen Mann anschaue, wenn ich seinen Körper ganz nahe fühle, verspüre ich ein tiefes, wohliges Glück, eine Wärme, die im Bauch anfängt und von dort in meine Gliedmaßen strahlt und durch mein Schädeldach strömt. Wenn das keine Liebe ist, was dann?

Ich habe ihn geküsst, ganz sanft, um ihn nicht zu wecken, und bin aus dem dunklen Schlafzimmer geschlüpft und durch den stillen Flur nach unten in die Küche gegangen. Zwar ist die Kakophonie eines Hauses voller Kinder eine der größten Freuden des Elternseins, aber langsam lerne ich die frühen Morgenstunden zu lieben, wenn es im ganzen Haus noch friedlich und still ist. Bislang war ich immer ein Morgenmuffel und habe mich gewohnheitsmäßig mit aller Macht an die letzten flüchtigen Fetzen Schlaf geklammert, aber jetzt ist es mir ein stilles Vergnügen, ruhig am Küchentisch zu sitzen, eine Tasse Tee zu trinken, der Hündin, die mir die Schnauze in den Schoß legt, die Ohren zu kraulen und dabei Zeitung zu lesen oder meine E-Mails abzurufen.

Trotzdem, und obwohl diese frühmorgendliche Einsamkeit mir eine Freude ist, mache ich mir Sorgen, weil ich so wenig Schlaf bekomme. Der Leitfaden weist zwar ausdrücklich darauf hin, dass manche Probanden womöglich eine Einschlafhilfe brauchen, aber noch sträube ich mich beharrlich, mit etwas, das ich mir unter solchen Mühen abgewöhnt habe, wieder anzufangen.

Zu meinen frühesten Kindheitserinnerungen gehört, dass ich unter meiner kratzigen Polyester-Bettdecke liege, den Kopf ungemütlich auf ein Kissen gebettet, das knubbelig und bretthart zugleich ist, und auf das gelbe Licht der Straßenlaterne starre, das durch die Schlitze der wenig effektiven Minijalousien fällt. Ich kämpfe schwer dagegen an, nicht auf meine Flip Clock zu schauen, aber die leuchtenden Ziffern blättern mit einem hörbaren *Flopp* um und verringern eine um die andere die theoretische Möglichkeit, genügend Schlaf zu bekommen – bis der Radiowecker schließlich mit statischem Knistern und KISS FM eine weitere schlaflose Nacht beendet.

So ging es mir mein Leben lang, bis ich irgendwann Ambien (Zolpidem) entdeckte. Und plötzlich wurde alles anders. Ich stieg ins Bett, schluckte eine Pille und schon gingen die Lichter aus. Die metaphorischen Lichter manchmal noch vor den echten. Oft fand mein Mann, der um drei oder vier Uhr nachts vom Arbeiten hereinkam, mich bei voller Festbeleuchtung, Brille auf der Nase und Buch in der Hand, im Bett liegen und friedlich vor mich hin schnarchen.

Ich habe diese Pillen abgöttisch geliebt, obwohl sie einige, nun ja, sagen wir, verstörende Nebenwirkungen hatten. Mein Jetlag ließ sich von einer einzigen Ambien-Tablette nicht im Geringsten beeindrucken, weshalb ich mir, wenn ich unterwegs war, manchmal eine zweite oder, schon leicht benebelt, sogar eine dritte gönnte. Wie sich herausstellt, gibt es einen guten Grund, warum die zulässige Tageshöchstdosis mit fünf bis maximal zehn Milligramm angegeben ist. Der nachfolgende Texterguss, nachträglich rekonstruiert, zeigt sehr anschaulich, was passiert, wenn man entgegen den Empfehlungen dreißig Milligramm einnimmt:

Ich: Du liebst m mich doch oder?
Mein Mann: JA
Ich: Unsere Kinder sind gut. Gut hinkrieg.

Mein Mann: Okay. Das Ambien spricht aus dir.
Ich: Wenn ich sterbe bn ihn ins nüs.
Mein Mann: Leg das Ding weg.
Ich: Das nie nett sie. Sehr ungemütlich.
Mein Mann: Stopp. Mach das Handy aus, und du schläfst in fünf Minuten.
Ich: Du rede mich. Vor dir ich war abhängt. Jetzt Akkordeon Einschienbahn.
Mein Mann: LIEBES, MACH SOFORT DAS HANDY AUS.
Ich: Komm ich morgen hause.
Mein Mann: Bitte, Liebes. Ich flehe dich an. Wenn du mich liebst, dann schalte jetzt dieses Ding aus, nimm ein Buch und lies. Displays machen wach.
Ich: Schluckauf.

Schlimm genug, dem eigenen Ehemann so ein Gebrabbel zu schicken, aber einmal habe ich während eines Nachtflugs nach London eine Ambien genommen und mir dann überlegt, sollte mein Flieger in den Atlantik stürzen, würde eine Freundin von mir, eine bildhübsche und hochbegabte Schauspielerin, die ideale Frau für meinen Mann und Stiefmutter für meine Kinder abgeben. Also schickte ich ihr für den Fall der Fälle eine lange Liste leider allzu verständlicher Anweisungen, wie sie nach meinem Ableben am besten meinen Platz einzunehmen habe.

Schlimmer noch, Ambien verwandelte mich nicht nur in eine sabbelnde Dumpfbacke, es machte mich auch depressiv, wobei ich den Zusammenhang erst erkannte, als ich aufhörte, die Tabletten zu nehmen. Erst rückblickend erkannte ich, wie viel bedrückter ich gewesen war, wenn ich am Abend zuvor eine der Pillen genommen hatte. Außerdem brachte das Mittel mein Gedächtnis durcheinander, was ich nicht gleich merkte, weil mein Erinnerungsvermögen, seit ich Kinder habe, überhaupt stark nachgelassen hat. Jahrelang habe ich Schwangerschaftsamnesie oder Stilldemenz oder die abertausend kleinen Ablenkungen durch die Kinder dafür verantwortlich gemacht, dass ich mir die einfachsten Sachen nicht mehr merken konnte, wo ich doch früher mühelos ellenlange Eselsbrücken beispielsweise für Beweisregeln auswendig gelernt habe. Heute weiß ich, dass Ambien zumindest eine Mitschuld hatte. Verlust des Kurzzeitgedächtnisses steht auf der Liste der Nebenwirkungen der Pillen. Schlimmer noch, Studien haben gezeigt, dass Ambien zwar helfen kann, Erinnerungen im Langzeitgedächtnis zu verankern, aber dass das leider nur für schlechte Erfahrungen gilt.* Ambien, das einen alles andere vergessen lässt, trägt dazu bei, unschöne Erinnerungen und Erlebnisse zu konservieren. Das hat mir gerade noch gefehlt.

Sechs Jahre lang habe ich Ambien genommen; die ersten sechs Lebensjahre meines jüngsten Kindes. Und es bricht mir fast das Herz, dass ich mich an diese Zeit nur sehr vage erinnern kann. Schlimmer noch: Die wenigen

* Erik J. Kaestner, John T. Wixted und Sara C. Mednick: »Pharmacologically Increasing Sleep Spindles Enhances Recognition for Negative and High-Arousal Memories«.

Erinnerungen, die ich habe, sind überwiegend eher unerfreulicher Natur. Was, wenn diese Zeit meines Lebens nicht nur aus Unglück und Stimmungsachterbahnfahrten bestand, sondern auch aus tiefer Zufriedenheit und sogar Freude, und ich die Erinnerung daran verloren habe wie Digitalfotos auf einem abgestürzten Computer? Was, wenn Ambien meine Wahrnehmung verzerrt, das Ausmaß meines Unglücks vollkommen überzeichnet und alle glücklichen Erinnerungen gelöscht hat, weshalb ich nur noch von den bedrückenden, rabenschwarzen Augenblicken weiß? Wäre das nicht trauriger, als niemals glücklich gewesen zu sein?

Die Ambien-Entwöhnung war die Hölle. Nächtelang habe ich wach gelegen, mich rastlos im Bett gewälzt, die Decke weggeschoben, sie wieder hochgezogen und nichts anderes gewollt als meine kleine Pille, während sich der nächtliche Zählappell meiner sämtlichen Ängste um Schreckensszenarien wie »Du wirst nie wieder ein Auge zutun« und »Du bist ein erbärmlicher Süchtling« erweiterte. Ich kam mir vor wie ein Junkie beim kalten Entzug, dabei hatte der Arzt mir hoch und heilig versprochen, dass Ambien nicht abhängig macht. Selbst jetzt, bei der Recherche zu diesem Thema, wird mir von allen Seiten versichert, seine Aussage sei vollkommen korrekt gewesen – immer vorausgesetzt natürlich, man setze die Droge richtig ein. Aber wie nicht-abhängigmachend kann ein nicht-abhängigmachendes Medikament sein, wenn es eine Abhängigkeit schafft, indem es dazu verleitet, so viel davon zu nehmen, dass besagte Abhängigkeit entsteht?

Meine Erfahrung mit Ambien würde wohl offiziell nicht als Medikamentenabhängigkeit durchgehen. Ich hatte kein »übermächtiges, unwiderstehliches Verlangen, eine bestimmte Substanz zu beschaffen und zu konsumieren« und zeigte auch kein »typisches Beschaffungsverhalten«.* Aber ich hatte ja auch immer ein volles Fläschchen im Medizinschrank, das alle drei Monate automatisch postalisch aufgefüllt wurde. Mir ging eher das Toilettenpapier aus als das Ambien. Und hatte meine Versandapotheke, was selten vorkam, doch mal eine Lieferung verschlafen, wurde ich zwar kurz nervös, aber ein Anruf beim Arzt schaffte rasche Abhilfe. Ein Heroin-Junkie mit einem Eimer Stoff auf dem Nachttischchen bräuchte auch kein »typisches Beschaffungsverhalten« zu zeigen.

Das Problem ist, dass die »korrekte« Anwendung von Ambien nicht die ist, die überwiegend praktiziert wird. Angeblich ist Ambien zur Behandlung von gelegentlichen Schlafstörungen und weniger gravierender Schlaflosigkeit gedacht. Für eine Nacht, ausnahmsweise, hin und wieder mal. Aber bei mir hat sich das Medikament, nachdem ich einmal angefangen hatte, es zu nehmen, schnell als allabendliches Betthupferl etabliert. Mein Einschlafritual. Nur sehr selten nahm ich mehr als die empfohlene Dosis, aber ich ließ entschieden seltener eine Tablette aus als damals, als ich noch die Anti-Baby-Pille nahm. Ich kann zwar nur auf anekdotische Erfahrungsberichte zurückgreifen, aber mir scheint doch, dass die

---

* So definiert das WHO-Expertenkomitee für Drogenabhängigkeit (28. Bericht, 1993) »Drogensucht«. WHO Technical Report Series 836.

meisten Ambien-Anhänger genauso sind wie ich und es regelmäßig nehmen, nicht nur gelegentlich – weil sie regelmäßig unter Schlafstörungen leiden, nicht nur gelegentlich.

Ich schlug die Schlacht gegen die Drogen gleich an zwei Fronten. Zuerst ersetzte ich Ambien durch medizinisches Marihuana als Einschlafhilfe meiner Wahl (wenn auch nur vorübergehend), dann verwandelte ich mein Schlafzimmer, so gut es irgend ging, in eine Art Floating-Tank, ohne tatsächlich in einem schallisolierten salzwassergefüllten Schwebebad schlafen zu müssen.

»Schlafhygiene« schrieb ich so groß, dass es schon fast an eine Neurose grenzte. Nur Menschen, die wie ich des Nachts die sich anhäufenden Stunden ihres stetig wachsenden Schlafdefizits zählen, können das nachvollziehen. Ich drehte die Heizung herunter, suchte einen Ventilator aus, der zugleich kühlt und ein weißes Hintergrundrauschen erzeugt, und beseitigte sämtliche Lichtquellen. Mit winzigen rechteckigen Stückchen schwarzen Elektrikerbands überklebte ich jedes einzelne LED-Lichtlein im Schlafzimmer. Aufgrund dieser Maßnahmen ist es in meinem Schlafzimmer still und dunkel wie in einer Gruft – und wesentlich kälter.

In diesem rabenschwarzen, eiskalten, weiß rauschenden Raum schlafe ich meist schon in dem Moment ein, da mein Kopf auf die (drei) Kopfkissen sinkt. Aber was tun in den viel zu vielen Nächten, in denen ich nicht zu Hause bin? Diese Schlafneurose macht einem das Reisen nicht gerade leicht. Ich tue, was ich kann, und drehe, wo auch immer ich bin, die Heizung herunter und die

Klimaanlage auf. Ich habe immer eine Packung schwarzer Post-it-Haftnotizen dabei, mit denen ich sämtliche LEDs abklebe, vor allem die wahnsinnig hellen Stroboskop-Lichter der Hotel-Rauchmelder. Ich lege ein zusammengerolltes Handtuch vor die Tür, damit kein Licht vom Flur hereindringt. Ich trage Ohrstöpsel. Wenn ich so darüber nachdenke, sind meine Maßnahmen für einen ungestörten Schlaf auch genau das Richtige für den Fall, dass man unbemerkt und nichtsahnend im Zimmer verenden will, sollte das Hotel unversehens abbrennen. Der Gedanke wird mir, wenn ich das nächste Mal im Radisson ins Kissen horche, bestimmt beim Einschlafen helfen.

Und ich weiß auch, meine akribischen Vorkehrungen für einen geruhsamen Schlaf haben dazu geführt, dass ich mich an ein beinahe unerreichbares Elysium gewöhnt habe. Ich bin verweichlicht, verwöhnt und verhätschelt. Wollte ich meine Schlaflosigkeit wirklich kurieren, müsste ich all diese Stützrädchen wegwerfen und mich darin üben, in einem überhitzten Zimmer auf einer steinharten, knubbeligen Matratze mit pieksigen Laken unter einem grellen Oberlicht einzuschlafen. Also eigentlich so wie damals in meinem Kinderzimmer. Dass ich kein unzufriedener pubertierender Backfisch mit ausgestopftem BH mehr bin, empfindlich wie eine Mimose, dürfte die unbehagliche Situation zumindest etwas erträglicher machen. Aber mal ehrlich, wer will das schon ausprobieren?

Bevor ich mit den Mikrodosen angefangen habe, bin ich zwar meist recht zügig eingeschlummert, wurde aber häufig schon um vier Uhr morgens schlagartig hellwach. Manchmal denke ich, ich sollte mich mit meinen anderen schlaflosen peri-menopausalen Freundinnen für vier Uhr früh verabreden. Wir könnten mit unserer Schlaflosigkeit was Sinnvolles anstellen, Mahjong spielen zum Beispiel oder heruntergekommene Apartments für obdachlose Familien renovieren, statt uns entnervt in schweißgetränkten Laken zu wälzen, die Nebenwirkungen von Hormonpflastern und natürlichen Hormoncremes zu googeln und »versehentlich« unsere selig schlummernden Ehepartner zu treten.

Aber auch wenn ich die Nächte nicht durchgehend im Tiefschlaf verbrachte, begannen sie doch meist sehr angenehm. Jetzt schlafe ich bis spätnachts nicht ein und wache frühmorgens wieder auf. Zwar macht sich die Schlaflosigkeit nicht so unerbittlich bemerkbar, wie ich es eigentlich erwartet hatte, aber sie bereitet mir trotzdem Kopfschmerzen. Eigentlich müsste ich müde sein. Bin ich das nicht, könnte das ein Anzeichen für eine Hypomanie sein. Der Gedanke, das Programm könnte eine Hypomanie oder noch gravierendere Schlafstörungen auslösen, macht mir langsam wirklich Sorgen. Und diese Sorgen wiederum lassen mich nicht mehr ruhig schlafen.

12. Tag

Normaler Tag

Körperliche Empfindungen: Keine.

Stimmung: Gut.

Konflikte: Keine.

Schlaf: Absolut okay.

Arbeit: Produktiv.

Schmerzen: Kaum.

Heute habe ich beschlossen, zur Vermeidung des RSI-Syndroms im Café zu arbeiten. Das Café hat kostenloses WLAN, aber der Vormittag war schon halb vorbei, als mir aufging, dass ich noch gar nicht online gegangen war. Wie seltsam. Wer bin ich?

Sonst bin ich so internetversessen, dass ich nicht ordentlich arbeiten kann, solange ich das WLAN am Laptop nicht ausgeschaltet habe. Wobei für Notfälle das Handy griffbereit neben mir liegen muss. Sollte beispielsweise der Barista zufällig Jesus' Antlitz in meinen Cappuccino schäumen, muss es mir möglich sein, das Foto sofort auf Instagram hochzuladen, damit die Pilger sich auf den Weg machen können, bevor die Bläschen zerplatzt sind.

Heute nun sind Stunden vergangen, ehe ich überhaupt auf den Gedanken gekommen bin, mich mit dem besten aller Prokrastinationswerkzeuge vor der Arbeit zu drücken. Könnte das tatsächlich an den Mikrodosen liegen? Wenn ja, wäre das eine unerwartete Wirkung. Ein ähnliches Phänomen konnte ich beobachten, als mein Psychopharmakologe mir damals Ritalin verschrieben hat, nur hat dieses Medikament mich nervös und reizbar gemacht. (Und mit »reizbar« meine ich, ich knalle meinem Mann schreiend Obszönitäten an den Kopf, hupe wildfremde Autos, die an der grünen Ampel gefühlt zu lange brauchen, um anzufahren, aus dem Weg und werfe wahllos mit Gegenständen.) Heute dagegen war ich konzentriert, sehr sogar, aber überhaupt nicht gereizt. Ich war ruhig und gelassen und beinahe enervierend entspannt.

Meine größte Hoffnung bei diesem Experiment ist es, mehr Tage wie diesen zu erleben. Ich war immer nervös, impulsiv und leicht erregbar. Keinen Charakterzug bewundere ich so sehr und besitze ich selbst so wenig wie Gleichmut und Gelassenheit.

Ist Gleichmut ein Zeichen von Intelligenz, oder scheint das nur so, weil wir Rationalität mit Intellekt verbinden? Für Genialität gilt das jedenfalls nicht. Der Genius der Fantasie ist oft unberechenbar und aufrührerisch. »Wir von der Kunst sind alle wahnsinnig«, meinte Lord Byron. »Manche leiden unter Fröhlichkeit, andere unter Melancholie, aber alle sind wir mehr oder minder verrückt.«

Über dieses Zitat bin ich vor Jahren einmal gestolpert,

als bei mir eine bipolare Störung diagnostiziert worden war. Ich fand es in einem Buch von Kay Redfield Jamison, Psychiatrieprofessorin, Expertin für manisch-depressive Erkrankungen und Weggenossin. Ihr autobiografisches Buch *Meine ruhelose Seele. Die Geschichte einer manischen Depression* zu lesen war tröstlich, weil mir dabei aufging, dass ich nicht, wie ich geglaubt hatte, allein bin mit meinen Erfahrungen. Noch mehr aber bedeutet mir ihr Buch *Touched with Fire. Manic-Depressive Illness and the Artistic Temperament.* Es hat mich gelehrt, dass die Diagnose mich nicht zu einem schlafwandlerischen Leben in drogenbenebeltem, nur von gelegentlichen hässlichen Wutanfällen durchbrochenem Stumpfsinn verdammt. Zumindest nicht zwangsläufig. Ich brauchte nur eine Möglichkeit zu finden, »das verstärkte Vorstellungsvermögen, die gesteigerten Gefühlsregungen und den erhöhten Energiepegel« sinnvoll für mich zu nutzen, und schon würde ich, wie Jamison selbst, in die luftigen Höhen wahrer Genies aufsteigen können. Wie die Dichter Robert Lowell und Anne Sexton, wie Emile Zola und Virginia Woolf, wie Georgia O'Keeffe und Jackson Pollock würde ich, dachte ich, womöglich »vom Feuer gezeichnet« sein.

Wobei all diese Genies, bis auf Jamison selbst, von dem selbst gelegten Feuer verzehrt wurden. Und meine Werke sind, obwohl ich inzwischen »ernstere« Bücher schreibe als *A Playdate With Death* (»Spielstunde mit dem Tod«), mitnichten die *Caféterrasse am Abend* oder »Sie geht in Schönheit«. Mein Talent, so schien es zumindest, war den Preis, den meine Lieben und ich dafür zahlen mussten, nicht wert. Ich konnte meinen Mangel an Gelassenheit nicht einfach als notwendiges Übel abtun, als unschöne Kehrseite meiner Kreativität. Ich musste versuchen, mein Gleichgewicht zu finden.

Ungefähr eine Stunde nordwestlich von dort, wo ich wohne, schmiegt sich in ein kleines grünes Tal in den Bergen von Marin das Green Gulch Farm Zen Center. Auf dem Weg zur Küste bin ich schon Dutzende Male daran vorbeigefahren. Jeden Sonntag bietet das Zen-Zentrum offene Meditation und eine Dharma-Wanderung an, einen Vortrag zu zentralen Themen des Buddhismus und daran anschließend ein gemeinsames Mittagessen. Selbst erklärte Aufgabe ist es, »in uns selbst und den vielen Menschen, die hierherkommen, den Geist des Bodhisattva zu erwecken, den Geist der Güte und der angewandten Hilfsbereitschaft«. Gleichmut ist eine der vier Haupttugenden des Buddhismus – neben liebender Güte (Wohltätigkeit), Mitgefühl und Mitfreude. Der Buddhismus lehrt uns, dass wir zu körperlicher Gelassenheit finden können, indem wir uns entspannen und achtsam alle Empfindungen vorbeiziehen lassen. Und dass wir geistige Gelassenheit finden können, indem wir negative Gedanken loslassen und uns selbst und andere in Liebe annehmen. All das lernt man in der Meditation. Die ich so liebe.

Meine erste Meditationserfahrung habe ich gemacht, als ich mit meinem zweiten Kind schwanger war und völlig geschlaucht von der Betreuung seiner großen Schwester. Ich habe mich damals in diesen Kurs (wie in zahllose andere Yoga-Seminare, Meditationskreise, TM-Mantren und Achtsamkeits-Apps) locken lassen von der Verheißung, er werde mir zu gesteigertem Glücksempfinden, Schmerzlinderung, erhöhter Gedächtnisleistung und verbesserter Denkfähigkeit verhelfen – sowie zu einem längeren, besseren Leben. Ich habe in Klassenzimmern gesessen, die nach Bleistiften und Füßen rochen, und auf Anweisung des Kursleiters versucht, mir über meinem Kopf einen blühenden Lotus vorzustellen, dessen Blütenblätter eins nach dem anderen sanft zu Boden schwebten. Das war in der Frühzeit des Internets, als es noch nicht so einfach war, Fotos von Dingen zu finden, die man noch nie gesehen hat, und es sollten noch Jahre vergehen, bis mir aufging, dass mein gedanklicher »Lotus« wohl eher eine Chrysantheme war. Eine Lotusblüte hat acht Blättchen, Chrysanthemen 1327. Was womöglich erklärt, warum mir dabei so schnell langweilig wurde.

Ich habe mich von unzähligen erfahrenen Lehrern beim Meditieren anleiten lassen, aber statt dass ich ruhig dasitze und meinen vorbeiziehenden Gedanken nachschaue wie Wölkchen am blauen Sommerhimmel, läuft mein innerer Monolog normalerweise in etwa so ab: *Du denkst schon wieder. Du kannst nicht mal für fünf Minuten dein Hirn ausschalten. Jetzt denkst du schon, du denkst, und denkst übers Denken nach. Nun schimpf doch nicht mit dir, nur weil du denkst! Warum bist du bloß so voller Selbsthass, so unfähig und inkompetent, dass du nichts hinbekommst, als dich sogar beim Meditieren selbst zu bekritteln? Was zum Teufel stimmt nicht mit dir?* Und so weiter und so fort, bis irgendwann der Kurzzeitwecker klingelt.

Eins der wenigen Dinge, die ich mit Gewissheit über die Praxis der Meditation sagen kann, ist, dass niemand je von seinem Guru als Mantra aufgetragen bekommen hat: »Was zum Teufel stimmt nicht mit dir?«

Immer, wenn ich es schaffe, an mehr als drei aufeinanderfolgenden Tagen zu meditieren, überlege ich ernsthaft, am Sonntag ins Green Gulch Center zu fahren. Einmal habe ich sogar erwogen, mich für drei Tage dorthin zurückzuziehen. Aber Green Gulch ist eine »duftfreie Gemeinschaft«, und ich habe Locken. Sieht ganz so aus, als sei der Leidensdruck bei meiner Suche nach dem heiligen Gral der Gelassenheit noch nicht so groß, dass ich bereit wäre, auch nur einen Tag auf meine Haarspülung zu verzichten.

In meiner Stadt wimmelt es nur so von spirituellen Mentoren in allen nur erdenklichen Gestalten und Farben. Meiner Erfahrung nach sind die meisten zwar wahre Muster an Mitgefühl und Ausgeglichenheit, aber niemand ist so feindselig wie ein feindselig gestimmter Berkeley-Buddhist. Er mag zwar förmlich überquellen vom Geist des Bodhisattva, aber er klaut dir trotzdem den letzten freien Parkplatz vor der Berkeley Bowl.

Dennoch. Hier haben wir eine Übung, die genau jene Ruhe verspricht, die ich mir ersehne. Wäre es nicht mehr zu bewundern, wenn ich mich dieser Übung verschriebe, duft- (aber wohl kaum geruchs-)frei, wie ich bin, statt in einem medizinischen Tropffläschchen mit verbotenen Substanzen Gelassenheit zu suchen? Vielleicht sollte ich beides machen. Ich werde mich bemühen, den Rest des Monats zusätzlich zu meinem Programm jeden Tag zehn Minuten zu meditieren. Ganz allein. Nur meine Haarspülung und ich.

13. Tag

Mikrodosis-Tag

Körperliche Empfindungen: Etwa 90 Minuten nach der Einnahme wurde mir übel. Durchfall. War aber nach ein, zwei Stunden durch. (Haha!)

Stimmung: Fröhlich.

Konflikte: Keine.

Schlaf: Im Morgengrauen aufgewacht, aufgestanden und gelesen, dann wieder eingeschlafen und prompt verschlafen.

Arbeit: Produktiv, aber ohne das Zeitgefühl zu verlieren.

Schmerzen: Wie immer.

Als ich heute Morgen erwachte, war ich in stillem Einklang mit mir und meinem Leben. Was war das für ein ungewohntes Gefühl? Für Freude ist es zu ruhig, für Glückseligkeit zu abgeklärt. Zufriedenheit vielleicht?

Zum ersten Mal, seit ich mit dem Programm angefangen habe, habe ich lange geschlafen und bin zur gleichen Zeit aufgewacht wie mein Mann. Der Nebel hatte sich schon verzogen, als er den Verdunkelungsvorhang beiseiteschob und das Fenster öffnete. Helles Sonnenlicht flutete das Zimmer, und ich roch den erdigen Moschusduft des riesigen Mammutbaums draußen vor dem Fenster. Der Baum ist der Grund, weshalb wir dieses Haus überhaupt gekauft haben. Oder vielmehr der uralte Rosenbusch, der damals den Baumstamm umschlang und hoch oben in den Ästen blühte, so dass die weißen Blüten wie eine märchenhafte Lichterkette zwischen den dunkelgrünen Nadeln funkelten.

Ich war mit unserem zweiten Kind im fünften Monat schwanger, als wir von Los Angeles nach Berkeley zogen. Zunächst quartierten wir uns zur Miete bei einem Akademikerpaar ein, das zu einem Forschungsjahr in China war, und gingen davon aus, dass es kaum länger als ein paar Monate dauern würde, ein eigenes Haus zum Kaufen zu finden. Das gemietete Haus lag in derselben Straße wie das, in dem wir heute leben, und am Morgen nach unserer Ankunft spazierten wir durchs Viertel und entdeckten diesen Baum. Noch nie hatte ich so etwas gesehen; Blumen, die Dutzende Meter hoch scheinbar schwerelos in der Luft schwebend blühten. Der knorrige Stamm des Rosenstocks war von abblätternder Rinde umhüllt und so dick wie mein Arm. Er kletterte den Mammutbaum hinauf, aber auf halber Höhe neigten sich seine Zweige über den Pfad zur Veranda und hingen so tief herab, dass sie um ein Haar die Köpfe derer streiften, die die Stufen hinaufstiegen. Der ganze Garten war verwildert, eingewachsen und mit Erdhaufen übersät.

Das Haus, ein altes, mit braunen Holzschindeln verkleidetes Haus im Berkeley-typischen *Arts & Crafts*-Stil, wurde gerade umgebaut. Als wir so dastanden und versonnen in den Baum hinaufschauten, kam einer der Arbeiter zur Haustür heraus.

»Entschuldigen Sie!«, rief ich. »Steht das Haus zufällig zum Verkauf?«

Er schüttelte nur den Kopf und wies auf die andere Straßenseite. Der Mann, der dort wohne, erklärte er, renoviere das Haus gerade für seine Schwägerin.

Leise enttäuscht gingen wir weiter. Berkeley wimmelt nur so von traumschönen alten Bungalows, Mammutbäumen und Wildrosenbüschen. Wir waren uns sicher, dass wir spielend leicht etwas anderes finden würden.

Leider kamen wir just zu der Zeit in die Stadt, als der bis heute anhaltende Immobilienboom einsetzte. Wir schauten uns Dutzende Häuser an, gaben drei- oder viermal ein Gebot ab und steckten unseren Preisrahmen höher und immer höher, bis es dermaßen absurd wurde, dass es schon gar keinen Sinn mehr ergab, sich Gedanken über ein eigenes Haus zu machen. Wir waren so weit entfernt von allem, was wir uns hätten leisten können, was machten da zehntausend mehr oder weniger noch für einen Unterschied? Und doch ist jedes der Häuser letztendlich für wesentlich mehr verkauft worden als selbst die irrwitzigsten Summen, die wir geboten hatten.

Derweil wuchs meine Schwangerschaftskugel munter weiter, und die Rückkehr des Professorenpaars aus China stand bevor. Langsam verzweifelten wir. Und verzweifelte Menschen begehen Verzweiflungstaten. Die Lage war so aussichtslos, dass wir irgendwann einen Flyer mit der flehentlichen Bitte um ein Dach über dem Kopf bastelten.

Wir machten ein Foto von uns: ich mit dickem Bauch, mein Mann mit nachdenklichem Gesicht, unsere zweijährige Tochter mit Lockenkopf. Wir wollen Ihr Haus!, kritzelte ich oben über das Bild. Davon machten wir hundert Kopien, die wir unter Haustüren hindurchschoben, in Taquerias und Cafés an Pinnwände hefteten und an Laternenpfähle klebten. Der Bruder meines Mannes, der sich für uns in Grund und Boden schämte (ihr gemeinsamer Nachname ist eher ungewöhnlich, und man kennt ihn in der Stadt), rief an und fragte, ob wir vollends den Verstand verloren hätten. Ein paar Jahre später fand er sich übrigens mit schwangerer Frau und auslaufendem Mietvertrag unversehens in einer ähnlich verzweifelten Lage wieder und führte sich nicht minder absurd auf. Der Bay-Area-Immobilienmarkt treibt einen viel eher in eine handfeste Psychose als ein schlechter LSD-Trip.

Und während dieser ganzen Zeit konnten wir zusehen, wie die Arbeiten an dem Haus am Ende der Straße fortschritten. Die alten Rohrleitungen wurden herausgerissen. Der Lieferwagen des Elektrikers kam und verschwand wieder. Und dann rief uns eines Tages der Immobilienmakler an und meinte, in unserer Nachbarschaft stünde ein Haus zum Verkauf. Der Eigentümer habe es eigentlich für seine Schwägerin renovieren wollen, doch die sehe sich nun gezwungen, aus beruflichen Gründen in eine andere Stadt zu ziehen. Wir trafen uns im Maklerbüro, und er spazierte mit uns um die Ecke zu ebenjenem Haus, das wir an unserem ersten Tag in Berkeley entdeckt hatten, dem Haus mit dem wild wuchernden Rosenbusch!

Unser Makler rief den Besitzer umgehend an, doch der meinte, er sei nun doch noch nicht bereit zu verkaufen. Er wolle zunächst die Renovierungsarbeiten abschließen. Rufen Sie mich in ein, zwei Monaten noch mal an, sagte er. Aber wir konnten keine ein, zwei Monate warten. Wir boten mehr, als er verlangte; mehr, als wir uns eigentlich leisten konnten. Er blieb bei seinem Nein. Und dann stand ich eines Tages mit ihm unter dem blühenden Mammutbaum – das T-Shirt war mir über den dicken Bauch hochgerutscht – und brach unvermittelt in Tränen aus. Ich flehte ihn an, uns das Haus zu verkaufen, so wie es gerade sei, unfertig. Unbehaglich trat er von einem Fuß auf den anderen und schaute hinauf in die weißen Rosen, die zwischen den Nadeln des Mammutbaums hindurchschimmerten, dann zuckte er die Achseln und sagte endlich Ja. Mein Tränenausbruch war den Hormonen (und der wachsenden Panik) geschuldet und mitnichten ein eiskalt kalkulierter Manipulationsversuch, aber ich würde lügen, wenn ich behaupten wollte, ich wäre nicht froh gewesen, dass die Tränen Wirkung zeigten.

Sofort legten wir los, um die Renovierungsarbeiten abschließen zu können, bevor das Professorenehepaar zurückkam. Und vor der Geburt unseres Kindes – doch obwohl unser ausnehmend rücksichtsvolles Kind es zwei Wochen über den errechneten Termin hinaus in meinem Bauch aushielt, waren die Handwerker, als schließlich die Wehen einsetzten, noch immer nicht mit der Küche fertig. Als es losging, meinte die Hebamme, ein bisschen Bewegung könne nicht schaden, um die Geschichte in Gang zu bringen, also machten mein Mann und ich einen kleinen Spaziergang rüber zum Haus. Ich trat in die Küche und musste mit Schrecken feststellen, dass die Handwerker nicht etwa die dunkelgrüne Granitarbeitsplatte eingebaut hatten, für deren Auswahl wir einen ganzen Nachmittag im Warenlager zugebracht hatten, sondern eine rosa gesprenkelte Monstrosität.

»Ähm«, meinte der Mann achselzuckend. »Was will man machen? Jetzt ist sie drin. Bestimmt gewöhnen Sie sich dran.«

»Wollen Sie mich veräppeln?«, fauchte ich. Dann kam eine Wehe. Ich kauerte mich hin, weil es mir fast den Bauch zerriss. Stöhnend wiegte ich mich vor und zurück. Der Handwerker und seine Leute starrten mich hilflos an. Die Wehe ging vorüber, und ich richtete mich wieder auf.

»Rosa!«, kreischte ich. Eine weitere Wehe folgte unmittelbar, und ich ging erneut keuchend in die Hocke.

»Sie müssen sofort ins Krankenhaus!«, rief der Handwerker entsetzt.

Am liebsten hätte ich *ihn* krankenhausreif geprügelt. Stattdessen presste ich zwischen zusammengebissenen Zähnen hervor: »An rosa Granit werde ich mich nie gewöhnen!«

Praktisch auf Knien flehte der Mann mich an, endlich zu gehen. Und versprach, bis das Baby aus meinem Bauch heraus sei, hätten sie den Fehler behoben. Sein Glück, dass es volle zwei Tage und einen Kaiserschnitt dauerte, bis mein Sohn sich endlich bequemte, die komfortable Bleibe in meinem Uterus zu räumen. Als ich das nächste Mal zur Baustelle kam, das Baby im Tragegurt vor dem Bauch, war die augenbeleidigende rosa Platte durch eine dezent dunkelgrüne ersetzt worden. Denn genau wie Tränen kann ein bisschen Schrecken manchmal ganz nützlich sein, um den eigenen Willen durchzusetzen. Sanft wiegte ich mich vor und zurück, damit das Baby friedlich weiterschlummerte, schaute mich in der Küche um und zuckte die Achseln. Granit ist Granit, dachte ich. Acht Jahre später rissen wir die Platte heraus, recycelten sie und ersetzten sie durch eine aus Zink.

Im darauffolgenden Frühjahr warteten wir ungeduldig darauf, dass die Rosen im Mammutbaum blühten. Der April kam und ging, dann der Mai, dann der Juni. Im Juli riefen wir schließlich einen Baumdoktor, der in den Baum kraxelte und uns bedauernd mitteilte, der alte Rosenstock sei abgestorben. Die Rose war uralt. Sie war zusammen mit dem Mammutbaum gepflanzt worden, 1907, in dem Jahr, in dem das Haus erbaut wurde. Aber in dem Frühling vor unserem Einzug hatte sie zum letzten Mal geblüht.

Ich glaube zwar nicht an Gott und ich glaube nicht an Schicksal, aber ich bin abergläubisch. Ich klopfe auf Holz, laufe nicht unter Leitern hindurch. Warum, kann ich nicht erklären. Das fing erst recht spät in meinem Leben an, erst nachdem ich meinen Mann kennengelernt hatte, der mir, obwohl er sonst ein hoffnungsloser Optimist ist, beigebracht hat, Salz über die Schulter zu werfen und »Kenahora« zu murmeln, um den bösen Blick abzuwehren. Wir glauben eigentlich beide nicht an so etwas, aber uns wird komisch, wenn wir das Zauberwort mal vergessen. Ich glaube, bei mir liegt das einfach daran, dass ich nicht auf mein Glück vertraue. Ich glaube nicht, dass ich es verdient habe, weshalb ich panische Angst habe, es könnte mir wieder genommen werden.

Wie sollte ich es unter diesen Umständen also nicht als Zeichen drohenden Unglücks verstehen, dass ausgerechnet die Pflanze, die uns überhaupt erst zu diesem Haus geführt hatte, so mir nichts, dir nichts eingegangen war?

»Das ist ein böses Omen!«, jammerte ich und starrte hinauf in die toten Ranken.

Es wird Sie sicher nicht weiter verwundern, dass mein Mann wenig beeindruckt war. Natürlich hat es etwas zu bedeuten, meinte er. Aber nicht das, was du denkst. Die Rose ist uns aufgefallen. Sie hat uns hierhergebracht, zu diesem Haus, in dem wir als Familie leben und unsere Kinder großziehen werden. Sie hat ihre Aufgabe erfüllt. Sie braucht nicht mehr zu blühen. Sie darf in Ruhe sterben.

Wir haben eine neue Rose gepflanzt, lassen sie aber nicht in den Mammutbaum wachsen. Denn wie sich herausgestellt hat, waren die Ranken eine Gefahr für den Baum; sie hätten ihn fast erdrückt. Als die Baumdoktoren die tote Rose herausgeschnitten hatten, schien der Mammutbaum aufzuatmen. Er trieb aus, bildete neue und stärkere Äste aus, reckte und streckte sich und schien nach dem Himmel greifen zu wollen. Heute schimmern seine Nadeln im späten Morgenlicht, und weil ich die Dinge ganz neu betrachte, fällt mir auf, was ich in den vergangenen achtzehn Jahren beinahe jeden Morgen übersehen habe: wie wunderschön er ist.

14. Tag

Übergangstag

Körperliche Empfindungen: Keine.

Stimmung: Missgelaunt aufgewacht, aber das hat sich schnell gelegt.

Konflikte: Keine.

Schlaf: Nicht mehr als sechs Stunden, obwohl ich mir große Mühe gegeben habe, ein bisschen länger zu schlafen.

Arbeit: Nicht so produktiv wie gestern, aber gar nicht so übel.

Schmerzen: Nachts ein bisschen.

Die Erkenntnis des Tages: Was, wenn Laune eine bewusste Entscheidung ist? Was, wenn ich einfach zu faul bin, um meinen Lieben gegenüber nett zu sein? Ich weiß, das ist zu schlicht gedacht. Ich weiß, dass ich in meinem bisherigen Leben meine Gemütsstürme genauso wenig steuern konnte wie das Wetter. Aber heute erscheint es mir möglich. Beim Aufwachen war ich mein altes Ich, das von vor dem Programm: grummelig und übermüdet, verdrießlich und übellaunig angesichts einer Welt, die gemacht ist für Menschen, die nichts Besseres zu tun haben, als frühmorgens freudig aus dem Bett zu hüpfen, eine Stunde zu meditieren und die Sonne schon vor dem Aufgehen zu grüßen. Wenn es nach mir ginge, würde ich mit einer Zeitung und einer Tasse Tee bis mittags im Bett herumlümmeln. (Oder wie die Bewohner von Downton Abbey stilecht ein Silberglöckchen läuten, worauf die Bediensteten in flüsterleisen Hausschuhen herbeieilen, um Tabletts mit frisch gebrühtem Tee und gebuttertem Toast hereinzutragen!) Nach einigen absehbaren Augenblicken des Murrens und Sehnens (verheiratete Damen sollten im Bett speisen) dachte ich bei mir: Eigentlich ist es gar nicht so schwer, nett zu sein. Nicht mal um halb sieben morgens.

Leichten Schrittes bin ich nach unten geschwebt. Als meine Kinder sich aus den Betten mühten und aus ihren Zimmern krochen, die Gesichter schlafverknittert, die Nasen an die Smartphones geklebt, begrüßte ich sie liebevoll und gut gelaunt. Das ist das Mindeste, was ich als Mutter zustande bringen sollte, und müsste eigentlich die Norm sein. Und doch ist es morgens meist so: Wenn ich es überhaupt schaffe, meinen Hintern aus dem Bett zu bewegen, dann brumme ich höchstens hier und da mal wie ein Bär, den man aus dem Winterschlaf geholt hat, und hocke über meinen Tee und die *New York Times* gebeugt am Küchentisch. Heute aber habe ich, als ich den Kindern unter fröhlichem Geklapper das Frühstück auf den Tisch stellte (einzeln statt in Serie produziert, denn Gott bewahre, dass die Menschen in diesem

Haus morgens alle das Gleiche essen könnten), ihnen reihum gesagt, wie lieb ich sie habe. Ich machte ein paar Witzchen. Ich erklärte dem einen, wir sollten uns davor hüten, schlecht gelaunt zu sein, nur weil wir beide eine unruhige Nacht gehabt hätten und übermüdet seien.

Als ich dann auch noch versuchte, meiner Teenie-Tochter einen Bauernzopf zu flechten, und ihr einen Kuss auf die Wange drückte, rief sie entgeistert: »Oh Gott. Wer bitte bist du?«

Mit sieben Jahren hatte ich immer wieder einen Traum, in dem ich in einem idyllischen Tal im Wald lebte, zusammen mit liebenswürdigen Wildtieren, unter anderem einem entzückenden Rehkitz. (Gut möglich, dass ich vorher *Bambi* gesehen hatte.) In diesem Traum war alles so schön, wie es nur im Traum sein kann. Die Blumen blühten zart, die Sonnenstrahlen schimmerten goldfleckig durch das sattgrüne Blätterdach. Die Tiere hatten seidenweiches Fell und ließen sich nur zu gern von mir streicheln. Das Rehkitz mit der samtigen Nase war ihr sanfter Anführer, geliebt von den anderen Tieren, bewundert von den Besuchern des Tals. Nur ich allein wusste, dass das Kitz eigentlich böse war; ein Dämon, der sich hinter dicht bewimperten schokoladenbraunen Reh-augen verbarg.

Nacht für Nacht erwachte ich weinend aus diesem Traum und schrie nach meiner Mutter. Im Halbschlaf tappte sie in mein Zimmer, tröstete mich und legte mich wieder ins Bett, so wie ich es heute mit meinen Kindern mache, wenn sie nachts aus einem Albtraum hochschrecken. Eines Nachts ist sie auf dem Weg ins Kinderzimmer schlaftrunken gegen die Tür gelaufen und mit einem lauten Rumms hingefallen. Mein Vater kam angerannt, es wurde laut und hektisch, und dann waren sie weg. Er muss sie wohl wieder ins Schlafzimmer gebracht haben. Und ich lag mutterseelenallein in meinem Bett und war mir sicher, dass das Kitz meine Mutter angegriffen, sie umgestoßen, ihre Seele verdrängt und ihren Platz eingenommen hatte.

Wer bist du?, dachte ich fortan, wenn ich meine Mutter ansah. Aber ich wusste ja, wer sie war. Sie war das Rehkitz.

Ich weiß nicht mehr, ob ich Tage, Wochen oder Monate in der düsteren Gewissheit lebte, dass meine Mutter nicht meine Mutter sei, sondern ein bösartiges Rehkitz in menschlicher Gestalt. Was ich aber sehr wohl weiß, ist, dass der Wechselbalg mich weder ängstigte noch sorgte. Manchmal war dieses Wissen sogar tröstlich. Meine Mutter schrie mich an, und ich dachte nur: »Ach, du grässliches Reh«, und dann dachte ich an meine wahre, wirkliche Mutter. Sie zu vermissen half mir, die Wunden zu verkraften, die das böse Rehkitz mir schlug, wenn es ihre Gestalt annahm.

Als ich heute Morgen so traumtänzerisch leicht durch die Küche schwänzelte und mit alberner Stimme Witze machte, kam mir der Gedanke, dass meine Kinder sich jetzt womöglich fragten, ob ein märchenhaftes oder außerirdisches Wesen von ihrer Mutter Besitz ergriffen und die launische alte Hexe, die sonst in diesem Körper lebte, ersetzt hatte.

Meine Tochter jedenfalls rieb sich, nachdem ich ihr

noch einen lauten Schmatz auf die Wange gedrückt hatte, angewidert das Gesicht und stöhnte: »Du nervst! Was ist denn los mit dir? Hast du dir, ich weiß nicht, LSD in den Kaffee gerührt?«

15. *Tag*

Normaler Tag

Körperliche Empfindungen: Keine.

Stimmung: Anfangs gut, kippte aber und ging dann den Bach runter.

Konflikte: Keine direkten Konfrontationen, aber ich habe das sehr bestimmte Gefühl, dass gewisse Menschen nerviger sind, als sie sein sollten, und einige dieser Personen leben in meinem Haushalt.

Schlaf: Acht Stunden durchgeschlafen. Verschlafen.

Arbeit: Mein erster unproduktiver Tag.

Schmerzen: Etwas Unwohlsein.

Obwohl unser letzter heftiger Streit inzwischen zwei Wochen zurücklag, obwohl ich vergangene Woche meine wenigen Habseligkeiten aus seinem Studio weggeräumt und danach endlich Ruhe gefunden hatte und obwohl mein Mann und ich uns blendend verstehen, seit er wieder da ist, haben wir die Therapiestunde dazu genutzt, unser Streitgespräch über das Studio noch einmal aufzurollen. So hat es zumindest angefangen. Aber nach über zwanzig Jahren Ehe wechseln solche Streitereien unweigerlich rasch auf die Meta-Ebene. Es kann mit der Frage anfangen, ob ich mir nun ein eigenes Büro mieten soll oder nicht, und dann dauert es nicht lange, bis wir einander die Köpfe einschlagen: wer von uns jetzt angefangen hat zu diskutieren, wer von uns fair streitet und wer nicht, ob dieser Streit nur die Fortsetzung der endlosen, immer gleichen Zankereien ist und worum es eigentlich wirklich geht.

Genauso war es auch diesmal. Kaum hatten wir der Therapeutin unseren Disput beschrieben, erklärte ich ihr bereits, im Kern gehe es um die Frage, ob wir uns ein Büro teilen sollten oder nicht.

»Das wahre Problem«, meinte ich, »ist, dass er sauer ist auf mich.«

»Gar nicht wahr!«, widersprach mein Mann vehement.

Ich überhörte den Einwand geflissentlich und redete weiter auf die Therapeutin ein. »Er hat es satt, sich mit meinen Launen herumzuschlagen. Und wer könnte es ihm verdenken? Es liegt ausschließlich an mir, dass es bei uns in letzter Zeit so hakt.«

Worauf er meinte: »Ich wünschte, du würdest das nicht immer sagen.«

»Schon okay. Es ist dein gutes Recht, mir die Schuld zu geben. Ich gebe sie mir ja selbst.«

An unsere Therapeutin gewandt, erklärte mein Mann: »Ich gebe ihr nicht die Schuld. Können Sie ihr bitte helfen, das endlich zu begreifen?«

»Lieben Sie Ihren Mann?«, fragte die Therapeutin.

»Ob ich ihn liebe?«, entgegnete ich. Die Frage, die man

eben gestellt bekommen hat, zu wiederholen ist ja eine beliebte Taktik, um Zeit zu schinden. Aber mir ging es nicht darum, mir eine clevere Antwort zurechtzulegen. Ich wiederholte die Frage, weil ich nicht fassen konnte, dass ich so etwas Dämliches gefragt wurde.

»Ja. Lieben Sie ihn?«

»Mehr als alles andere auf der Welt.«

»Und warum drohst du dann bei jedem Streit, mich zu verlassen?«, fragte mein Mann. »Warum packst du jedes Mal, wenn wir aneinandergeraten, deine Koffer?«

Stimmt. Wenn ein Streit zu heftig wird, fange ich schon mal an, wahllos Sachen in eine Tasche zu pfeffern. Manchmal marschiere ich sogar zur Tür hinaus und fahre eine Weile ziellos durch die Gegend, ehe ich mich schließlich kleinlaut wieder ins Haus schleiche. Ein bisschen wie ein Kind, das ein Sandwich in den Rucksack packt und lauthals verkündet, auf Nimmerwiedersehen davonlaufen zu wollen. Aber mein Mann hält das kaum aus. Als Scheidungskind erträgt er es nicht, verlassen zu werden, auch wenn er eigentlich wissen müsste, dass ich immer zurückkomme. Es löst in ihm eine tiefverwurzelte Angst aus. Ich dagegen, die zusehen musste, wie ihre Eltern in ihrer bedrückend engen Ehe immer wieder aneinandergerieten, reagiere auf Krisen mit verzweifelten, wenn auch kurzlebigen Fluchtversuchen.

»Das sollten Sie nicht«, meinte unsere Therapeutin streng. »Drohen Sie nicht, ihn zu verlassen. Das ist grausam.«

»Ich sage Ihnen was«, entgegnete ich. »Ich mache das, weil ich ihn liebe und weil ich ihm einen Gefallen tun würde, wenn ich ihn verlasse. Ohne mich wäre er besser dran.«

Mein Mann verzog das Gesicht.

»Eigentlich sollte ich ihn verlassen, aber ich tue es nicht«, fuhr ich fort und sah dabei unsere Therapeutin an, nicht meinen Mann.

»Soll das heißen, Sie wollen ihn verlassen?«, hakte sie nach.

»Natürlich nicht! Ohne ihn würde ich meines Lebens nicht mehr froh. Niemals würde ich ihn verlassen.«

»Weil Sie ohne ihn todunglücklich wären.«

»Nein! Verstehen Sie das denn nicht? Hier geht es nicht um mein persönliches Unglück. Ich habe es verdient, unglücklich zu sein. Ich wünsche mir nur, dass er glücklich ist, und ich weiß, dass er ohne mich ganz bestimmt glücklicher wäre.«

»Also drohen Sie, ihn zu verlassen, weil es das Beste für ihn ist?«

»Ganz genau. Aber es gibt ein Problem. Man kann ihm nicht trauen.«

Mein Mann verdrehte die Augen.

»Er hat einen unmöglichen Frauengeschmack«, erklärte ich. »Er steht auf neurotische Wracks. Er ist darauf abonniert, das Irreparable reparieren zu wollen. Ich könnte ihn nie verlassen, weil es vollkommen sinnlos wäre. Kontraproduktiv. Er würde sich höchstens eine anlachen, die noch verrückter ist als ich.« Selbst wenn ich tot umfiele, würde er nicht im Traum daran denken, meine bezaubernde Schauspielerfreundin zu ehelichen, die, der ich genaue, wenn auch etwas Ambien-umnebelte

Verhaltensmaßregeln geschrieben habe für den Fall, dass sie irgendwann meinen Platz einnehmen muss. Er würde sie nicht wollen, weil sie mit beiden Beinen fest im Leben steht.

»Ach, Himmelherrgott noch mal«, murmelte mein Mann.

Die Therapeutin meinte: »Glauben Sie ihm, wenn er sagt, dass er Sie liebt?«

»Natürlich! Haben Sie denn nicht gehört, was ich gesagt habe? Diese Liebe ist ja gerade das Problem! Sie ist der Beweis für sein unterirdisches Urteilsvermögen.« Das alte Annie-Hall-Zitat, das Groucho Marx paraphrasiert: »Ich möchte keinem Club angehören, der mich als Mitglied aufnimmt.« Unanfechtbar!

»Sagen Sie es«, meinte sie. »Sagen Sie ihm, dass Sie wissen, dass er Sie liebt.«

Ich sah meinen Mann an. »Ich weiß, dass du mich liebst, obwohl du einen furchtbaren Fehler begehst.«

Die Therapeutin schüttelte den Kopf. »Sagen Sie ihm nur, dass Sie wissen, dass er Sie liebt. Verkneifen Sie sich den Rest des Satzes.«

Ich setzte noch mal an. »Ich weiß, dass du mich liebst, weil du nur auf Zimtzicken stehst.«

»Noch mal.«

»Ich weiß, dass du mich liebst, aber du solltest es lieber lassen.«

»Noch mal.«

»Ich weiß, dass du mich liebst, dabei habe ich es gar nicht verdient.«

»Noch mal.«

Ich brauchte ungefähr ein Dutzend Anläufe, bis ich es schluchzend schaffte, den Rest des Satzes herunterzuschlucken und die sechs Wörter einfach so stehen zu lassen.

»Ich weiß, dass du mich liebst.«

Mein Mann hatte Tränen in den Augen. Er zog mich an sich. Ich sank in seine Arme und weinte so hemmungslos, dass sein Hemd tränenfeucht wurde.

Die Stunde war um.

Er habe weinen müssen, sagte er nachher, weil es ihn so traurig gemacht habe mitanzusehen, wie schwer es mir fiel, diese sechs kleinen Wörter auszusprechen.

Darum sagte ich sie immer wieder, den ganzen Tag über, leichthin, wie einen kleinen Scherz.

»Ich weiß, dass du mich liebst«, trällerte ich im Auto auf dem Heimweg von der Therapie.

»Ich weiß, dass du mich liebst«, zirpte ich, als wir die Treppe zur Veranda hinaufgingen.

»Ich weiß, dass du mich liebst«, flötete ich, als wir zusammen kochten.

»Ich weiß, dass du mich liebst«, wisperte ich, als wir uns liebten.

Und jedes Mal habe ich den Satz in Gedanken beendet. Aber vielleicht ist das nur heute so. Vielleicht sieht es morgen schon ganz anders aus. Morgen, nach der Dosis, werde ich den Satz vielleicht nicht mehr beenden wollen. Oder, noch besser, vielleicht fühlt sich »Ich weiß, dass du mich liebst« dann wie ein ganzer Satz an.

16. Tag

Mikrodosis-Tag

Körperliche Empfindungen: Magen verstimmt.

Stimmung: Müde, aber guter Dinge.

Konflikte: Keine.

Schlaf: Durchschnittlich.

Arbeit: Produktiv.

Schmerzen: Leichte Schmerzen.

Den Nachmittag habe ich in Santa Cruz verbracht, in Jim Fadimans bescheidener Arbeitsklause, einem kleinen, unrenovierten Apartment mit einem Millionen-Dollar-Panoramablick über den Pazifik. Die Surfer waren draußen in den Wellen, wie Bojen hüpften sie auf und ab und paddelten durch die Brandung, während über ihren Köpfen die Seemöwen Purzelbäume schlugen. Der Ausblick auf die Wellen ist so fesselnd, dass Fadiman seinen Schreibtisch gegen die Wand drehen musste, um überhaupt irgendwas zu Papier bringen zu können. Vielleicht sollte ich aufhören herumzujammern, dass ich Platzangst bekomme, weil ich im Studio meines Mannes am Schreibtisch gegen die Wand starre, und mir lieber einbilden, das müsste so sein, weil hinter mir etwas so atemberaubend Schönes ist, dass ich kein Wort schreiben würde, wenn ich andersherum dasäße.

Fadiman nutzt das Apartment als privaten Rückzugsort zum Arbeiten, ohne die Ablenkungen von Heim und Herd und, vermutlich, seiner Frau Dorothy, einer Dokumentarfilmerin, mit der er seit Jahrzehnten verheiratet ist. Die beiden haben zwei längst erwachsene Töchter. Wenn er über sie redet, gerät er ins Schwärmen und spricht stets mit einer Mischung aus liebevoller Zuneigung und väterlichem Stolz.

Seine Regale sind vollgestopft mit vielen Bänden, von denen ich auch viele für meine kleine psychedelische Bibliothek zusammengetragen habe: *LSD – Mein Sorgenkindkind* von Hofmann, *Acid Test* von Tom Schroder, *Sei jetzt hier* von Ram Dass und *Miserable Miracle* von Henri Michaux.

Ich frage mich, ob seine Töchter, als sie noch kleiner waren, diese Bücher genauso beäugt haben, wie meine Kinder es heute tun: verwirrtes Stirnrunzeln, entnervtes Augenverdrehen und ein Schnauben irgendwo zwischen Neugier und Abneigung.

Fadiman und ich haben nicht nur einen ähnlichen Büchergeschmack, wir fahren auch das gleiche Auto, einen silbergrauen Prius, was, zugegeben, eine der unzufälligsten Zufälligkeiten ist. Wir leben in der Bay Area. Einmal habe ich vor dem Whole-Foods-Supermarkt in einer Reihe mit einem halben Dutzend identischer Autos geparkt.* Trotzdem, die gleichen Bücher, das gleiche Auto, die gleichen psychedelischen Interessen.

Bei chinesischem Essen in seinem Lieblingsrestaurant am Ort hat Fadiman mir seine Lebensgeschichte erzählt: wie die Regierung damals seine Forschung verboten und damit seine wissenschaftliche Karriere, für die er in Harvard und Stanford studiert hatte, beendet hat – bis hin zu seiner jüngsten Arbeit, der Sammlung von Berichten zum Microdosing. Selbst wenn er über sein eigenes Leben spricht, lässt er viel Raum für Fragen und Anmerkungen. Für jemanden, der so viele Interviews gibt und so oft öffentlich auftritt, legt er erstaunlich wenig Wert darauf, sich selbst reden zu hören. Vielmehr stellt er Fragen, vollkommen offen, wertfrei und einladend. Er wirkt vertrauenswürdig und vor allem interessiert. Wobei, woher will ich das so genau wissen? Ich habe den Mann bloß ein paarmal interviewt. Wer weiß, vielleicht würden seine Töchter sich, wenn man sie fragte, darüber beklagen, dass er jedes Gespräch an sich reißt und sich kein bisschen für das interessiert, was sie zu sagen haben. Womöglich hat er ihnen eine Schachtel mit Tonbandaufnahmen geschenkt, auf denen er über die Zwangskollektivierung in der Ukraine schwadroniert.

Fadiman hat erzählt, dass er, als die International Foundation für Advanced Study ihre Türen schließen musste,

---

* Frustriert, mein Auto nicht auf den ersten Blick ausmachen zu können, habe ich schließlich einen zweiten Obama-Sticker auf die Stoßstange geklebt, denn mit nur einem war es von all den anderen nicht zu unterscheiden. Wollte ich es allerdings wirklich auf den ersten Blick erkennen können, müsste ich wohl einen Trump-Aufkleber drankleistern.

eine erfolgreiche Karriere als Unternehmensberater begonnen und unter anderem für Firmen wie Lockheed, Dow Chemical und Foster Freeze in der Personalberatung gearbeitet hat. Außerdem schloss er sich einer kleinen Gruppe von Wissenschaftlern an, die den Forschungsbereich der humanistischen Psychologie und letztendlich der transpersonalen Psychologie begründen sollte; eine neue Schule der Psychologie, die sich darauf konzentriert, Vorstellungen von Spiritualität und Transzendenz mit emotionaler und persönlicher Entwicklung zu verbinden. Fadiman war Mitbegründer des Institute of Transpersonal Psychology, heute bekannt als Sofia University, eine kleine, gewinnorientierte Universität im Silicon Valley. Er hat Lehrbücher veröffentlicht und sogar einen Roman. Zwar wurde er regelmäßig eingeladen, über seine frühe psychedelische Forschung zu berichten, aber er hat nie zum psychedelischen Untergrund gehört, zu keiner der diversen Gruppierungen von Sechziger-Jahre-Psychonauten, die weiterhin mit bewusstseinserweiternden Substanzen experimentierten. Er schrieb, er lehrte, er hielt Vorträge und arbeitete.

Und dann wurde Fadiman 2008 eingeladen, in Chicago eine Vorlesung zur Geschichte der psychedelischen Forschung zu halten. Dort lernte er eine Frau kennen, die er »Madeline« nennt und deren Geschichte über Microdosing er in *The Psychedelic Explorer's Guide* aufgenommen hat. Madeline war berufstätig, kümmerte sich rührend um ihre Kinder und war ihrem Mann eine liebevolle Partnerin, und das alles, weil oder obwohl sie nebenbei LSD in Kleindosen konsumierte. Seit Jahren schon nahm sie Mikrodosen, im Schnitt an sechs Tagen im Monat, und wenn sie »an einem Projekt arbeitete, das besondere Aufmerksamkeit und Konzentration verlangte«, auch mal öfter. Madeline war ganz von allein aufs Microdosing ohne Anleitung gekommen, erfuhr aber bald, was Fadiman längst wusste, nämlich dass Albert Hofmann selbst zumindest in den letzten Jahrzehnten seines Lebens, wenn nicht noch länger, regelmäßig LSD in Mikrodosen nahm.

Fadiman hatte durch einen seiner Nachbarn in Santa Cruz, einem Mann namens Robert Forte, von Hofmanns ungewöhnlichem Gebrauch der Droge erfahren. Forte zufolge war Hofmann der Überzeugung, dass Sandoz Pharmaceuticals, wären sie dazu bereit gewesen, eine Version von mikrodosiertem LSD hätten auf den Markt bringen können, die Stimulanzien wie Ritalin oder Adderall womöglich rasch den Rang abgelaufen hätte. Man stelle sich eine Welt vor, in der entnervte Beratungslehrer die Eltern ihrer Schüler anrufen und erklären: »Hören Sie, ich glaube, es wäre besser für Ihr Kind, wenn es LSD bekäme.« Terence McKenna, Ethnobotaniker und Bewusstseinsforscher, berichtete ebenfalls, Hofmann habe ihm erzählt, dass er regelmäßig Mikrodosen nehme. Vor allem, wie Hofmann selbst erklärte, »unter hohen Bäumen«.*

---

* Interessanterweise zeigen neueste Forschungsergebnisse, dass Spaziergänge in der Natur, besonders unter hohen Bäumen, Angstzustände und Depressionen ebenso wirksam lindern können wie SSRIs (Rachel Hine, Carly Wood und Jo Barton: *Ecominds: Effects on Mental Wellbeing: An Evaluation for MIND*. London: Mind, 2013.) Die Japaner haben dafür sogar einen eigenen Terminus: shinrin-yoku oder »Waldbaden«. Das japanische Gesundheitsministerium bewirbt Waldbaden zum Stressabbau, hat sich aber meines Wissens bisher nicht zur Wirkungssteigerung durch eine winzige Dosis bewusstseinserweiternder Drogen geäußert.

Nachdem Fadiman Madeline kennengelernt hatte, erfuhr er von weiteren Menschen, die sich für Microdosing interessierten, was ihn letztendlich dazu brachte, einen Leitfaden zusammenzustellen, um sowohl die Sicherheit des Experiments zu gewährleisten als auch eine Protokollierung oder Dokumentation der gesammelten Erfahrungen anzuregen. Ihm fiel auf, dass viele Selbstversucher berichteten, der Tag nach dem Tag mit der Mikrodosis sei oft besser als der erste, woraufhin er das Drei-Tage-Modell entwickelte. Der dritte Tag, den ich den »normalen Tag« nenne, ist nicht zwingend notwendig. Allerdings bietet er einen immer wiederkehrenden Eichpunkt, an dem sich die Wirksamkeit des Experiments ablesen lässt. Außerdem beugt er einer Gewöhnung an die Droge vor.

Andere sind der Ansicht, es gebe gute Gründe, die Mikrodosen nicht durchgängig zu nehmen. Tim Ferriss beispielsweise wählt warnende Worte bezüglich des Programms. »Biologisch gesehen gibt es selten etwas umsonst«, erklärte er mir. Seine Sorge rührt daher, dass LSD und andere Psychedelika Serotoninrezeptor-Antagonisten sind; will heißen, sie aktivieren Serotonin, ähnlich wie SSRI, Prozac zum Beispiel, auch wenn der zugrundeliegende Mechanismus ein anderer ist. Ferriss hält es für denkbar, dass niedrig dosierte Psychedelika, genau wie SSRI, die Stimmung heben, sorgt sich aber zugleich, sie könnten auch bislang unerwartete Auswirkungen auf die hirneigene Serotoninproduktion haben. Seine größte Sorge bezüglich der Mikrodosierung ist, dass eine langfristige Anwendung zur Gewöhnung führen und die endogene Serotoninproduktion vollkommen aus dem Gleichgewicht bringen könnte. Als ich diese Bedenken gegenüber einem befreundeten Psychopharmakologen äußerte, bestätigte dieser zwar, dass das durchaus möglich sei, erklärte aber, er halte es für äußerst unwahrscheinlich und das Risiko für überschaubar. Außerdem sei dieses Problem keineswegs der Mikrodosierung von LSD vorbehalten. David Presti stimmt ihm in diesen Punkten zu und meint: »Welches Risiko dabei auch besteht, es ist bedeutend geringer als das, welches mit der langfristigen Einnahme von Antidepressiva einhergeht.« Es gibt Hinweise darauf, dass SSRI bei langfristiger Anwendung selbst Serotonin abbauen, und trotzdem wird Patienten, bei denen Antidepressiva anschlagen, nur sehr selten davon abgeraten, sie zu nehmen. Dennoch reicht das Schreckgespenst der Gewöhnung und der Langzeitwirkungen auf die Serotoninproduktion aus, um den normalen Tag mehr als gerechtfertigt erscheinen zu lassen, obwohl er mir der unliebste im Zyklus ist. Genau wie meinen Kindern. Auch wenn die nicht wissen, warum.

Seit der Veröffentlichung seines Buches 2011 hat Fadiman, wie er mir sagte, etwa dreihundert Anfragen mit der Bitte um Zusendung seines Leitfadens erhalten. Zurückbekommen hat er etwa fünfzig Berichte unterschiedlicher Länge und Ausführlichkeit. Sie erreichen ihn aus allen Teilen der Welt, und die meisten Versuchsteilnehmer mikrodosieren LSD oder Psilocybin. Es gibt aber auch Erfahrungsberichte von Menschen, die andere bewusstseinserweiternde Drogen nehmen, darunter Ayahuasca, Iboga und sogar eine Pflanze, die sich »Syrische Steppenraute« nennt. Fadiman zeigte mir einen vollgestopften Pappkarton voller Unterlagen und erklärte, in Palo Alto, wo er die andere Hälfte der Woche lebt, stünde noch einmal ein solcher. Manche Teilnehmer schreiben weitschweifige Geschichten, andere erstellen Tabellen und dokumentieren bestimmte Verhaltensweisen und Charakteristika. Manche führen detailliert Tagebuch. Manche, so wie ich, machen von allem ein bisschen. Fadiman weiß nicht so recht, was tun mit diesen sehr persönlichen und individuellen Erfahrungsberichten. Es ist schwierig, die unterschiedlichen Dokumente und das Erlebte, das sie beschreiben, zu vergleichen und zu irgendwelchen konkreten Schlüssen zu gelangen. Trotzdem versucht er, wenn schon nicht Schlüsse zu ziehen, so doch zumindest die Daten zusammenzufassen.

Ich habe Fadiman gefragt, ob er auch Berichte über eventuelle negative Auswirkungen, egal ob auf emotionaler oder körperlicher Ebene, des Microdosing erhalten hat. Worauf er erklärte, zwei Selbstversucher hätten das Programm abgebrochen, einer wegen extremer Müdigkeit am jeweils zweiten und dritten Tag (dem Übergangstag und dem normalen Tag) und einer aufgrund einer, wie Fadiman es nannte, »abrupten Veränderung der Lebensumstände«. Zwei weiteren Versuchsteilnehmern riet er aus ähnlichen Gründen zum Abbruch, und einem mit bipolarer Störung und gravierendem Schlafproblem empfahl er, es gar nicht erst zu versuchen. Leider wissen wir nicht, wie viele der zweihundertsoundsoviel Menschen, die den Leitfaden angefordert, aber keinen Bericht zurückgeschickt haben, es tatsächlich mit dem Microdosing probiert haben. Es erscheint mir denkbar, dass zumindest einige sich nicht zurückgemeldet haben, weil sie schlechte Erfahrungen gemacht und das Experiment vor Ablauf der dreißig Tage abgebrochen haben.*

Abgesehen von diesen wenigen negativen Rückmeldungen sind die Berichte, die Fadiman erhalten hat, allesamt überwältigend positiv. Die Leute beschreiben eine Vielzahl positiver Effekte, die Fadiman in vier Kategorien zusammengefasst hat: Gefühl, Intellekt, Körper und Beziehungen. Zu den positiven emotionalen Auswirkungen gehören die Minderung von Angstzuständen, Stimmungsaufhellung, größere Gelassenheit und das Gefühl, offener, entgegenkommender und glücklicher zu sein. Auf intellektueller Ebene wurden höhere Konzentrationsfähigkeit, länger anhaltende kreative Perioden und eine effektivere Problemlösung genannt. Viele Probanden berichteten von einer Verbesserung ihrer zwi-

---

* Ein seltsamer Zufall, dass ich auf dem Weg von Fadiman nach Hause ausgerechnet die Folge eines Podcasts mit dem Titel *Reply All* hörte, in der ein Produzent und einer der Moderatoren selbst ein einwöchiges Mikrodosis-Experiment versucht haben – mit entschieden unterschiedlichen Ergebnissen. Anfangs bemerkten sie positive Veränderungen, wurden aber zusehends nervös und unruhig, weil sie das Programm vor ihren Kollegen verheimlichen mussten. Wenn schon meine Kinder misstrauisch werden, kann ich mir nur zu gut vorstellen, wie schnell erwachsene Podcaster von so einer Sache Wind bekommen. Einer der beiden wurde lebhafter als sonst, hypomanisch sogar. Außerdem schaffte er es irgendwie, einmal versehentlich die doppelte Dosis zu nehmen, was bedeutete, dass sie nicht mehr im nicht-wahrnehmbaren Bereich lag, sondern im wahrnehmbaren. Und das ausgerechnet an dem Tag, an dem er einen Ausflug geplant hatte. Set/Setting sage ich nur. Darauf kommt es ganz entscheidend an, wenn man mit Drogen experimentiert.

schenmenschlichen Beziehungen und einem Rückgang der Konflikte mit nahestehenden Menschen. Manche gaben an, liebenswürdiger geworden zu sein und beliebter bei Kollegen und Freunden. Am seltsamsten fand ich die körperlichen Auswirkungen, die Fadiman beschreibt. Eine Frau behauptete, ihre sonst sehr schmerzhafte und unregelmäßige Periode sei seither weniger schmerzhaft und komme regelmäßiger. Manche Menschen berichteten, im Laufe des Experiments mehr Freude an Bewegung gefunden zu haben und sich bewusster zu ernähren. Als ich das hörte, riet ich Fadiman augenzwinkernd, das Programm irgendwie als Mittel zur Gewichtsreduktion zu vermarkten, denn dann werde er sich nie wieder Gedanken über Geld machen müssen. Zu schade, dass ich selbst von diesem Effekt nichts bemerkt habe. Ich treibe zwar nicht mehr Sport als vorher, aber wenn ich so darüber nachdenke, gönne ich mir auch nicht mehr so oft ungesunde Fett- und Zuckerbomben wie Dolly's Naughty Cream Doughnuts. Vielleicht liegt das an der leicht stimulierenden Wirkung der Mikrodosen, wobei damit nicht erklärt wäre, warum der Effekt auch an Übergangstagen und normalen Tagen anhält. So oder so, ich esse weniger Doughnuts, habe aber immer noch Doughnut-Ringe um den Bauch.

Auch andere ungewöhnliche Ergebnisse wurden Fadiman berichtet. Ein Versuchsteilnehmer behauptete, er habe nach fünf Jahren mit einer Schachtel am Tag einfach so mit dem Rauchen aufgehört. Sechs Zyklen des Programms, mehr habe er nicht gebraucht, und dieser angenehme Nebeneffekt halte nun schon seit acht Monaten an. Ein anderer Mann hat aufgehört, Marihuana zu rauchen. Drei nehmen kein Adderall mehr. Ein Versuchsteilnehmer mit Parkinson berichtete, die Symptome der Krankheit hielten zwar unvermindert an, aber er sei nicht mehr so niedergeschlagen wie vor Beginn des Programms. Ein anderer bestand nach zwei Fehlversuchen endlich seine Führerscheinprüfung, ein Stotterer erlebte eine langsame, aber stetige Verbesserung seiner Symptome. Die allermeisten aber hatten einfach richtig gute Tage.

Fadiman betrachtet sein Projekt als eine Art Crowdsourcing-Feldversuch, ähnlich einer klinischen Studie in der zweiten Phase der Medikamentenerprobung, in der man zu ermitteln versucht, ob die Droge in dieser Dosierung überhaupt eine Wirkung zeigt. Allerdings fehlt hier die erste Phase, die der Einschätzung der Sicherheit einer bestimmten Substanz dient. Fadiman hält die Sicherheit von LSD und Psilocybin auch in erheblich höherer Dosierung für hinreichend belegt, weshalb der Sicherheitsaspekt zu vernachlässigen sei. Aber ich bin von Natur aus konservativ und ängstlich, und obwohl meine Angst nicht so groß ist, dass sie mich grundsätzlich von der Teilnahme an dem Experiment abhalten würde (oder vielleicht sagen wir lieber, ich bin so verzweifelt, dass ich es trotz meiner Angst mache), fühle ich mich dabei doch immer noch etwas unwohl. Außerdem ist es, vor allem angesichts der mangelnden Überprüfung, sehr gut möglich, dass sich ein erheblicher Teil der Berichte auf den Placeboeffekt zurückführen lässt. Tausendmal lieber würde ich an einer offiziellen Doppelblindstudie teilnehmen als an diesem provisorischen Crowdsourcing-Experiment.*

Fadiman würde nur zu gern sehen, dass zur Mikrodosierung sowohl von LSD als auch von Psilocybin medizinisch und psychiatrisch geforscht würde. Erst kürzlich hat er sich mit zwei Wissenschaftlern in Verbindung gesetzt, einem in Australien und einem in Europa, die genau diese Forschung angehen möchten. Der Australier, ein Doktorand, will die Art von Selbstberichten, wie Fadiman sie sammelt, systematisieren, indem die Versuchspersonen ihre Berichte in einer einheitlichen Form und einem bestimmten Schema folgend abfassen sollen, sich die Drogen aber dennoch selbst besorgen müssen und keinerlei klinischer Überwachung unterliegen. Für alles andere, sagt der Doktorand, würde er keine staatliche Genehmigung bekommen. Der europäische Wissenschaftler plant dagegen, eine formalisierte klinische Studie durchzuführen, um den möglichen Nutzen des Microdosing anhand eines Doppelblindmodells mit einer Kontrollgruppe zu ermitteln. Er hält es für möglich, dass das wiedererwachende Interesse an psychedelischer Forschung in Europa ihm hilft, eine offizielle Genehmigung für seine Studie zu bekommen.

Manche amerikanischen Forscher, mit denen ich ge-

* Wobei offizielle Genehmigungen und klinische Überwachung mitnichten ein Garant für Ungefährlichkeit sind. Das war im Januar 2016 wieder einmal zu sehen, als während einer klinischen Versuchsreihe für ein französisches Medikament zur Behandlung von Angststörungen, motorischen Störungen und chronischen Schmerzen ein Mensch starb und fünf weitere stationär behandelt werden mussten.

sprochen habe, hatten Zweifel, ob man eine solche Studie in den USA genehmigt bekäme. Der FDA würde, meinten sie, das »vagabundierende« Element der Studie nicht gefallen. Sie glauben nicht, dass überhaupt ein Institut die Genehmigung für eine Studie beantragen würde, bei der Versuchspersonen eine nach dem Betäubungsmittelgesetz in Kategorie I eingestufte Substanz verabreicht bekommen und dann auf die Welt losgelassen werden sollen. Andere amerikanische Wissenschaftler sind da anderer Ansicht. Sie verweisen darauf, dass Forscher ohnehin Menschen unter dem Einfluss aller möglichen Substanzen, die bekanntermaßen ihre Handlungs- und Entscheidungsfähigkeit erheblich beeinträchtigen, auf die Welt loslassen. So werden beispielsweise Opioide in hoher Dosierung verschrieben, und die Patienten werden mit einem Monatsvorrat nach Hause geschickt, den sie sich selbst einteilen sollen. Im Übrigen: Wenn das der einzige Grund zur Besorgnis sei, könne man der Studie leicht einen stationären Versuchsaufbau verpassen. Diese Wissenschaftler halten es in Anbetracht des Erfolgs der Psilocybin-Studien an UCLA, NYU und Johns Hopkins für möglich, ja sogar wahrscheinlich, dass wir in Zukunft von Studien zum Microdosing hören werden. Ich hoffe das sehr, und ich hoffe, meine Familiengeschichte und mein eigenmächtiger Selbstversuch werden mich nicht von einer Teilnahme ausschließen.

Die Bewusstseinsforscher, mit denen ich gesprochen habe, zeigten mehr Interesse daran, wie Microdosing das Funktionieren im Alltag und das allgemeine Wohlbefinden ansonsten gesunder Menschen verbessern kann, als an der möglicherweise stimmungsaufhellenden, antidepressiven Wirkung. Ihre Neugier diesbezüglich ist wohl durch Berichte aus dem Silicon Valley geweckt worden. Hochrangige Manager und Ingenieure erzählen freimütig, dass sie Mikrodosen zur Steigerung ihrer Produktivität und Förderung ihrer Kreativität einsetzen. In der Tech-Welt scheint es ein echter Trend geworden zu sein, zur Leistungssteigerung Microdosing einzusetzen; zumindest scheint es so verbreitet zu sein, dass in Magazinen, gedruckt und online, eine Flut von Artikeln erschienen ist, die sich mit diesem Thema befassen.* Dem *Rolling Stone* zufolge ist der typische Mikrodosierer nicht die mittelalte Mami mit vier Kindern, die inständig hofft, die Einnahme könne ihr helfen, keine ganz so unausstehliche Zimtzicke mehr zu sein, sondern vielmehr der »›übersmarte Mittzwanziger‹«, der mit Mikrodosierung technische Probleme lösen und innovativer sein möchte«.**

Nutzer sehen Mikrodosierung als Alternative zur Einnahme erkenntniserweiternder Drogen***, die auf dem College-Campus ebenso allgegenwärtig sind wie im Silicon Valley. Stimulierende Substanzen wie Ritalin, Adderall und Modafinil sind so beliebt, weil sie Produktivität und Konzentrationsfähigkeit tatsächlich steigern. Aller-

---

* Siehe z.B. Robert Glatter, M. D.: »LSD Microdosing: The New Job Enhancer in Silicon Valley and Beyond?«; Chris Gayomali: »Forget Coffee, Silicon Valley's New Productivity Hack Is ›Microdoses‹ of LSD«.

** Andrew Leonard. »How LSD Microdosing Became the Hot New Business Trip«.

*** Manchmal auch »Nootropika« genannt.

dings werden sie mit einer verminderten Neuroplastizität in Verbindung gebracht, vermutlich weil sie neuronale Netzwerke mit einem Zuviel an Dopamin, Glutamat und Norephedrin fluten. Psychedelika dagegen erhöhen erwiesenermaßen die Neuroplastizität und werden so zu einer ansprechenden Alternative. Einer der übersmarten Mittzwanziger-Mikrodosierer im *Rolling Stone* formuliert es so: »Microdosing hat mir geholfen, neue Designs und neue Denkweisen zu entwickeln.«

Hey, ich war also, ohne es zu wissen, immer schon ein Tech-Nerd! Nächstes Mal seht ihr mich in einem Hoodie, eine dampfende Tasse Bulletproof-Butter-Hipster-Kaffee in der Hand und über den abstoßenden Obdachlosen nölend, der in den Eingang meiner viereinhalb Millionen Dollar teuren Eigentumswohnung im Mission District gepinkelt hat.

Aber Witze (und meine Tech-Nerd-Abneigung) mal beiseite – hat die Forschung der 1960er-Jahre, so wenig aussagekräftig und so anekdotisch sie auch gewesen sein mag, vielleicht doch ergeben, dass bewusstseinserweiternde Drogen die Wahrnehmung verbessern und Einsicht und Erkenntnis befördern können? Fadiman sagt, seine Arbeit zeige, dass bei seinen Probanden »in den allermeisten Fällen neue oder bisher unerkannte Aspekte ihrer Probleme ihnen neue Lösungswege eröffneten. Emotionale Rückstände aus vorigen erfolglosen Versuchen behinderten die kreative Flexibilität nicht mehr«. Die Frage erfordert zweifellos weitere Forschung, aber als jemand, die sich aus eigenem Leidensdruck heraus zur Teilnahme an diesem Experiment entschlossen hat, der die etablierten Behandlungsmethoden auf Dauer keine Besserung gebracht haben und die, wichtiger noch, kein gesteigertes Interesse an der berauschenden oder auch nur leistungssteigernden Wirkung von Drogen hat, hoffe ich, dass der therapeutische Wert des Microdosing nicht untergeht im kollektiven Blöken der Tech-Nerds, die unbedingt besser, härter, schneller, länger arbeiten wollen.

17. Tag

Übergangstag

Körperliche Empfindungen: Keine.

Stimmung: Zufrieden.

Konflikte: Keine.

Schlaf: Über acht Stunden!

Arbeit: Produktiv.

Schmerzen: Keine!

Heute Morgen bin ich, als mein Mann beim Frühstück saß, von hinten an ihn herangetreten, habe ihm die Arme um die Schultern geschlungen, ihm einen Kuss gegeben und gesagt: »Ich weiß, dass du mich liebst.« Und das habe ich einfach so stehen lassen. Sogar in meinem Kopf.

Er drückte den Kopf an meinen Bauch, und ich spürte, wie seine Schultern sich unter meinen Armen allmählich entspannten. Der arme, langmütige Mann. Ich liebe ihn so sehr. Und wissen Sie was? Er liebt mich wirklich. Natürlich liebt er mich. Ich bin kein schlechter Mensch, der es nicht verdient hätte, geliebt zu werden. Ich bin seine Frau; ich bin verrückt nach ihm, ich lache über seine

Witze, auch die schlechten, und genieße jeden Augenblick seiner Gesellschaft. Mehr noch, ich bin eigentlich ganz liebenswert. Zugegeben, ich bin unberechenbar und launenhaft, aber ich bin auch witzig und amüsant. Ja, gelegentlich bin ich zickig, aber ich kann auch ganz reizend sein. Ich habe zu allem eine Meinung, und wenn ich mich mal irre, gebe ich das offen zu. Mir fällt es wie Schuppen von den Augen: Plötzlich sehe ich, dass ich, um meine Ehe und mein Leben in vollen Zügen genießen zu können, einfach nur aufhören muss, mir selbst Steine in den Weg zu legen.

Heute hatte ich derart gute Laune, dass ich mich dabei ertappte, wie ich mich geduldig einem Buch widmete, das ich bisher kaum durchblättern, geschweige denn lesen konnte. *Sei jetzt hier,* geschrieben von Dr. Richard Alpert, jetzt »Baba Ram Dass«; so steht es in der Einleitung des anscheinend auf Butterbrotpapier gedruckten Textes, der nicht schwarz ist, sondern blassblau, was ich je nach Stimmung abgeschmackt oder seltsam beruhigend finde. Auf den allermeisten Seiten steht nicht mehr als ein Mandala, umrahmt von dem Sinnspruch »Von Bindu bis Ojas«. Man findet Zeichnungen indischer Götter und dazu Anleitungen für den Leser wie: »Energie ist kosmisches Bewusstsein«, oder: »Energie = Liebe = Achtsamkeit = Licht = Weisheit = Schönheit = Wahrheit = Reinheit«. Keine Ahnung, was das alles heißen soll. Wenn Ram Dass schreibt, »wenn ich beim Guru bin, ist niemand zu Hause«, kann ich das nur zu gut nachempfinden. Wenn ich bei diesem Buch bin, ist auch niemand zu Hause. Zumindest war es bis heute so.

Meine neu entdeckte Gelassenheit lässt in mir den unerhörten Gedanken zu, dass das Problem womöglich nicht bei dem Buch liegt, sondern bei mir. *Sei jetzt hier* gilt als einer der einflussreichsten Bände psychedelisch-spiritueller Literatur. Und zumindest der erste Teil, in dem der Autor seine frühe Forschung und seine eigenen Erfahrungen mit LSD beschreibt, ist für mein Projekt von großem Interesse. Und sei es nur, weil er einen wichtigen Moment in der Geschichte der Popularisierung dieser Droge beschreibt. Außerdem bin ich Richard Alpert ziemlich ähnlich: »ein anständiger jüdischer gesellschaftlich aufstrebender, angstzerfressener Neurotiker aus der Mittelschicht«. Ich kann aus diesem Buch einiges lernen, und sei es nur, nicht sofort die Augen zu verdrehen, wenn ich Zeilen lese wie: »Die riesengroße Eiscremetüte im Himmel«, oder: »Wenn du REINER GEIST bist, bist du keine Materie!«

In den frühen 1960er-Jahren, schreibt Ram Dass, habe er Richard Alpert geheißen und sei Dozent für Sozialwissenschaften in Harvard gewesen, mit Forschungskontakten nach Yale und Standford. Die Nennung dieser drei illustersten aller Institutionen soll, klarer Fall, den ängstlichen, misstrauischen Leser beeindrucken und beruhigen. Und auch wenn es peinlich ist, bin ich, obwohl ich in Harvard Jura studiert habe* und nur zu gut weiß, dass die meisten Elite-Hochschulen untereinander ziemlich austauschbar sind, tatsächlich beein-

* Die Jurafakultät von Harvard heißt unter Studenten und Alumni nur »*die* Law School«. Als gäbe es keine andere.

druckt. Allein dass so viele der frühen LSD-Pioniere in den USA in Harvard studiert oder gelehrt haben, erhöht doch ihre Glaubwürdigkeit, oder nicht?* In Harvard tat Alpert sich Mitte der Sechzigerjahre mit Timothy Leary zusammen, damals Dozent für klinische Psychologie und Experte auf dem Gebiet der quantitativen Persönlichkeitseinschätzung mit einem Doktortitel aus Berkeley, von dem Alpert an einer Stelle schreibt: Er »radelte gerade durch Italien und hatte jede Menge Schecks platzen lassen«.** Leary, dem nach der Einnahme von Psilocybin in Form von, wie Alpert sagt, »Teonanactl, dem Met der Götter, den Magic Mushrooms von Mexiko«, ein zutiefst mystisches Erlebnis widerfahren war, hatte zusammen mit Aldous Huxley, damals Gastprofessor am MIT, das Harvard Psilocybin Project ins Leben gerufen. Neben seiner Psilocybin-Forschung hatte Leary auch eine gewisse Menge*** LSD erworben und, wie Alpert schreibt, »alle Hände voll zu tun damit, es sowohl selbst zu nehmen als auch auszuteilen«. Alpert beteiligte sich eifrig sowohl an den Selbstversuchen als auch an der Forschungsarbeit.

---

* Siehe zum Beispiel Theodore Kaczynski.

** Learys Spanien-Aufenthalt war der Suizid seiner Frau vorausgegangen, außerdem die Hochzeit mit und Scheidung von einer anderen Frau sowie die Verhaftung seines Doktorvaters und angeblichen Liebhabers wegen der Anbahnung von Geschlechtsverkehr in einer öffentlichen Toilette.

*** Manchen Angaben zufolge soll ein Mann namens Michael Hollingshead, den eine meiner Quellen als »charmanten Psychopathen« beschreibt, Leary ein »Mayonnaiseglas randvoll mit LSD« geschenkt haben, das er selbst von einem Psychiater aus New York City bekommen hatte, der die Droge seinerseits angeblich direkt von Sandoz Pharmaceuticals bezogen hatte.

Zu Learys und Alperts Forschungsprojekten gehörte auch das Concord Prison Experiment im Jahr 1961, bei dem die Wirkung von Psilocybin in Kombination mit einer Gruppentherapie auf die Rückfallquote von Straftätern untersucht werden sollte. Die Versuchsgruppe bestand aus Häftlingen, die noch drei bis fünf Monate ihrer Haftstrafe für ein Gewaltverbrechen vor sich hatten. Diesen wurde die Droge in drei Gruppensitzungen verabreicht, wobei vor und nach der Therapie jeweils anhand eines standardisierten Persönlichkeitstests die Wirksamkeit ermittelt werden sollte. Leary und sein Team nahmen die Droge zusammen mit den Probanden ein; das war ihre übliche Vorgehensweise.

Leary behauptete, die Therapie habe einen deutlichen Rückgang an nachfolgenden Haftstrafen bewirkt. Dagegen ließ eine Folgestudie, durchgeführt vierunddreißig Jahre später unter Leitung von Rick Doblin, Gründer und Direktor der Multidisciplinary Association for Psychedelic Studies (»MAPS«), keine langfristige Minderung der Rückfallquote erkennen. Eher das Gegenteil – musste Doblin doch feststellen, dass es in Learys ursprünglicher Zusammenfassung der Studie von quantitativen Fehlern und falschen Schlüssen nur so wimmelte. Nicht weiter verwunderlich. Vermutlich war er high, als er die Zusammenfassung schrieb.

Im Sommer 1961 sprachen Alpert und Leary bei einer internationalen psychiatrischen Konferenz in Kopenhagen. Ihr Vortrag wurde nicht gut aufgenommen und kaum verstanden. Manche Kritiker nannten ihn eine reichlich konfuse, unzusammenhängende Lobhudelei auf psychedelische Drogen. Im Anschluss daran bewirkten einige kritische Artikel im *Harvard Crimson* und *Boston Herald*, einem Hearst-Klatschblatt, dass das Massachusetts Department of Health eine Untersuchung anstrengte, in deren Folge die Experimente zwar nicht unterbunden wurden, die Forscher aber auferlegt bekamen, sämtliche Substanzen von einem ausgebildeten Arzt verabreichen zu lassen. Seinen Vorrat an Psilocybin übergab Leary zwar dem studentischen Gesundheitsdienst (bei dem ich dreißig Jahre später meine erste, gänzlich unpsychedelische Therapiesitzung hatte), aber LSD verabreichte er Freiwilligen weiterhin freigebig.

Im Jahr nach der Kopenhagener Konferenz überwachten Leary und Alpert das sogenannte Good Friday Experiment (auch bekannt als Marsh Chapel Experiment), entwickelt von einem Wissenschaftler, der einen Master der Harvard Divinity School hatte und nun an der Harvard University in Geschichte und Religionsphilosophie promovierte: Walter N. Pahnke. Um die Wirkung von Psilocybin auf spirituelle Erfahrungen bewerten zu können, war die Studie als Doppelblindstudie mit Kontrollgruppe angelegt. Zwanzig Studenten der Divinity School, des theologischen Fachbereichs in Harvard, wurden nach religiöser Ausrichtung und Ausbildung, vergangenen religiösen Erfahrungen, allgemeiner psychologischer Gesundheit sowie einigen weiteren Kriterien sortiert und paarweise zusammengetan. Zehn von ihnen wurde Psilocybin verabreicht, zehn schluckten eine Vitamin-B3-Kapsel. Eigentlich sollten zehn Forschungsassistenten während des Tests als nüchterne Begleitpersonen emotionalen Beistand leisten, doch Pahnkes Einwänden zum Trotz bestand Leary darauf, auch ihnen Psilocybin zu verabreichen, wenn auch nur die Hälfte der Dosis. Das sei notwendig, behauptete Leary, um ein Gemeinschaftsgefühl entstehen zu lassen. Allerdings führte es letztendlich nur dazu, dass die Untersuchungsergebnisse verfälscht wurden.

Die Versuchsteilnehmer besuchten einen Karfreitagsgottesdienst mit einem charismatischen Kaplan. Obwohl die Beobachter nicht wussten, welche Studenten der Vergleichsgruppe angehörten und welche nicht, sollte die Hoffnung auf einen Doppelblindversuch bald verfliegen. Den Studenten, die das Vitamin B3 bekommen hatten, wurde leicht übel, und sie bekamen einen hochroten Kopf. Derweil spazierten die Studenten, die Psilocybin bekommen hatten, durch die Kirche und hielten Zwiesprache mit Gott. Viele von ihnen berichteten anschließend von transzendentalen mystischen Erlebnissen, die sie für den Rest ihres Lebens prägen sollten. In einer Folgestudie zur Langzeitwirkung, von Rick Doblin durchgeführt, kam man zu dem Schluss, dass »[die] Versuchsteilnehmer einhellig ihr Karfreitags-Psilocybin-Experiment als mit Elementen wahrhaft mystischer Natur versetzt und einen der Höhepunkte ihres spirituellen Lebens bezeichneten«.

Leary und Alpert gerieten schließlich in einen langwierigen Streit mit der Harvard-Universitätsverwaltung, die befürchtete, die beiden könnten Studenten dazu verleiten, »wahrnehmungsverzerrende« Drogen zu nehmen. Was ja tatsächlich der Fall war. Leary und Alpert erklärten in einer Erwiderung an ihre Vorgesetzten, es gebe keinerlei Hinweise darauf, dass von psychedelischen Drogen eine Gefahr ausgehe, vielmehr seien sie im Gegenteil »harmlos und heilsam«*. Die Universitätsverwaltung ließ sich davon nicht überzeugen. Leary zog irgendwann nach Kalifornien und wurde schließlich in Harvard entlassen, weil er unentschuldigt der Arbeit fernblieb. Alpert wurde entlassen, weil er Drogen an einen Studenten weitergegeben hatte.

Leary, der ohnehin nie ein Anhänger konventioneller wissenschaftlicher Methoden gewesen war, kam dahin, dass er klinische Studien zur Gänze ablehnte; stattdessen verlegte er sich darauf, selbst Psychedelika zu konsumieren und sie so flächendeckend wie möglich unters Volk zu bringen. Er war prominent, ein Missionar, der sich ganz der Sache verschrieben hatte, nämlich, den Gebrauch von Psychedelika auszuweiten, was er mit beinahe religiösem Eifer betrieb. Er war der Überzeugung, diese Drogen könnten die Welt verändern. Unter denen, die er in seinem Sinne »turned on« hatte, waren die Beatniks, Allen Ginsberg und Jack Kerouac sowie drei Erben des Mellon-Vermögens, die Leary und Alpert ein Herrenhaus in Millbrook, New York, zur Verfügung stellten, von wo aus sie weiter die frohe Botschaft vom seligmachenden LSD verkündeten. Leary sagte: »Wir sahen uns als Anthropologen des 21. Jahrhunderts, die in einem Zeitmodul irgendwo im finsteren Mittelalter der 1960er-

---

* http://www.thecrimson.com/article/1962/12/13/letter-from-alpert-leary-following-is/

Jahre festsaßen. In diesem Raum-Zeit-Modul versuchten wir, ein neues Heidentum und eine neue Hingabe ans Leben als Kunstform einzuführen.« Oje. Wundert es einen da, dass einer der dort zuständigen Polizisten, ein junger Mann namens G. Gordon Liddy, irgendwann geradezu besessen war von dem Drang, Leary und seine Kumpane auffliegen zu lassen?

Außer Leary, und in geringerem Maße Alpert, gab es zwei weitere Protagonisten, die dazu beitrugen, LSD über den therapeutischen, mystischen oder wissenschaftlichen Kontext hinaus zu verbreiten. Owsley Stanley soll einer der Ersten gewesen sein, die die Droge selbst herstellten, und zwar mit Unterstützung einer jungen Chemikerin der University of California in Berkeley: Melissa Cargill. 1965 stellte Owsley allein hunderttausend Dosen der Droge her. Die Produktion war damals natürlich noch legal. Die Substanz war frei verfügbar, weder Besitz noch Herstellung standen unter Strafe. Unter Owsleys Kunden war ein junger Mann, der bei einem von der CIA finanzierten Drogenversuch im Palo Alto Veterans Administration Hospital erstmals mit der Droge in Kontakt kam. Ken Kesey war weder psychologischer Forscher, noch hatte er einen Hang zum Mystischen. Er war Schriftsteller, Autor von *Einer flog über das Kuckucksnest* und Anführer einer Gruppe von Jüngern und Mitläufern, die sich selbst die »Merry Pranksters« (»Fröhliche Faxenmacher«) nannten. 1964, als Kesey wegen der Veröffentlichung seines zweiten Romans nach New York City musste, stiegen seine Faxenmacher und er in einen neonbunt bemalten ausrangierten Schulbus und kutschierten

damit high wie Heliumballons quer durchs ganze Land.*
Tom Wolfes Buch *Unter Strom: Die legendäre Reise von Ken Kesey und den Prankst*ers über diese Tour ist ebenfalls zu einem Klassiker der psychedelischen Literatur avanciert.**

1965 und 1966 organisierte Kesey eine Reihe bacchanalischer Feste, die er »Acid Tests« nannte, mit Musik (nennenswert vor allem The Grateful Dead), Stroboskop- und Schwarzlicht und massenweise LSD. Solche Partys trugen dazu bei, dass LSD nicht mehr nur in Arztpraxen und Forschungslaboren zum Einsatz kam, sondern auch innerhalb der Gesellschaft immer weitere Verbreitung fand. Zu diesem Zeitpunkt war die Droge noch immer vollkommen legal. 1967 rief Leary beim Human Be-In, einer »Versammlung der Stämme« im Golden Gate Park in San Francisco, der Menschenmenge erstmals seinen berühmt gewordenen Slogan zu: »Turn on, tune in, and drop out.« An diesem Tag ließen sich 30 000 Menschen von Jefferson Airplane und Grateful Dead in die richtige Stimmung bringen (»tune in«) und durch tausende Dosen hochkonzentrierten LSDs, eigens zu diesem Zweck von Owsley Stanley hergestellt, einschwingen (»turn on«).

Diese Aufforderung von Leary: »Tune in, turn on,

---

* Als Überlebende zahlreicher Lesereisen möchte ich dazu anmerken, dass das nicht die schlimmste Variante ist, mit der Malaise des Tingelns von Stadt zu Stadt umzugehen, um das eigene Buch an den Mann und die Frau zu bringen.

** Das Original hieß *The Electric Cool Aid Test.* Und, wichtiger noch, es lieferte die Inspiration für Dr. Teeth and the Electric Mayhem aus *Muppet Movie.*

drop out. Out of high school, junior executive, senior executive. And follow me!«* (»Einstimmen, einschwingen, abschalten. Ob Schüler, Berufseinsteiger, Führungskraft. Folgt mir nach!«), war es, die eine derartige elterliche Panik auslöste, dass es schließlich zu einer Anhörung im Senat zum Drogenkonsum auf College-Campussen kam. Die Medien posaunten fehlerhaft ausgelegte und letztendlich widerlegte Studien, die LSD mit Geburtsdefekten in Verbindung brachten, in die Welt, dazu sensationslüsterne Artikel mit reißerischen Schlagzeilen wie: »Larkspur: Hippie auf LSD zieht blank und rastet aus.« Wo die Presse früher ausführliche, seriöse Interviews gebracht hatte, beispielsweise mit Cary Grant, der berichtete, wie eine LSD-unterstützte Therapie ihm persönliche Einsichten und ein größeres Glücksempfinden beschert hatte, lancierte das Magazin *Life* jetzt eine Titelgeschichte über »Die Gefahren einer Bewusstseinsdroge außer Kontrolle«. Weiteres Wasser auf die Mühlen all derer, die ein generelles Verbot forderten, waren die zahlreichen Fälle, in denen Menschen LSD ohne Rücksicht auf Set und Setting konsumierten und vermehrt in Notaufnahmen gingen, weil sie einen »schlechten Trip« erlebten und medizinische Hilfe zu brauchen glaubten. Nach hunderten, wenn nicht gar tausenden solcher panikschürenden Artikel und Fernseh- und Radiobeiträge war der Ruf der Psychedelika endgültig ruiniert. 1970 unterzeichnete Nixon den Controlled Substances Act, der LSD, Psilocybin und andere Psychedelika in der Kategorie I der verbotenen

---

* Robert Greenfield. *Timothy Leary: A Biography*, S. 302.

Substanzen führte und den Krieg gegen Drogen einläutete, der fortan mit einer unbarmherzigen, erst in jüngster Zeit geringfügig nachlassenden Entschlossenheit geführt werden sollte.

Verhaftet wurde Leary schließlich bei seiner Einreise nach Mexiko. Die Anschuldigung? Besitz von 15 Gramm Marihuana, entdeckt in einem Medaillon, das seine Tochter um den Hals trug.* Während in diesem Verfahren noch ein Einspruch anhängig war, wurde er ein zweites Mal verhaftet, wieder wegen Marihuanabesitzes, nur war die Menge diesmal noch geringer. Lange blieb er allerdings nicht im Gefängnis. Mit Hilfe von Weather Underground, einer linksradikalen militanten Untergrundorganisation, entkam er aus der California Men's Colony in San Luis Obispo und ließ sich nach Algerien schmuggeln, wo er sich unter den Schutz von Eldridge Cleaver begab, einem Mitbegründer der Black Panther Bewegung. Von dort gelangte er auf Umwegen nach Kabul, wo er schließlich von einem FBI-Agenten festgenommen wurde; er wurde in Gewahrsam genommen, noch ehe er auch nur das Flugzeug verlassen hatte. Verurteilt zu fünfundzwanzig Jahren Haft, wurde Leary später Kronzeuge der Regierung bei den Ermittlungen gegen Weather Underground. Wobei die Informationen, die er preisgab, sich als nicht besonders nützlich erwiesen.

Alpert reiste derweil nach Indien und wurde Anhän-

* Oder irgendwo in ihrer Unterwäsche versteckt. Es gibt unterschiedliche Darstellungen.

ger des hinduistischen Gurus Neem Karoli Baba, von dem er auch seinen neuen Namen bekam. Im Gegensatz zu Leary verschrieb Ram Dass sich nicht der Verbreitung von Psychedelika zum allgemeinen Gebrauch. Stattdessen widmete er sich dem Spirituellen, wobei sein Interesse an Letzterem sicher zumindest teilweise von seinen Erfahrungen mit Ersterem herrührte. 1971 schrieb Ram Dass *Sei jetzt hier*, das Buch, das für mich trotz aller neu gewonnenen Geduld noch immer eins mit sieben Siegeln ist. Just an diesem Punkt wird der Unterschied zwischen den beiden Männern am greifbarsten. Wie mein Freund Ian Faloona, Klimatologe und erfahrener Meditator, so schön sagte, präsentieren Ram Dass und Leary »ein klassisches Paradigma zweier unterschiedlicher Pfade zur endgültigen Wirklichkeit. Einer berauscht sich an der Macht und den Taschenspielertricks veränderter Bewusstseinszustände, und einer sucht die Verbindung zu seinem Herzen und übt sich darin mit aller Macht, um hinter Blendwerk und Trugbilder zu schauen. Wie Rumi sagte: ›Die Liebe ist der Sternenhöhenmesser der Mysterien Gottes‹«.

Am 11. Dezember 1965 – ich feierte gerade meinen ersten Geburtstag – fand in Muir Beach, dem idyllischen Städtchen, in dem ich ebendiese Worte schreibe, eine von Keseys Acid-Test-Partys statt. Ob wohl die älteren Leute, denen Ian und seine Frau das kleine, eigenhändig gebaute Cottage abgekauft haben, das sie mir freundlicherweise zum Schreiben zur Verfügung stellen, damals auch an einem der Acid Tests teilgenommen haben? Und wenn ja, haben sie dann den gepanschten Punsch probiert? Die ganze Nacht im Sand getanzt? Und wie haben sie es danach die steilen Stufen vom Strand hinauf zu der kleinen Hütte geschafft, die sich hier an den Berghang klammert? Mir fällt das schon in nüchternem Zustand schwer.

Ich bin so was von nicht »fröhlich«, verglichen mit den »Faxenmachern«. Nichts auf der Welt geht mir so auf den Geist wie ein »Freigeist«. Ich kann es auf den Tod nicht ausstehen, wenn Menschen sich vor ihrer Verantwortung drücken, wenn sie die Folgen ihres Tuns nicht bedenken, wenn ihnen Vergnügen und Freiheit wichtiger sind als alles andere. Von den Leuten, die sich nicht rechts halten, wenn sie gefährliche öffentliche Treppen hoch- und runtergehen, will ich gar nicht erst anfangen. Dafür, dass ich jüdisch bin, erweise ich mich als ganz schöne Puritanerin. Und obwohl ich sehr liberal und der felsenfesten Überzeugung bin, dass es das Recht eines jeden Menschen ist, an Substanzen zu sich zu nehmen, was auch immer er oder sie möchte, und wenn es noch so bescheuert ist, vertrete ich doch die Auffassung, dass man psychedelische Drogen am besten bewusst und mit Bedacht nehmen sollte. Ich kann mir kaum einen Anlass vorstellen, bei dem ich weniger gern dabei gewesen wäre als auf Keseys Partys. Und ja, in Anbetracht meiner unverhohlenen Abneigung ist es doch echte Ironie des Schicksals, dass ich jetzt hier sitze und meinen eigenen, persönlichen Electric Kool-Aid Acid Test mache.

Ironie des Schicksals ist es auch, dass, während ich all jene, die aus meiner Sicht viel zu sorglos mit Drogen umgehen, so abschätzig betrachte und mir bei dem Gedanken, mit ihnen in einen Topf geworfen zu werden, so unwohl ist, die Wissenschaftler, die derzeit mit Genehmigung der FDA und der DEA Studien zur Wirkweise von Psychedelika durchführen, über mich strenggenommen dasselbe denken müssen.* Obwohl viele Bewusstseinsforscher sich für dieses Buch haben von mir befragen lassen, wollten die wenigsten zitiert werden, nicht einmal ohne namentliche Erwähnung. Die meisten fürchteten, die Nähe zu meinem »persönlichen Experiment« mit illegal beschafften Drogen könnte ihre hart erarbeitete Glaubwürdigkeit untergraben.

Und diese Sorge ist tatsächlich nicht unbegründet. Organisationen, die auf eine Reform der Drogenpolitik hinarbeiten, haben alles darangesetzt, sich von den Spukgestalten der Vergangenheit und »Psychonauten« wie Leary und Kesey zu distanzieren. Während meiner Zeit als Beraterin für das Drug Policy Institute waren meine Kollegen durch die Bank nüchterne, streng analytisch denkende Anwälte, von denen die allermeisten noch nie irgendwelche verbotenen Substanzen zu sich genommen hatten. Sie engagierten sich für eine Reform der Drogenpolitik, weil die amerikanische Drogenpolitik für arme Menschen und farbige Menschen eine Katastrophe ist, weil sie Patrioten waren, Verfechter der Verfassung der Vereinigten Staaten, und weil sie der Meinung waren, dass es einer Regierung nicht zusteht, darüber zu bestim-

---

* Womöglich ist das nicht Ironie des Schicksals, sondern ausgleichende Gerechtigkeit.

men, was Menschen mit ihrem Bewusstsein anstellen. Auch wenn sie selbst ihren Bewusstseinszustand höchstens dadurch veränderten, dass sie versuchten, das Gesetz gegen ewige Renten zu begreifen. Die Studenten in meinem Seminar zur Drogenpolitik hatten ganz überwiegend eine ähnliche Motivation, ebenso mein Mit-Seminarleiter.

Und all die vielen Organisationen und Einzelpersonen, für die ich zu einer Vielzahl von Themen zur Drogenpolitik Amicus-Curiae-Stellungnahmen geschrieben habe, waren vorbildliche gesetzestreue Bürger, die nicht für ihr eigenes Recht auf Party kämpften, sondern für das aller.

Viele der prominenten Fahnenträger beim Kampf um eine Reform der restriktiven Gesetzgebung, was Psychedelika betrifft, sind gleichfalls bedächtige, vernünftige und umsichtige Menschen. Jim Fadiman ist meiner Erfahrung nach geradezu ein Exempel an Vernunft und Besonnenheit. Die Multidisciplinary Association for Psychedelic Studies (MAPS), die ebenso wie das Heffter Research Institute zu den bekannten und prominenten Begründern der Bewusstseinsforschung zählt, hat ihre Zielsetzung klar und deutlich formuliert. Dort heißt es: »Wir stellen uns eine Welt vor, in der Psychedelika und Marihuana zum allgemeinen Nutzen gefahrlos und legal erworben werden können und in der die diesbezügliche Forschung hinsichtlich der Bewertung von Gefahren und Nutzen strengen wissenschaftlichen Richtlinien unterliegt.« MAPS-Gründer Rick Doblin verfügt über einen Doktortitel der Harvard Kennedy School of Government* und hat eingehende, kritische Folgeuntersuchungen zur frühen Bewusstseinsforschung angestellt.

Die Tatsache, dass Fadiman, Doblin und andere, wie sie offen sagen, selbst psychedelische Drogen konsumiert haben, macht sie meiner Ansicht nach weder unglaubwürdig, noch bringt sie ihre Arbeit in Misskredit. Zugegeben, ihr Interesse an der therapeutischen Verwendung von Psychedelika entspringt den eigenen persönlichen transformativen Erfahrungen**, aber ich stelle mir vor, dass man Gleiches auch von Psychotherapeuten behaupten kann, die ganz überwiegend im Zuge ihrer Ausbildung selbst eine Therapie durchlaufen haben. Sämtliche Therapeuten, von denen ich bisher behandelt worden bin, haben mit der praktischen Anwendung jener Fähigkeiten, die sie mir zu vermitteln versuchen, eigene Erfahrungen gemacht. Meine Achtsamkeitstherapeutin meditiert, meine Verhaltenstherapeutin trainiert ihre psychologische Flexibilität und formt ihre Gedanken und ihr Verhalten und gebraucht gewaltfreie Kommunikation. Keine Ahnung, ob mein Psychopharmakologe je psychiatrische Medikamente genommen hat, aber bei all den Pröbchen, die da herumliegen – wie wahrscheinlich ist es da, dass er noch nie was davon getestet hat?

Trotzdem, für jeden nüchternen, vernünftigen Jim Fadiman oder Rick Doblin gibt es jemanden wie Amanda

---

* Schon wieder Harvard! Es sei Ihnen verziehen, wenn Sie sich fragen, was zum Teufel ist da los.

** Wie auch bei Hofmann und zahlreichen anderen frühen Befürwortern einer LSD-unterstützten Psychotherapie, beispielsweise Stanislav Grof.

Feilding, Countess of Wemyss and March, Adlige und eine der wichtigsten Mitbegründerinnen der Forschung zur therapeutischen Nutzung von Psychedelika, die sich 1970 vor laufender Kamera fröhlich ein Loch in den eigenen Schädel bohrte.

Amanda Feilding war davon überzeugt, dass Trepanation – die Eröffnung des Schädels mit Freilegung der harten Hirnhaut, der das Gehirn umgebenden Membran – alle nur erdenklichen Krankheiten heilen könne. Ein solches Loch zu bohren, schrieb sie, erhöhe das Blutvolumen im Schädel, was wiederum den Zugang zu einer höheren Bewusstseinsstufe ermögliche. Feilding glaubte so unerschütterlich an die Kraft der Kraniotomie, dass sie sich dabei filmen ließ, wie sie sich selbst mit einem Zahnarztbohrer ein Loch in den Schädel bohrte. Ihr Guru bei diesem wahnwitzigen Unterfangen? Ein gewisser Bart Hughes, von Beruf Bibliothekar.

Und doch geht jemand wie die Gräfin, ihres Zeichens Schlapphutträgerin und Schoßhundbesitzerin sowie Überlebende einer eigenhändig ausgeführten Hirnoperation, hin und gründet The Beckley Foundation, benannt nach ihrem herrschaftlichen Stammsitz. Diese wohltätige Stiftung, die sich für eine Reform der Drogengesetzgebung engagiert, hat immens wichtige Arbeit geleistet, hauptsächlich in Form von Unterstützung für Forschungsvorhaben und Initiativen, darunter Studien am University College London zum möglichen therapeutischen Nutzen von Cannabis und an der Johns Hopkins University zur Verwendung von Psilocybin bei der Bekämpfung von Nikotinsucht und anderen Drogenabhängigkeiten. Am Imperial College in London unterstützt die Beckley Foundation derzeit eine Studie, bei der mittels Kernspintomografien die Wirkung von Psilocybin auf die Hirnaktivität gemessen wird – mit dem Ziel, herauszufinden, wie genau Psilocybin eigentlich auf das Gehirn wirkt. Sosehr mich das Loch in Feildings Schädel auch entsetzt und abgestoßen haben mag, so sehr beeindrucken mich die Arbeit ihrer Stiftung und die Beharrlichkeit, mit der sie die wissenschaftliche Erforschung von Psychedelika vorantreibt. Ich glaube, ohne ihre Hartnäckigkeit würde das Interesse an einer Untersuchung des Nutzens dieser Drogen nicht dermaßen wieder aufflammen, wie wir es derzeit erleben. Die Gräfin hat neben ihrer unendlichen Ausdauer die große Gabe, andere davon zu überzeugen, dass ihre Bemühungen es wert sind, unterstützt zu werden. Ein offener Brief der Beckley Foundation mit der Forderung nach einem Ende des weltweiten Kriegs gegen Drogen ist dutzendfach unterzeichnet worden, auch von Nobelpreisträgern und Präsidenten aus aller Herren Länder.

F. Scott Fitzgerald sagte einmal, »der wahre Beweis erstklassiger Intelligenz ist die Fähigkeit, zwei gegensätzliche Ideen im Kopf zu haben und trotzdem noch klar denken zu können«. Wenn das wahr ist, dann sollte man wohl niemanden verurteilen, nur weil sich unter seinen Ideen eine (oder ein Dutzend) vollkommen verrückte findet. Trotzdem finde ich es nach wie vor verstörend, mir im Video anzusehen, wie eine hübsche junge Frau, mit der ich sowohl privat wie politisch viele Gemeinsamkeiten habe, sich ungerührt ein Loch in den Kopf bohrt und das Ergebnis als »bewusstseinserweiternd« bejubelt. Nichts lässt mich entschlossener an meinem beschränkten Bewusstsein festhalten als der Anblick des Bluts, das über ihr strahlendes Lächeln sickert.

18. Tag

Normaler Tag

Körperliche Empfindungen: Keine.

Stimmung: Ausgeglichen. Angenehm.

Konflikte: Keine.

Schlaf: Ausreichend. Sieben Stunden.

Arbeit: Erstaunlich produktiv.

Schmerzen: Gering.

Wie erleichtert ich bin, dass es mir auch an diesem normalen Tag wieder so gut geht. Ich hatte schon Angst, durch die Mikrodosen LSD würde der Tag der Einnahme heiter, aber aufgedreht (was wiederum die Angst vor einer Hypomanie schürte), der Übergangstag grandios und der normale Tag unberechenbar. Aber heute war ein richtig guter Tag, ohne dass ich irgendwelche Substanzen zu mir genommen hätte.

Obwohl ich mich nach dem elften Schuljahr nie wieder ernsthaft mit Mathematik befasst habe und auf dem College mein naturkundliches Wahlpflichtfach »Der Ursprung des menschlichen Sexualverhaltens« war, habe ich, und das ist in meinen Augen bemerkenswert, diesen richtig guten Tag nicht nur damit verbracht, komplizierte Artikel in wissenschaftlichen Fachzeitschriften zu den Ergebnissen verschiedener Psilocybin-Studien zu lesen, die derzeit am UCLA, an der Johns Hopkins und der NYU durchgeführt werden, sondern sie darüber hinaus auch noch äußerst faszinierend zu finden.

Obwohl mein kleines Microdosing-Experiment nicht viel mit diesen Forschungsarbeiten gemein hat – ich nehme nur einen Bruchteil der Dosis, die dort verabreicht wird, und die Zielsetzung dort ist wesentlich ambitionierter als die leichte Stimmungsmodifikation, die ich zu erreichen hoffe –, sind diese Studien für mich dennoch fesselnd und lehrreich. Und darüber hinaus haben sie auch noch die letzten verbliebenen Bedenken bezüglich der Harmlosigkeit meines Projekts zerstreut. Es ist beruhigend zu wissen, dass anerkannte Wissenschaftler, deren Zulassungsreglementarium eine sorgfältige Kosten-Nutzen-Abwägung vorschreibt, offensichtlich keine Bedenken haben, wesentlich höhere Dosen einer Droge zu verabreichen, die beinahe genauso wirkt wie und nicht gefährlicher oder ungefährlicher ist als LSD. Irgendwann werde ich sterben, aber bestimmt nicht daran, dass ich alle drei Tage zwei verdünnte Tropfen LSD nehme.

Nach einer langen Unterbrechung hat die FDA wieder Psychedelika-Studien an Freiwilligen genehmigt. Die erste dieser Studien galt einer Droge namens N,N-Dimethyltryptamin (DMT), wurde von Rick Strassman an der University of New Mexico durchgeführt und 1994 veröffentlicht. Seither sind die klinischen Studien zaghaft und eher zögerlich wiederaufgenommen worden. In der ersten Humanstudie zur klinischen Verwendung (der sogenannten zweiten Phase des klinischen Versuchsprotokolls) haben die Wissenschaftler um Charles S. Grob, M.D., und seine Kollegen am Harbour-UCLA Medical Center untersucht, ob Psilocybin bei Menschen mit Krebs im Endstadium Angstzustände, Depressionen und Schmerzen lindern kann. Annie Levy, eine der Teilnehmerinnen der Pilotstudie mit zwölf Probanden, eine Frau mittleren Alters mit kurzen grauen Locken und großen, strahlenden Augen, erinnert sich gut daran, wie panisch und verängstigt sie vor Beginn der Studie war. Sie hatte den Glauben verloren und war ihrem Mann gegenüber unleidlich, fast feindselig. »Ich hatte Angst vor dem Prozess des Sterbens, vor Leiden und Schmerzen.«

In einem mit lila Wandbehängen und frischen Orchideen dekorierten Raum wurde Annie und den anderen Versuchsteilnehmern 0,2mg/kg Psilocybin verabreicht, eine moderate Dosis, gerade groß genug, damit die Wirkung der Droge bemerkt wird.* Annie lag mit Augenmaske im Bett und hörte Musik. Anschließend sagte sie in der Befragung: »Sobald die Wirkung einsetzte, wusste ich, ich hatte nichts zu befürchten, denn ich spürte die innige Verbindung mit dem Universum.« Sie erzählte von einem erstaunlich emotionalen Erleben: »Ich lag in diesem Krankenhausbett, und dann spürte ich, wie das Bett

* Charles S. Grob et al.: »Pilot Study of Psilocybin Treatment for Anxiety in Patients with Advanced-Stage Cancer«.

sich in einen Kreis aus Händen verwandelte, die mich trugen. Ich war geborgen und wurde gehalten.«

Ihr Mann berichtete, anschließend zu Hause sei es ihm so vorgekommen, »als hätte man Annie eine Glühbirne in den Kopf geschraubt. Sie strahlte von innen heraus«.

Nach Abschluss des Experiments (ungefähr sechs Stunden nach Einnahme der Droge), wurden Annie und die anderen Versuchsteilnehmer evaluiert und erhielten Gelegenheit, das Erlebte mit einem erfahrenen Psychologen zu besprechen und zu verarbeiten. Im Lauf der darauffolgenden sechs Monate hatten sie regelmäßig weitere Termine mit den Forschern – allerdings ausschließlich zu Gesprächen, nicht zur weiteren Behandlung. Keiner der Versuchsteilnehmer hat im Zusammenhang mit der Psilocybin-Gabe irgendwelche negativen körperlichen oder emotionalen Erfahrungen gemacht. Ganz im Gegenteil, ihre Verzweiflung und ihre Ängste waren erheblich gemindert worden. Bei Annie hat die Wirkung dieser einmaligen psychedelischen Erfahrung bis zu ihrem Tod 2009 angehalten. Ihre letzten Tage waren, im Großen und Ganzen, richtig gute Tage.

Forscher am Johns Hopkins und der NYU, die ebenfalls mit Krebspatienten im Endstadium arbeiten, haben mit höheren Psilocybin-Dosen ähnlich verblüffende Ergebnisse erzielt. Autor Michael Pollan hat für seinen einfühlsamen und sorgfältig recherchierten Artikel im *New Yorker* Wissenschaftler und Probanden der Studien sowohl am Johns Hopkins als auch an der NYU befragt. Stephen Ross, Forschungsleiter an der NYU, sagte: »Bei den ersten zehn, zwanzig Teilnehmern dachte ich, die müssen eingeschleust worden sein – die spielen Schmierentheater. Ständig hörten wir Sachen wie: ›Endlich habe ich begriffen, dass die Liebe die größte Macht auf diesem Planeten ist‹, oder: ›Ich bin meinem Krebs begegnet; es war eine große schwarze Rauchwolke.‹ Davor hatten diese Menschen panische Angst vor dem Tod – und diese Todesangst war plötzlich verflogen. Dass eine einmal verabreichte Droge einen derart dauerhaften Effekt haben kann, ist wirklich ein nie dagewesenes Ergebnis. So was ist uns vorher noch nie untergekommen.«

Die Ergebnisse sind bemerkenswert und erklären die Aufregung der beteiligten Forscher. Besonders interessant finde ich, was im Fokus ihrer Untersuchungen stand, nämlich das durch die Einnahme von Psilocybin ausgelöste mystische Erleben, das ihrer Meinung nach für die dramatische Verringerung von Ängsten und Depressionen ebenso verantwortlich ist wie für die merkliche Steigerung des Wohlbefindens. Roland Griffiths, verantwortlicher Psychopharmakologe der Studien an der Johns Hopkins Medical School, kam, wie er in einem Interview erzählte, zu dieser Forschungsarbeit, nachdem sich für ihn durch Meditation »ein spirituelles Fenster geöffnet« hatte und seine »Neugier auf das Wesen mystischer Erfahrungen und spiritueller Transformation geweckt war«.* Pollan schrieb: »Griffiths ist der Ansicht, die langfristige Wirksamkeit der Droge beruhe auf ihrer

* David Jay Brown und Louise Reitman: »Psilocybin Studies and the Religious Experience: An Interview with Roland Griffiths, Ph. D.«.

Fähigkeit, ein transformatives Erleben … auszulösen, allerdings nicht durch die langfristige Veränderung der Hirnchemie, wie es beispielsweise bei Psychopharmaka wie Prozac der Fall ist.«

Ähnlich sollen es auch die erleuchtenden Augenblicke im Rahmen der durch Psilocybin hervorgerufenen mystischen Erfahrungen sein, die hinter den bemerkenswerten Erfolgen bei der Bekämpfung von Alkohol- und Nikotinabhängigkeit stecken. Der anfängliche Erfolg dieser Studien sollte wohl nicht weiter verwundern, bedenkt man die augenscheinlich spirituelle Herangehensweise bei einer der populärsten Behandlungsweisen des Alkoholismus: die der Anonymen Alkoholiker. Die meisten Menschen wissen, dass Teilnehmer des Zwölf-Schritte-Programms zur Überwindung ihrer Abhängigkeit eine »höhere Macht« um Beistand ersuchen sollen. Die wenigsten wissen allerdings, dass die AA nach einer im Drogenrausch erlebten mystischen Erfahrung gegründet worden sind.

1934 wurde Bill W., Mitbegründer der AA, gegen seinen Alkoholismus mit einem halluzinogenen Belladonna-Alkaloid behandelt. Die drauffolgende mystische Erfahrung veranlasste ihn zur umgehenden Ausnüchterung; er schrieb das Buch und wurde Mitgründer jener Organisation, die das Leben von Menschen auf der ganzen Welt verändern sollte. In den 1950er-Jahren machte Bill W. eine LSD-Therapie und fand diese Erfahrung so inspirierend, dass er versuchte, die Droge ins offizielle AA-Programm aufnehmen zu lassen. Er wurde vom Vorstand überstimmt. Über ein halbes Jahrhundert später scheint Bill W. endlich rehabilitiert zu werden.*

Mit Microdosing macht man zwar keine mystischen Erfahrungen, aber diese Studien faszinieren mich trotzdem. Nicht, weil ich von Natur aus ein ausnehmend spiritueller Mensch wäre, sondern eher im Gegenteil, weil ich so eine Skeptikerin bin. Ich bin Atheistin, ich glaube fest daran, dass Religion in jeder Form und Ausprägung eine Art Wahnvorstellung ist; manchmal gutartig, meistens aber gemeingefährlich, gewalttätig und grausam. In diesem Glauben bin ich erzogen worden, so wie andere im Glauben an Gott erzogen werden. Bei uns zu Hause war der Atheismus ein unumstößliches Dogma, strikt wie die Glaubenssätze des evangelikalen Christentums oder des wahabitischen Islam. Manche strenggläubigen jüdischen Eltern sagen ihren Kindern, wenn sie einen Nicht-Juden heirateten, würden sie, die Eltern, »Shiv'a sitzen«: allen Kontakt zur Außenwelt abbrechen und ihr Kind betrauern, als sei es tot. Mein Vater meinte mal, würde ich dem Atheismus, zu dem ich erzogen wurde, abschwören und orthodoxe Jüdin werden, dann würde er für mich Shiv'a sitzen.

Liest man die Erfahrungsberichte der LSD-Forscher, kommt man um die Schilderung ihrer spirituellen Erweckung nicht herum. Ram Dass beschreibt sich als jungen

* Wäre der Vorstand etwas aufgeschlossener gewesen, hätten die AA vielleicht eine wirksamere Behandlungsweise entwickeln können. Kritiker der AA-Methode schätzen, dass die tatsächliche Erfolgsquote bei gerade mal fünf bis acht Prozent liegt. Siehe z. B. Lance M. Dodes und Zachary Dodes: *The Sober Truth*.

Mann genauso, wie ich mich als junge Frau beschreiben würde: »Unempfindlich gegen Religion … mit Gott hatte ich nichts am Hut.« Psychedelika eröffneten ihm einen Zugang zum Göttlichen – genauso wie Aldous Huxley und sogar dem nüchternen Schweizer Chemiker Albert Hofmann. Jim Fadiman schreibt von »spirituellen Reisen« und davon, welchen Stellenwert das Spirituelle in seinem Leben hat.

Immer wieder frage ich die Psychonauten und Wissenschaftler, mit denen ich spreche, ob sie die mystischen Erfahrungen, die das Leben von todkranken Krebspatienten ebenso wie das von Harvard-Professoren wie Ram Dass so grundlegend verändert haben, für *echt* halten. Wenn Aldous Huxley in *Die Pforten der Wahrnehmung* schreibt, die psychedelischen Drogen hätten ihm »einen flüchtigen Blick auf die unerträgliche Herrlichkeit der letzten Wirklichkeit« vermittelt, existiert diese letzte Wirklichkeit dann außerhalb seiner selbst oder ist er nur dem Trugschluss erlegen, sie täte es? Ob es nicht weitaus wahrscheinlicher sei, dass die vielen Menschen aus unterschiedlichsten religiösen Traditionen, die mittels Psychedelika den Zugang zum Göttlichen suchen, schlicht und ergreifend hirneigene Halluzinationen mit einer Gotteserfahrung verwechseln? Meistens bekomme ich zur Antwort: »Wo ist der Unterschied?« Wenn diese Erfahrung ein Leben verändert, warum will ich dann unbedingt wissen, ob sie »echt« ist? Was soll das überhaupt heißen, »echt«?

Ich schwadronierte womöglich etwas ermüdend herum, wie frustrierend es doch sei, auf rationale Fragen immer solch anti-ontologische, rückverweisende Antworten zu bekommen, als mir der eigenartige Gesichtsausdruck meines Mannes auffiel.

»Was?«, fragte ich.

»Jetzt tu nicht so, als hättest du noch nie im Leben ein spirituelles Erlebnis gehabt«, meinte er.

Mir sträubten sich vor Empörung die Nackenhaare. »In meinem ganzen Leben hatte ich noch kein spirituelles Erlebnis«, knurrte ich. »Niemals.«

»Mhm«, brummte er nur.

»Was?«

»Esalen?«

»Ach, ja«, murmelte ich. »Esalen.«

Im Esalen Institute, einem »ganzheitlichen Lernzentrum und Retreat« in Big Sur, kann man auf eine »moderne Visionssuche« gehen, Kurse in der »Energetik des Bewusstseins« belegen oder die »Alchemie von Liebe und Achtsamkeit« erlernen. Es ist ein spürbar spiritueller Ort und war einer der Punkte, von denen aus Praktiken wie Meditation und Yoga in der westlichen Hemisphäre Verbreitung fanden. Außerdem kamen dort viele der Forscher zusammen, die sich schon früh mit der therapeutischen Anwendung von LSD und anderen Psychedelika befassten, um Informationen und Erkenntnisse auszutauschen. Was also hatte ich, die herablassende Rationalistin, in Esalen zu suchen? Ich könnte mir jetzt etwas aus den Fingern saugen, etwa, dass Big Sur an der kalifornischen Küste, wo die Santa Lucia Mountains abrupt zum Pazifik hin abfallen, eines der schönsten Fleckchen auf dieser Erde ist. Ich könnte es darauf schieben, dass ich für die hervorragenden Massagen dort alles tun würde (Esalen gehört zu den weltbesten Ausbildungsadressen für Massagetherapeuten). Ich könnte die traumschönen Heißwasserbecken beschreiben, die frei über der schäumenden Brandung zu schweben scheinen. Ich könnte darüber klagen, wie schwer es ist, eine bezahlbare Unterkunft zu finden, wo man sich zurückziehen und in Ruhe schreiben kann und noch dazu dreimal täglich köstliche, vollwertige Mahlzeiten mit frischen Zutaten aus dem hauseigenen Garten serviert bekommt. Das alles ist wahr, aber es ist nicht die ganze Wahrheit.

Die Wahrheit ist, dass irgendetwas in mir schon lange zaghaft gegen das erklärte Credo meiner Eltern rebelliert.

Vor ungefähr zwölf Jahren bin ich also nach Esalen gefahren und habe mir eingeredet, ich täte das nur, weil ich so gestresst und depressiv bin und unbedingt ein bisschen Zeit für mich brauchte, um zur Ruhe zu kommen und konzentriert arbeiten zu können. Aber in Wahrheit habe ich noch etwas anderes gesucht. Die beiden ersten Tage dort verbrachte ich, wie ich es eigentlich vorgehabt hatte, mit Arbeiten, Essen, im heißen Wasser Planschen und Kursen in ekstatischem Tanz (albern, aber lustig) und Yoga. Am dritten Tag wachte ich auf, tanzte, bis ich nassgeschwitzt war, frühstückte und spazierte dann nach draußen zur Meditations-Jurte. Dort machte ich es mir auf einem Kissen am Fenster gemütlich. Vor dem Fenster führte ein kleiner Canyon hinunter zum Meer, zu beiden Seiten gesäumt von leuchtend orangefarbenen Blüten. Eine ganze Weile betrachtete ich die Aussicht, bewunderte die Schönheit der Natur, den Kontrast zwischen den Blumen und dem grünen Gras, dem tiefblauen Himmel und der grauen Gischt.

Dann schloss ich die Augen. Und in den folgenden fünfzehn, zwanzig Minuten listete ich abwechselnd all meine Ängste auf und schalt mich dann still dafür, nicht den Kopf freimachen zu können. Letztlich driftete ich, erschöpft von den endlosen Selbstvorwürfen, einfach ab. Als der Wecker klingelte, schlug ich die Augen auf, und mein Blick ging hinaus zum Canyon. Die orangeroten Blüten leuchteten, ihre Blättchen schimmerten sanft im Sonnenlicht. Um im nächsten Moment mit einem flatternden Rauschen wie eine Wolke in den Himmel zu steigen.

Es waren keine Blüten, es waren Monarch-Falter, tausende und abertausende. Die ganzen zwanzig Minuten meiner Meditation hindurch hatten sie still dort geruht, um mich dann mit einem Wirbel unerwarteter, unvermittelter Grazie zu entzücken. Es war, als hätte jemand oder etwas beschlossen, mir bildlich vor Augen zu führen, dass Schönheit überall zu finden ist, dass die Welt voll ist davon und dass man nur die Augen aufmachen muss, um sie zu sehen. Es war, so schwer es mir fällt, das zu sagen, wie ein Gottesgeschenk.

Wie gerne würde ich behaupten, dieses Erlebnis habe mich derart ergriffen, dass ich von da an jeden Tag hingebungsvoll meditierte. Meine Depression legte sich etwas, aber sie verflog nicht. Eine Weile belebte es meine Lebensgeister, nur die Augen zu schließen und an die Schmetterlinge zu denken, aber bald erschien mir das Erlebte nicht mehr wie eine Gottesgabe, sondern ich tat es als entzückenden Zufall ab. Die Monarch-Falter, unterwegs von den Rockies zu ihren Winterquartieren in Mexiko, hatten rein zufällig in diesem kleinen Tal zwischen den Bergen gerastet, und ich hatte rein zufällig just in dem Augenblick die Augen aufgeschlagen, als sie, erfrischt, die Flügel wieder ausbreiteten. Ebenso schwer, wie es mir fällt, zu glauben, dass mein Mann nicht einen schrecklichen Fehler macht, indem er mich liebt, fällt es mir, zu glauben, dass eine höhere Macht im Universum die Schmetterlinge eigens für mich dorthin geführt haben könnte.

Aber ich habe immer schon geschworen: Wenn es eins gibt, woran ich glaube, dann ist es meine eigene Fehlbarkeit. Will ich also keine Heuchlerin sein, muss ich zumindest die Möglichkeit in Betracht ziehen, dass ich es bin, die blind ist, und nicht die Bewusstseinsforscher. Also müsste es doch auch möglich sein, dass sich Aldous Huxleys Pforten der Wahrnehmung geöffnet haben, um jemandem wie mir eine spirituelle Erfahrung zu ermöglichen? Wenn der Autor von *Schöne neue Welt* an den »Dharma-Körper des Buddha« geglaubt hat, wer ist dann die Autorin von *Death Gets a Timeout* (*Stille Treppe für den Tod)*, dass sie verächtlich darüber grinst?

So vieles, woran ich glaube, ist flüchtig, und damit meine ich nicht nur Atome und Quarks. Die allerwichtigsten Dinge in meinem Leben lassen sich nicht in Zahlen messen oder fotografieren. Aber so ungreifbar sie auch sind, ich glaube nicht nur felsenfest an sie, sondern richte mein ganzes Leben nach ihnen aus. Meine Liebe zu meinem Mann und meinen Kindern ist unbegreiflich, aber zutiefst »echt« und »wirklich«. Wenn ich so tief und so *ausschließlich* lieben kann – diesen Mann und keinen anderen –, wenn ich daran glauben kann, dass diese Liebe so echt und real ist wie die Hände, die diese Worte tippen, wenn ich also an die Liebe glauben kann, warum fällt es mir dann so schwer, zu glauben, dass unser Leben über die bloße körperliche Existenz hinaus eine höhere spirituelle Bedeutung hat?

Erweitert sich mein Bewusstsein? Liegt das an den Mikrodosen? Oder kommt es einfach daher, dass ich mich ständig mit den Werken und Studien all dieser Philosophen und Wissenschaftler befasse und dadurch immer tiefer in die psychedelische Welt eintauche? Ich kenne die Antwort nicht. Ich weiß nur, dass es sich anfühlt, als sei etwas in mir angestoßen worden. Wer weiß? Am Ende veröffentliche ich meine Notizen mit blauem Wachsmalstift auf braune Einkaufstüten gekritzelt, mit kleinen Mandalas und Sinnsprüchen in Großbuchstaben wie RUHE IN DIR und SEI JETZT HIER.

19. Tag

Mikrodosis-Tag

Körperliche Empfindungen: Übelkeit und Hitze. Durchfall.

Stimmung: Aufgedreht. Vielleicht sogar etwas überdreht.

Konflikte: Ein bisschen gereizt, aber das gleich im Keim erstickt.

Schlaf: Unruhig. Früh aufgewacht. Irgendwann noch mal eingeschlafen.

Arbeit: Den Tag gut durchgearbeitet.

Schmerzen: Keine.

Mikrodosis-Tage sind lustig und produktiv, aber manchmal auch ein zweischneidiges Schwert. Die Wahrnehmung ist kaum merklich geschärft, was sehr angenehm sein kann, mich aber auch reizbarer macht und das berüchtigte Stachelschwein in mir weckt, wenn es auch entschieden weniger stachelig ist als früher. Mein Mann und ich haben uns einen kleinen Test zur Bestimmung meines Gereiztheitgrades ausgedacht. Ich sitze im Wohnzimmer, er steht zwei Zimmer weiter in der Küche und kaut gut hörbar Mandeln. Ich habe eine ausgeprägte Nuss-Nage-Allergie. Will ich beim Klang der Kaugeräusche also unvermittelt aufspringen, in die Küche stürmen und ihn würgen, wissen wir, ich bin etwas aufgedrehter, als gut für mich ist. Heute bin ich weder gestürmt, noch habe ich gewürgt. Ich blieb einfach, wo ich war, und machte mit den Händen eine Darth-Vader-Würge-Geste.

Was schließen wir daraus? Microdosing macht mich reizbarer und zugleich gelassener, was meine Reizbarkeit betrifft.

Blinde Wut angesichts von Kaugeräuschen ist nicht (oder nicht ausschließlich) ein zuverlässiger Indikator dafür, dass jemand ein unerträglicher Stinkstiefel ist. Es ist ein Syndrom, das nur noch nicht vom *DSM-5*, dem diagnostischen und statistischen Leitfaden psychischer Störungen, anerkannt worden ist. Misophonie, oder selektive Geräuschempfindlichkeit, ist von zwei verheirateten Neurowissenschaftlern, Margaret und Pawel Jastrebof, erstmals beschrieben worden. Sie haben nachgewiesen, dass im Zentralnervensystem von uns unter Misophonie Leidenden etwas geschieht, wenn wir bestimmte Geräusche hören, vor allem solche wie Schlürfen, Schniefen, Räuspern, Kaugummikauen, Pfeifen und Schmatzen. Wir schwitzen, wir verspannen. Wir erleben sogar ungewollte sexuelle Erregung.

Dieses letzte Detail ist besonders bizarr. Ich erinnere mich nur zu gut, wie ich während des Jurastudiums in einer Abschlussklausur saß und ein Kommilitone mit einer schweren Erkältung mich beinahe in den Wahnsinn trieb. Schon wenn er nicht ständig schniefte und nieste, war dieser Kerl eine unerträgliche Nervensäge. Ein klassischer Harvard-Maskulinisten-Schwätzer, der höhnisch grinsend die Augen verdrehte, sobald im Seminar eine Frau den Mund aufmachte, selbst bei Professorinnen, denen er gutes Geld zahlte für das Privileg, sie höhnisch angrinsen zu dürfen. Auch an diesem Morgen hatte er die Lippen wieder spöttisch verzogen, aber seine schmale Nase war rot und triefte. Alle paar Minuten zog er den Schnodder mit einem kakophonischen nassen Schniefen hoch. Und jedes Mal pulsierte weißglühender Hass wie eine Woge durch meinen ganzen Körper. Ich spürte ihn im Gesicht, im Bauch, in den Armen, in den Beinen. Und dann, zu meinem unsagbaren Entsetzen, auch im Schoß. Und mich überkam ein überwältigendes Verlangen, über diesen Widerling herzufallen und ihm das Hirn rauszuvögeln. Ein, gelinde gesagt, verstörendes Gefühl.

Während meiner Kindheit wurde meine Misophonie meist zuverlässig von meinem Vater ausgelöst, allerdings zum Glück ohne das abstoßende erotische Element. Die Finger in den Ohren, saß ich abends am Tisch und versuchte krampfhaft, seine Kaugeräusche auszublenden. Dass er das nicht nur einmal, sondern meine ganze Kindheit und Jugend hindurch wortlos ertragen hat, straft mich mit meiner beharrlichen Behauptung, er habe ein schrecklich aufbrausendes Temperament, Lügen. Aber vielleicht hatte er auch einfach beim Essen keine schlechte Laune. So oder so, eigentlich gebührt dem Mann ein Orden oder zumindest ein Schulterklopfen für seine engelsgleiche Langmut und Nachsicht.

Heute Morgen habe ich meinem Mann, nachdem ich

mich dabei ertappt hatte, wie ich mich wegen einer Nichtigkeit mit ihm herumzankte, wortlos ein paar Mandeln in die Hand gedrückt und bin rüber ins Wohnzimmer gegangen. Ich hörte es knacken, ich hörte es schmatzen. Ich spürte eine Woge der Wut. Doch statt zu tun, was ich sonst getan hätte – mich herumzudrücken und nach irgendeinem Grund für einen Streit zu suchen –, nahm ich wortlos meinen Laptop und ging in ein Café, wo ich mich gefahrlos über die grausigen Kaugeräusche wildfremder Menschen echauffieren konnte.

20. Tag

Übergangstag

Körperliche Empfindungen: Keine.

Stimmung: Fabelhaft. Wahrhaft wunderbar.

Konflikte: Keine.

Schlaf: Ausreichend.

Arbeit: Fröhlich vor mich hin wurschtelnd.

Schmerzen: So gut wie keine.

Heute lese ich Erfahrungsberichte über »schlechte Trips«. Die Beschreibung solch schrecklicher, schmerzlicher, grotesker und doch lebensverändernder Trips kann verstörend sein. In einer anschaulichen und recht repräsentativen Geschichte, wiedergegeben von Albert Hofmann in *LSD – Mein Sorgenkind*, schreibt Jürg Kreienbühl, ein Schweizer Maler: »›Höllisch‹ ging mir durch den Kopf, und auf einmal fuhr mir der Schreck in alle Glieder.« Im Laufe der folgenden angsterfüllten Stunden verwandelten sich die schwarz-gelben Schuhe seiner bildschönen, blutjungen Geliebten in bösartige Wespen, die furchteinflößend über den Boden krabbelten. Wasser wirkte schleimig, fies und giftig. Er empfand eine überwältigende, allgegenwärtige Angst und Bedrohung. Als die Wirkung der Droge endlich nachließ, ging ihm auf, dass das, was er da eben erlebt hatte, seine eigene Persönlichkeit war, reduziert auf ihre hässliche Essenz. Und diese Essenz war Selbstsucht. Mit einem Mal sah er sich selbst glasklar: einen zynischen, eiskalten Mann, getrieben von Gier und Eigennutz. »Ich liebe nur mich selbst«, gestand er Hofmann. In der Folge verließ Kreienbühl seine Geliebte und kehrte reumütig zu Frau und Kindern zurück. Er war ein anderer Mann.

Panische Angst vor einem »schlechten Trip« hat mich bisher immer davon abgehalten, eine gängige Dosis LSD zu nehmen. Die Vorstellung, mutterseelenallein mit meinem eigenen gemeinen Ich eingesperrt zu sein, macht mir eine Heidenangst. Was ich inzwischen über Set und Setting gelernt habe, bestätigt mich in meiner früheren Entscheidung, die Droge geflissentlich zu meiden. Die Settings, in denen mir LSD angeboten wurde, waren zwar nicht vollkommen grässlich, aber ganz bestimmt nicht ideal. Obwohl ich mich am College immer leidlich wohlgefühlt habe, war ich dort doch nie so zu Hause, dass mir ein Wohnheimzimmer voller Kommilitonen auf Acid eine hinreichend anheimelnde Umgebung gewesen wäre. Darüber hinaus bin ich schon allein aufgrund meiner gruseligen Gedankenwelt prädestiniert für einen Horrortrip. Die ultimative selbsterfüllende Prophezeiung. Ein von Angst und Schrecken bestimmter Geisteszustand führt zwangsläufig zu einem Horror-Acid-Trip.

Der Tag, an dem ich ein paar Pilze probiert habe und

stundenlang in der Reifenschaukel herumgegondelt bin, war zwar ganz angenehm, aber auch nicht so umwerfend, dass ich diese Erfahrung unbedingt wiederholen oder etwas Stärkeres ausprobieren wollte. Und dann, vor etwa fünf Jahren, hatte ich ein dermaßen furchteinflößendes Erlebnis, dass es mich eigentlich wundert, dass ich mich überhaupt an dieses Experiment gewagt habe. Ich hatte zwar keine Psychedelika genommen, erlebte aber trotzdem einen hundsmiserablen Trip.

Mein Mann war nicht da; er nahm an einer Autorenwerkstatt tief in den Wäldern von New Hampshire teil. Seit meiner erfolgreichen Ambien-Entwöhnung waren erst wenige Wochen vergangen. Ich hatte die Schlaftabletten durch Medizinalhanf ersetzt; der Arzt hatte ihn mir verschrieben, damit ich besser einschlafen konnte. Da ich nicht gerne rauche, hatte ich mir Cannabis-Kapseln besorgt. Das Marihuana half mir zwar beim Einschlafen, aber ich schlummerte längst nicht so federleicht und selig ein wie mit Ambien. Und an dem Abend fingen, kurz nachdem ich die Kapsel geschluckt hatte, die Wände an zu atmen.

Reglos lag ich im Bett und beobachtete die sich hebenden und senkenden Wände, während mein eigener Atem immer flacher wurde. Kalter Schweiß trat mir auf die Stirn. Einen Schluck Wasser, dachte ich, nur zur Beruhigung. Ich setzte mich auf und streckte einen Fuß aus dem Bett. Der Schlafzimmerboden fühlte sich an wie ein Schwamm. Mit hörbarem Quatschen versanken meine Zehen in den Holzdielen.

Ich rief meinen Mann an. Er ging gleich dran, aber es

war ein lautes statisches Knistern in der Leitung, weshalb ich nur jedes zweite Wort verstand. Er habe kaum Empfang, meinte er. Nur einen Balken auf dem Display.

Mit, wie ich damals fand, beeindruckender Ruhe erklärte ich ihm, ich müsste gleich den Notruf wählen. Und dass ich ihn nur angerufen hätte, um ihm das zu sagen.

»Bitte nicht.«

»Ich muss. Ich sterbe.«

»Süße, ich kann dir versprechen, dass du nicht stirbst. Willst du wirklich, dass unsere Kinder in eine Pflegefamilie kommen, weil du wegen deines Graskonsums unter Wahnvorstellungen leidest?«

»Die Sache ist die«, schickte ich mich an zu erklären, »meine Lungen wissen nicht mehr, wie man atmet. Der einzige Grund, warum ich nicht längst tot bin, ist, dass ich ganz bewusst ein- und ausatme.«

»Das ist nicht wahr. Liebes, ich flehe dich an. Mach einfach die Augen zu. Schlaf schön, morgen früh ist alles wieder gut.«

Wie gern wollte ich ihm glauben. Ich wusste, es bestand zumindest die Möglichkeit, dass er recht hatte. Aber dann ging mir auf, dass niemand so genau weiß, was in den Augenblicken kurz bevor man stirbt, eigentlich passiert. Vielleicht sind die Menschen, die an einer Überdosis gestorben sind, nur tot, weil sie vergessen haben zu atmen!

Mein Mann erinnerte mich daran, dass Marihuana zu den gutartigsten Substanzen gehört, die man als Mensch zu sich nehmen kann. Ob ich ihm nicht selbst erzählt hätte, regierungsnahe Quellen hätten berechnet, dass bei Marihuana die letale Dosis für einen Menschen bei etwa einem Drittel des Körpergewichts liege, und das auf einmal eingenommen? Ob ich knapp zwanzig Kilo Marihuana geschluckt hätte? Nein? Na, dann würde ich auch nicht sterben.

Das sei ja alles schön und gut, gab ich zurück, aber nun hätte ich ein noch viel schlimmeres Problem als meine Lungen. Ich wüsste genau, wenn ich meinem Herzen nicht sagte, dass es schlagen solle, würde es einfach stehen bleiben.

An diesem Punkt wurde die Leitung zum dritten oder vierten Mal unterbrochen. Die ersten Male hatte ich mich furchtbar aufgeregt, aber jetzt war ich regelrecht erleichtert, dass es eine Weile dauerte, bis er wieder Empfang hatte und zurückrief. Mein Herz am Schlagen zu halten bedurfte einer gewaltigen Anstrengung. Es forderte meine gesamte Aufmerksamkeit, und jemanden, der den entsetzlichen Ernst der Lage vollkommen verkannte, konnte ich nicht gebrauchen. Ich musste mich förmlich selbst reanimieren – in Gedanken –, nur um am Leben zu bleiben, und ich musste mich konzentrieren.

Er rief zurück. Wir gingen die ganze Geschichte mit willkürlichen und unwillkürlichen Körperfunktionen noch einmal durch, zwei Minuten oder eine Stunde oder eine ganze Woche. (Mein Zeitgefühl war ein bisschen schwammig.) Dann schnappte ich nach Luft.

»O Gott.«

»Was?«

»Ich bin eben gestorben. Jetzt gerade. Für den Bruchteil einer Sekunde. Mein Herz hat kurz ausgesetzt.«

Worauf mein Mann einzuwenden wagte, dass er das

für äußerst unwahrscheinlich halte, da ich die vergangenen fünf Minuten ununterbrochen geredet hätte. Selbst in meinem verwirrten Geisteszustand entging mir nicht, dass er sich langsam zu langweilen schien.

»Okay«, erklärte ich, weil ich einsehen musste, dass ich schon viel zu viel von seiner Zeit und Aufmerksamkeit in Anspruch genommen hatte. »Wir machen Folgendes: Ich lege jetzt auf und versuche zu schlafen. Aber die nächste halbe Stunde lässt du das Telefon nicht aus den Augen. Wenn ich sterbe, rufe ich dich an.«

»Wenn du stirbst, rufst du mich an?«

»Ja. Versprochen.«

»Also gut.«

Schatz, der er ist, blieb er bis vier Uhr morgens wach nur für den Fall, dass ich anriefe, um ihm mitzuteilen, dass ich tot bin.

Marihuana habe ich auch nicht noch mal genommen, bis die Schmerzen in meiner versteiften Schulter mich derart an den Rand der Verzweiflung trieben, dass ich irgendwann nicht mehr anders konnte. Doch selbst dann legte ich immer allergrößten Wert darauf, nur THC-freies, nicht berauschendes Gras zu kaufen. Ich habe auch so schon genug um die Ohren, da muss ich nicht auch noch dasitzen und meine Lungen am Atmen und mein Herz am Schlagen halten.

Wenn ich mir vorstelle, ich sollte so was noch mal erleben, aber mit der Intensität von LSD, dann dreht sich mir vor Entsetzen der Magen um. LSD-Trips sind einfach nichts für mich. Ich bin zufrieden und glücklich mit meinen Mikrodosen.

21. Tag

Normaler Tag

Körperliche Empfindungen: Keine.

Stimmung: Gut, bis ich abends den Verstand verloren habe.

Konflikte: Keine.

Schlaf: Gut, nachdem ich dann endlich eingeschlafen bin.

Arbeit: Gut.

Schmerzen: Mäßig.

Ich bin der festen Überzeugung, dass Heranwachsende genauso viel Zeit in Anspruch nehmen wie Krabbelkinder. Bei Kleinkindern verbringt man viel Zeit damit, sich um ihre körperlichen Bedürfnisse zu kümmern. Man wechselt Windeln, füttert sie löffelchenweise, stapelt Bauklötze zu Türmen, nur damit sie sie dann umwerfen. Bei Jugendlichen verbringt man viel Zeit damit, sich Sorgen zu machen. Obwohl mein ältestes Kind bewundernswert gut auf sich selbst achten kann und auch auf dem College wunderbar allein zurechtkommt, habe ich doch das Gefühl, genauso rund um die Uhr im Einsatz zu sein wie damals, als sie gerade dreizehn Monate alt war und eben erst Laufen gelernt hatte. Damals lief ich ihr den ganzen Tag hinterher, während sie wie ein windelbewehrter Wirbelwind durch die Welt fegte. Heute sorge ich mich.

Studien haben gezeigt, dass das blaue Licht am Ende des Spektrums, das »kurzwellige Licht« wie beispielsweise das von E-Readern, Laptops oder Smartphones, den Biorhythmus nachhaltig durcheinanderbringen und das schlaffördernde Hormon Melatonin hemmen kann. Nach einer Bestrahlung mit blauem Licht kann die Einschlafphase sich um bis zu neunzig Minuten verlängern. Selbst ein flüchtiger Blick kann den REM-Schlaf hinauszögern und reduzieren, sodass der Betreffende am darauffolgenden Tag weniger wach ist. Im Laufe des Programms ist mein Schlaf so störanfällig geworden, dass ich es tunlichst vermeide, während der letzten Stunde vorm Schlafengehen auf dem Laptop Filme zu schauen oder auf dem iPad zu lesen (selbst wenn sie so weit wie möglich gedimmt sind) oder auch nur kurz aufs Handy zu schauen. Aber gestern Abend, ich lag schon im Bett, gemütlich eingekuschelt und kurz vor dem Einschlafen, da griff ich – vielleicht einfach nur, weil ich einen richtig guten Tag gehabt hatte und glaubte, gegen jedwede Störung von außen immun zu sein – zum Handy und ging zu Instagram. Fröhlich summend wie ein Bienchen hüpfte ich von Bild zu Bild und likte eins nach dem anderen, bis ich auf ein Foto stieß, das meine Älteste gepostet hatte. Es war etwas unscharf und verwackelt, ein Selfie, geknipst in einem dämmrigen Raum. Sie hatte den Kopf seitlich nach oben gereckt und das Gesicht weggedreht, sodass ihr Hals gut zu sehen war. Die Aufnahme war verschwommen, aber man konnte erkennen, dass sie jetzt am Hals ein blauschwarzes Tattoo trug, das ungefähr so aussah:

:/

Meine Älteste hat schon etliche Tätowierungen. Die erste war ein William-Faulkner-Zitat, das sich quer über ihre Rippen zieht. Sie hat es sich in dem Sommer stechen lassen, als sie gerade achtzehn geworden und ein paar Wochen allein zu Hause war. Wenn man Tattoos mag, ist es gar nicht so übel. Man könnte sagen, für einen Schriftstellerspross eine gute Wahl. Ein Jahr später ließ sie sich als Gegenstück auf die andere Seite des Brustkorbs ein weiteres Tattoo stechen, ein Zitat eines etwas weniger illustren Dichters: die Erwiderung eines Kommilitonen auf ein Gedicht von T.S. Eliot, »Das Liebeslied des J. Alfred Prufrock«. Solche Tätowierungen kann ich selbst als Mutter ganz gut verkraften. Sie verschwinden meist unter der Kleidung, und sie sind handwerklich gut gemacht.

Was man von den selbst gestochenen Tattoos, die ihre Oberarme, die Handgelenke, Knöchel und Oberschenkel verunzieren, nicht unbedingt behaupten kann. Blaugrau und verwaschen sind die und erinnern mich an die Bemalung meiner knasterfahrenen Mandanten, die sich so etwas in die Haut ritzten, um sich die endlosen Monate und Jahre der Haftzeit zu verkürzen. Ich weiß, dass meine Tochter da nicht die Einzige ist, dass sie nur eine von Millionen künstlerisch veranlagter College-Studenten ist, die ihren Körper mit selbst gestochenen Tätowierungen überziehen. Aber es gefällt mir nicht.

Ich habe gelernt, dass das jüdische Gesetz Tätowierungen verbietet. Und mit »gelernt« meine ich, ich habe es auf der Lenny-Bruce-Schallplatte meiner Eltern gehört. Als sie sein Tattoo sieht, kreischt Lennys Tante, von ihm nur die jüdische Möwe genannt: »Hah! Hah! Lenny! Was du hast gemacht! Du hast ruiniert deine Arm! Warum du hast das gemacht? Du kannst nicht begraben sein auf jüdische Friedhof!« Das jüdische Tätowierverbot stammt aus Levitikus 19:28, wo es heißt: »Für einen Toten dürft ihr keine Einschnitte auf eurem Körper anbringen und ihr dürft euch keine Zeichen einritzen lassen. Ich bin der Herr.« – »Keine Zeichen.« Klingt ziemlich eindeutig. Andererseits verbietet die Bibel aber auch, anderen Juden zu grollen (Levitikus 19:18: »An den Kindern deines Volkes sollst du dich nicht rächen und ihnen nichts nachtragen.«), und Gott weiß, wie sehr ich grolle, vor allem den Kindern meines Volkes (bis heute habe ich Maxine Nudelman* nicht verziehen, dass sie mir im Sommer '76 im Camp Ramah den Freund ausgespannt hat). Außerdem verboten? Der Genuss von Schalentieren und Schweinefleisch. Während ich dies schreibe, stopfe ich mir abwechselnd immer einen Taco mit gebratenen Shrimps und einen mit butterzartem Schweinefleisch in den Mund. Es hat also bestimmt nichts mit Gesetzen zu tun, ob nun mit jüdischen oder sonst welchen.

Die Tattoos stören mich, weil ich befürchte, sie könnten nicht etwa von einer künstlerischen Neigung zeugen,

---

* Name geändert, um Schuldige zu schützen. Du weißt, wen ich meine, Maxine.

sondern dem Zwang zur Selbstverletzung. Kinder, die geliebt und behütet aufgewachsen sind, sollten ihren Körper doch nicht mit solchen Hässlichkeiten verschandeln! Ich weiß, dass das Blödsinn ist. In meinen Augen mögen sie hässlich und schlecht gemacht sein, meine Tochter findet sie schön. Sie haben rein gar nichts mit mir zu tun. Es sind ihre, ganz allein; darin kommt nicht Unglücklichsein zum Ausdruck, sondern Stil. Ihr Stil.

Mit diesem neuen Tattoo allerdings war es etwas ganz anderes. Nicht nur, dass ich es hässlich fand, nein, sie trug es auch noch an ihrem Schwanenhals, wo es nur unter einem kinnhohen Rollkragen verschwinden würde. Obwohl ich erst am Nachmittag mit meiner Tochter gesprochen hatte, obwohl sie ganz normal geklungen hatte, fröhlich sogar, wenn vielleicht auch ein bisschen gestresst von den Klausuren, flippte ich völlig aus. Ein Mensch, der eines Tages mal einen Job in der »normalen« Welt haben will; jemand, der Menschen, die älter sind als er selbst, kennenlernen und beeindrucken möchte; der sich vorstellen kann, wie er in der Zukunft aufregende, interessante Sachen erlebt – der würde sich doch nie ein riesengroßes schwarzes Tattoo auf den Hals stechen lassen, oder?

Und dann wies meine jüngere Tochter mich auf etwas hin, das mir bis dahin gänzlich entgangen war. (Denn, ja, ich war natürlich inzwischen aus dem Bett gesprungen, Instagram noch auf dem Handy geöffnet, und hatte sie mit meinem kleinen, unüberhörbaren Nervenzusammenbruch aus dem Schlaf gerissen.) Das Tattoo steht für einen Gemütszustand. Es steht für »meh«. Gleichgültigkeit.

Vergessen wir die Vorstellung von einem Job in der normalen Welt. Ein Mensch, der eine solch existentielle Apathie empfindet, dass er »meh« auf seinen Körper schreibt, stellt sich überhaupt keine Zukunft vor. Ein Mensch, der anderen als Allerserstes zeigen möchte, dass ihm die ganze Welt am Allerwertesten vorbeigeht, bei dem ist einiges aus den Fugen geraten. Der ist nicht glücklich und ausgeglichen. Dieser Mensch ist depressiv. Dieser Mensch ist in Gefahr. Die Mutter dieses Menschen muss aus dem Pyjama und in den nächsten Flieger steigen und ihn in die Arme schließen und mit nach Hause nehmen und in Watte packen und vor der ganzen bösen Welt beschützen, einschließlich seiner selbst.

Ich bin, das weiß ich, was mein ältestes Kind betrifft, besonders ängstlich. Diese Angst entspringt, nicht weiter verwunderlich, tiefsitzenden Schuldgefühlen. Diesem Kind habe ich eine Kenntnis psychischer Störungen aufgenötigt, die für eine Doktorarbeit reichen würde. Ihre Studienzeit begann, kaum war sie, mit großen, wachen Augen und einem kleinen Schmollmund, der gespitzt auf den ersten Kuss wartete, aus dem Schnitt in meinem Bauch geflutscht. Ein paar Tage später, nachdem wir sie mit nach Hause genommen hatten und die Wirkung von Adrenalin und Vicodin abgeklungen war, wurde ich plötzlich von verstörenden Bildern heimgesucht: Fantasiegebilden, lebhaft wie ein Traum, und doch war ich dabei hellwach.

Ich konnte dasitzen und sie ganz im Frieden mit mir und der Welt stillen, und urplötzlich sah ich vor meinem inneren Auge, wie ich sie erstickte. Oder ich ging mit ihr auf dem Arm durchs Haus und summte ein ausgedachtes Schlaflied, und als ich in der Küche am Messerblock vorbeikam, stellte ich mir unvermittelt vor, wie ich ihr mit einer der Klingen die Kehle durchschnitt. Oder ich badete sie in ihrer kleinen Wanne, und unversehens malte ich mir aus, ich würde sie loslassen und zusehen, wie ihr süßes Gesichtchen im Wasser versank.

Je mehr ich versuchte, diese schrecklichen, ungebeten in meine Gedanken einbrechenden Fantasien zu unterdrücken, desto lebhafter wurden sie und desto häufiger tauchten sie auf. Ich war überzeugt, dass ganz grundlegend irgendwas Gruseliges mit mir nicht stimmte. Ich fragte mich, ob ich an Wochenbettdepressionen litt. Ich fragte mich, ob ich böse war. Ich fragte mich, ob ich Mutter oder Monster war.

Das war 1994, als das Web noch in den Kinderschuhen steckte. Selbst wenn ich auf den Gedanken gekommen wäre, im Internet nach Antworten auf meine Fragen zu suchen, ich hätte nichts gefunden. Und ich bin weder in die Bibliothek gegangen noch habe ich einen Therapeuten zurate gezogen. Nein, ich behielt alles, was in meinem Kopf passierte, für mich, selbst als die grausigen Bilder langsam begannen, den Umgang mit meinem Kind zu beeinflussen. Ich war ängstlich und unsicher, fürchtete, die Beherrschung zu verlieren und ihr etwas anzutun. Ich wurde nervös, wenn ich mit ihr allein war, und hängte mich wie eine Klette an meinen Mann. Selbst als die Bilder längst verschwunden waren, spürte ich noch ihren Schatten auf meinem Muttersein. Ich traute mir selbst nicht über den Weg.

Als mein zweites Kind geboren wurde, kamen die grässlichen Bilder zurück, schlimmer noch als zuvor. Zu diesem Zeitpunkt hatte ich allerdings bereits genügend Vertrauen in meine Fähigkeit, mein Kind zu lieben, um sie schlicht und einfach ignorieren zu können. Als sie nach der Geburt meines dritten Kindes 2001 abermals auftauchten, konnte Google mir endlich helfen.

Eine der größten Errungenschaften des Internets ist in meinen Augen ganz fraglos die Gemeinschaftsbildung unter Fremden. Ganz gleich, wie bizarr die Symptome auch sein mögen, man findet immer Leidensgenossen. Man ist überzeugt, die eigene Haut stoße winzig kleine Fasern ab? Willkommen in der Morgellons-Community mit ihrer von Joni Mitchell gesungenen Hymne. Man ertappt sich immer wieder dabei, wie man alles, was einen überrascht, nachmacht, selbst Hundegebell und furzende Passanten? Dann hat man vermutlich das Miryachit-Syndrom, auch bekannt als Jumping-Frenchman-Syndrom, und findet online andere, die genauso sind. Keiner von uns braucht sich mehr in seinem Leid allein zu fühlen.

Als ich Google also fragte, fand ich heraus, dass ich nur eine von zahllosen Frauen war, die unter solch lähmenden, ungebetenen, obsessiven Gedanken und einer postnatalen Zwangsstörung leiden. Mütter mit postnataler Zwangsstörung schrubben nicht unbedingt unablässig das ganze Haus, bis alles auf Hochglanz poliert ist (ach, wie schön das wäre). Nein, die meisten haben genau solche entsetzlichen, unaussprechlichen Fantasien, wie ich sie hatte. Sie stellen sich vor, ihr Kind zu erstechen, zu ertränken, aus dem Fenster zu werfen. In extremen Fällen treiben diese Vorstellungen Mütter sogar dazu, ihr Kind zu meiden aus Angst, ihm ungewollt etwas zuleide zu tun. Zum Glück sind Frauen, die an dieser grässlichen Störung leiden, keine Gefahr für ihre Kinder, aber leider für sich selbst. Die Suizidgefahr ist bei ihnen besonders hoch.

Das Syndrom spricht erfreulicherweise sehr gut auf eine Behandlung mit SSRI an. Bei meinem vierten Kind bekam ich Zoloft, und ich habe nie auch nur eine Sekunde daran gedacht, es umzubringen. Na ja, zumindest nicht häufiger als andere Eltern.

Meine Erstgeborene trug also nicht nur die Last meiner postnatalen Zwangsstörung, sondern auch die der mangelnden Erfahrung und Sicherheit im Umgang damit, und dieses Muster hat sich im Verlauf ihrer Kindheit und Jugend ständig wiederholt. Mal abgesehen von meinem Mann, der schon erwachsen war, als ich ihn kennenlernte, hat sie am längsten mit meinen unbehandelten Stimmungsschwankungen leben müssen und von meinen Versuchen, irgendwie alles ins Lot zu bringen, am wenigsten profitiert. Und darum bin ich ständig in höchster Alarmbereitschaft für den Fall, dass sie auch nur das leiseste Anzeichen von emotionaler Pein erkennen lässt.

Fasslungslos starrte ich auf das Foto mit diesem grässlichen Zeichen an ihrem Hals und kämpfte mit den Tränen. Dann schickte ich ihr eine Nachricht.

Hey Liebes. Hast du ein neues Tattoo am Hals?

Zwischen den Zeilen stand: BITTE TU DIR NICHT WEH. BITTE TU DIR NICHT WEH. BITTE TU DIR NICHT WEH.

Ich bekam keine Antwort.

Also schickte ich noch eine Nachricht hinterher:

Wir haben dich lieb, Schatz. Und wir würden uns freuen, von dir zu hören. Bitte ruf an.

Soll heißen: ICH KANN IN EINER DREIVIERTELSTUNDE AM FLUGHAFEN SEIN.

Keine Antwort.

»Einer von uns muss sich ins Flugzeug setzen«, sagte ich zu meinem Mann. »Die letzte Maschine geht in einer Stunde.«

Worauf er mir erklärte, dass ich ungefähr so lange brauchen würde, um zum Flughafen zu kommen.

Just in dem Moment klingelte das Telefon.

Mein Mann wehrte sich standhaft gegen meinen Versuch, ihm den Hörer aus den Fingern zu hebeln. Ein paar Minuten hörte er schweigend zu, dann reichte er mir wortlos den Hörer.

»Schau dir den Geo-Tag an«, meinte meine Tochter nur.

»Was?«, sagte ich.

»Auf dem Foto. Lies den Geo-Tag.«

»Copyshop, 13 Uhr«, las ich.

»Copyshop«, sagte sie.

»Copyshop?«

»Ich bin im Copyshop. Was gibt es in einem Copyshop?«

»Kopien?«

»Tinte, Mom. In einem Copyshop gibt es Tinte.«

»Du hast dir mit Druckertinte ein Tattoo gestochen?« Diebstahl! Und giftig noch dazu!

Sie schickte mir noch ein Foto. Darauf ihre Hände, tintenverschmiert.

»Ich arbeite seit Stunden an meinem letzten Ausdruck. Ich habe überall Tintenflecke.«

»Das ist … ein Tintenfleck?«, flüsterte ich.

»Du kannst dich abregen.«

Ich frage mich, ob ich mich weniger aufgeregt hätte, wenn das gestern Abend passiert wäre, zwischen dem Mikrodosis- und dem Übergangstag. Hätte ich meine Ängste besser beherrschen können? Hätte ich gezögert und kurz nachgedacht, ehe ich Hals über Kopf in den nächstbesten Flieger springen wollte? Immerhin – ich hatte noch kein Ticket gebucht. Vor einem Monat wäre ich, als meine Tochter anrief, vielleicht schon auf dem Weg zum Flughafen gewesen. Aber wer weiß? Ich glaube, man kann daraus nur lernen, dass es ganz normal ist, sich wegen der Kinder zu sorgen, und dass auch eine mit Mikrodosen abgemilderte Mama immer noch eine Mama ist. Und eine jüdische erst recht.

22. Tag

Mikrodosis-Tag

Körperliche Empfindungen: Ein leichtes Kribbeln ungefähr anderthalb Stunden nach der Einnahme, ein Anflug von etwas, das sich fast wie Schwindel anfühlt. Und ein empfindlicher Magen.

Stimmung: Beim Aufwachen gereizt, aber das verging, nachdem ich die Mikrodosis eingenommen hatte.

Konflikte: Keine.

Schlaf: Etwa sechseinhalb Stunden.

Arbeit: Produktiv, wenn auch etwas zerstreut.

Schmerzen: Gering.

Obwohl ich heute guter Dinge bin, wünschte ich doch, ich nähme kein LSD. Nicht, weil das Programm nicht wirkt, sondern weil es da noch eine andere Droge gibt, die ich lieber nehmen würde. Wissen Sie noch? Im ersten Kapitel habe ich erwähnt, dass ich sechs- oder siebenmal MDMA genommen habe? Nicht damals zu meinen glorreichen Clubgänger-Zeiten. Ich hatte überhaupt keine glorreichen

Clubgänger-Zeiten.* Ich habe vor etwa zehn Jahren angefangen, MDMA zu nehmen, und zwar zusammen mit meinem Mann. Und obwohl ich weiß, dass manche mich jetzt als unverbesserlichen, drogenverwirrten Teilzeit-Junkie abtun werden, bleibe ich weiterhin unbeirrt ehrlich und aufrichtig. Wir waren nie auf einem Rave. Wir haben MDMA als eine Form von Paartherapie genommen.

Auf die Idee, MDMA auszuprobieren, sind wir durch zwei Gastdozenten gekommen, die ich zu einem Vortrag in ein Seminar über den amerikanischen Drogenkrieg an der UC Berkeley eingeladen hatte. Alexander Shulgin, genannt Sasha, lebt in der Bay Area und ist Pharmakologe und Chemiker, spezialisiert auf die Synthetisierung und biologische Prüfung psychoaktiver Verbindungen an sich selbst und freiwilligen Versuchspersonen. Sasha Shulgin ist zwar bekannt als Vater des MDMA, war aber nicht der Erste, der die Droge synthetisiert hat. Diese Ehre gebührt dem Pharmaunternehmen Merck. Allerdings war Sasha einer der Ersten, die die Substanz eingenommen haben. Meine Jurastudenten erzählten die Geschichte so: 1976 waren er und ein paar Freunde im Reno Fun Train, einem Sonderzug auf dem Weg nach Tahoe, vor sich ein ganzes Wochenende mit Glücksspiel und Frauengeschichten. Seine Kumpels tranken Alkohol, Sasha aber leerte lieber eine Phiole mit 210mg MDMA. Das Gefühl beschrieb er wie folgt: »Ich fühle mich innerlich voll-

* Einmal habe ich im Roxy einen Wirtschaftswissenschaftler abgeschleppt und bin mit zu ihm gegangen. Das Erlebnis würde ich aber eher als »ganz nett« bezeichnen, weniger als »glorreich«.

kommen rein und spüre nichts als Euphorie. Noch nie habe ich mich so großartig gefühlt oder so etwas auch nur für möglich gehalten.«

Sasha, der die Droge seinen »kalorienarmen Martini« nennt, teilte die Ration mit einem Freund, Leo Zeff, ehemaliger U.S. Army Lieutenant Colonel und Psychotherapeut, der vom Potenzial der Droge so beeindruckt war, dass er, obwohl schon im Ruhestand, für die therapeutische Nutzung von MDMA zu werben begann. Zeff bildete hunderte, wenn nicht tausende Therapeuten im Land darin aus, MDMA als Hilfsmittel bei der Psychotherapie einzusetzen. Ann Shulgin, Sashas Frau, die ihn zu der Vorlesung vor meinen Studenten begleitete, erzählte uns, sie selbst habe MDMA erfolgreich in der Eheberatung eingesetzt, und behauptete, sie erreiche in ihrer Praxis mit einer einzigen sechsstündigen MDMA-Sitzung oft mehr als in sechs Jahren traditioneller Paartherapie. Mit Hilfe des Mittels kämen ihre Klienten an die tiefsten Verletzungen heran, behutsam, freudig sogar und mit so viel Vertrauen, wie es selbst in einer jahrelangen Therapie nicht aufgebaut werden könne.

Zwischen 1976 und 1981 blieb MDMA das gut gehütete Geheimnis eines Netzwerks von Therapeuten, die es vor allem bei der Behandlung von Paaren als ungemein wichtiges Hilfsmittel ansahen. Doch sie zögerten, ihre Erkenntnisse zu veröffentlichen oder zu propagieren, und zwar aus Angst, damit eine eventuell drohende Kriminalisierung zu beschleunigen. 1981 benannte eine Gruppe von Chemikern aus Boston, bekannt unter dem recht einfallslosen Namen »Boston Group«, die Droge in »Ecstasy« oder »XTC« um und steigerte das Produktionstempo um ein Vielfaches. Pressten tausende kleine bunte Pillen mit lustigen Aufdrucken, die an Brauseherzen erinnerten. 1983 erhöhte einer der Vertreiber, mit der finanziellen Unterstützung eines texanischen Investors, Herstellung und Vertrieb noch einmal massiv. Die »Texas Group« veranstaltete gigantische »Ecstasy Partys« in Bars und Clubs, verteilte Poster und Flyer und bewarb die Droge mittels aggressiven Marketings. Wie von den Psychotherapeuten befürchtet, reagierte 1985 die DEA auf die stetig wachsende Verbreitung von MDMA und stufte es in Kategorie I ein, womit beinahe ein Jahrzehnt erfolgreicher therapeutischer Nutzung ein jähes Ende fand.

Als die Shulgins das erste Mal in mein Seminar kamen, hatte ich nur gehört, MDMA senke das Volumen der Rückenmarksflüssigkeit (was sich als haltlose, im Rahmen des Kriegs gegen Drogen in Umlauf gebrachte Legende erwies und mitnichten auf Fakten beruhte) und verwandele Konsumenten in sexbesessene Unholde. (Auch so ein Mythos. Obwohl die Droge sehr anregend wirkt, verzögert sie den Orgasmus eher und erschwert bei Männern das Aufrechterhalten einer Erektion.) Sasha und Ann bezeichneten MDMA als Empathogen oder Entaktogen, eine Droge, die Gemeinschaftsgefühl, Mitgefühl und Kommunikationsbereitschaft stärkt und so Kommunikation erleichtert oder überhaupt erst ermöglicht. Deshalb, erklärten sie, sei es für die Paartherapie geradezu ideal. Paare könnten potenziell schmerzhafte oder trennende Themen besprechen, ohne sich gegenseitig zu triggern und negative Gefühle wie Angst oder Bedrohung auszulösen. Ganz im Gegenteil, die Droge rufe eher Liebe, Zuneigung und Vertrauen hervor. Eine Liebesdroge!

Als ich das erste Mal erwog, den Rat der Shulgins zu befolgen, hatten mein Mann und ich vier kleine Kinder, einen rappelvollen Terminkalender und ein Schlafdefizit, das schon die *Idee* von Empathie in Frage stellte, von der praktischen Umsetzung ganz zu schweigen. Wir waren gestresst, und obwohl wir unsere Ehe immer als glücklich empfanden, kommunizierten wir definitiv weniger miteinander als zu der Zeit, als wir noch keine Kinder hatten. Wir fühlten uns, so sagten wir immer, ein bisschen wie Vorarbeiter in einer Fabrik beim Schichtwechsel. Wir reichten die Kinder nur aneinander weiter, wobei es immer nur so viel Austausch gab, wie für den reibungslosen Übergang erforderlich war. Und dann weiter im Text. Waren wir mal allein, waren wir müde und völlig erschöpft, paniert mit Frühstücksflocken und einem Schuss Babykotze, und obwohl wir die Gesellschaft des anderen nach wie vor schätzten, ging die innige Verbindung, die es zwischen uns einmal gegeben hatte, doch manchmal verloren.

Aber so verlockend die Aussicht, in einer mitfühlenden, liebevollen Atmosphäre verschüttete Kommunikationskanäle freizulegen, auch sein mochte, es sollte noch Jahre dauern, bis mein Mann und ich all unseren Mut zusammennahmen und die Droge gemeinsam schluckten. Ich fürchtete mich aus genau denselben Gründen vor MDMA, aus denen ich mich vor LSD fürchtete. Ich wollte keinen schlechten Trip riskieren, und ich wollte nicht sterben. Erst nachdem ich über die Droge gelesen hatte, was ich nur in die Finger bekam, ließ ich mich widerstrebend überzeugen, dass sie gar kein Halluzinogen ist. Die Wände würden nicht anfangen zu atmen und in schillernden Farben changieren. Darüber hinaus ist die Droge relativ sicher, wenn man nicht gerade so blöd ist, sie von einem dahergelaufenen wildfremden Menschen mit wirrem Blick und Schnuller um den Hals zu erwerben.

Obwohl MDMA also in seiner unverfälschten Form nicht besonders gefährlich ist, nicht einmal in hoher Dosierung, hat es in der Vergangenheit dokumentierte Todesfälle gegeben, auch unter gesunden jungen Erwachsenen.* MDMA erhöht die Körpertemperatur und behindert die natürliche Wärmeregulierung, was das Risiko eines Hitzschlags erhöht. Deshalb ist in einem überfüllten Club oder in der glühenden Mittagshitze mitten in der Wüste wild herumzutanzen so ungefähr das Dümmste, was man nach der Einnahme von MDMA machen kann. MDMA kann außerdem Herzfrequenz und Blutdruck erhöhen, was für Menschen mit hohem Blutdruck oder Herzerkrankungen eine Gefahr darstellen kann. Darüber hinaus kann MDMA zu Wassereinlagerungen führen. Nimmt man die Droge also beispielsweise bei einem Rave und trinkt dann literweise Wasser, um nicht zu dehydrieren, kann man sich eine sogenannte Hyponatriämie (»Wasservergiftung«) zuziehen.

---

* Im krassen Gegensatz zu LSD, bei dem es, wie bereits erwähnt, keine nachweislichen Todesfälle gegeben hat.

Und MDMA wirkt zweifellos auf das Gehirn. Das wissen wir, weil sich bei regelmäßigem Konsum eine Gewöhnung einstellt, die schließlich chronisch werden kann. Gewohnheitskonsumenten spüren den positiven Effekt der Droge nicht mehr, ganz gleich, wie viele Pillen sie »einwerfen« oder sonst wie zu sich nehmen. Es gibt zwar noch keine befriedigende Antwort auf die Frage, warum das so ist, aber höchstwahrscheinlich sind neuroadaptive Prozesse dafür verantwortlich. Vereinfacht gesagt: MDMA verändert irgendwie die Hirnchemie, aber wir wissen noch nicht, ob diese Veränderungen möglicherweise zerstörerisch oder sonst wie problematisch sind.

Allerdings ist es bei der Einnahme von MDMA in einer sorgfältig überwachten, therapeutischen Umgebung noch nie zu einem Todesfall oder körperlichen Komplikationen gekommen. Und bei der einmaligen Gabe einer mittleren Dosis braucht man sich auch bezüglich neuroadaptiver Prozesse keine Sorgen zu machen. Mein Mann und ich kamen schließlich zu dem Ergebnis, dass wir, wenn wir unser MDMA-Experiment so auslegten, wie Therapeuten wie Zeff es entwickelt hatten, wenn wir auf die Umgebungstemperatur achteten, unseren Wasserkonsum gut überwachten und darüber hinaus einen Notfallplan ausarbeiteten, die Droge gefahrlos würden konsumieren können. Wir bereiteten uns langfristig auf unsere erste MDMA-Erfahrung vor. Wir engagierten einen zuverlässigen, erwachsenen Babysitter, der sich drei Tage lang um die Kinder kümmern sollte, und hatten für Notfälle noch eine Großmutter in der Hinterhand. Um die Wirkung zu verstärken und zugleich die Nebenwirkungen zu reduzieren, folgten wir den Empfehlungen für Nahrungsergänzungsmittel, die wir auf der Webseite des Erowid Centers fanden, einer Beratungsstelle für bewusstseinserweiternde Drogen. Außerdem wollten wir SSRI nehmen, nachdem die Wirkung des MDMA nachgelassen hatte, um unsere leeren Serotoninspeicher wieder aufzufüllen. Es gibt zwar kaum hinreichende medizinische Belege für die Wirksamkeit dieser Vorgehensweise, aber trotzdem, schaden konnte es nicht.

Nachdem wir uns außerdem vergewissert hatten, dass wir für den Fall einer negativen Reaktion schnell ärztliche Hilfe bekommen konnten, fuhren wir ein Stück die Küste hinunter, zu einem kleinen Strandhotel, checkten ein, ließen uns auf das schlichte, aber sehr gemütliche Zimmer bringen und fielen in seliger Bewusstlosigkeit ins Bett. Als wir am nächsten Morgen aufwachten, waren wir vom ungewohnt langen und ungestörten Schlafen so aufgekratzt, dass wir kurz überlegten, einen Rückzieher zu machen. Wer braucht schon Chemie, wenn er bereits nach einer Nacht Durchschlafen high ist?

Aber der Babysitter war schon bezahlt, und wir hatten alles so gründlich und gewissenhaft vorbereitet. Wäre es da nicht eine enorme Zeit- und Geldverschwendung gewesen, es nicht zu machen?* Wir ließen das Frühstück

---

* Und ja, mir ist klar, dass daraus womöglich eine fast krankhaft zu nennende Sparsamkeit spricht, aber ich war immer schon sparsam im Kleinen und verschwenderisch im Großen. Bezeugen kann das vor allem mein Kleiderschrank, in dem sich Schuhe stapeln, die mir entweder eine Nummer zu klein oder zu groß sind und die ich nur gekauft habe, weil sie im Angebot waren.

aus (wie im Internet empfohlen) und machten stattdessen eine kleine Wanderung über die Klippen oberhalb des Strands. Kaum hatte ich die Pille geschluckt, krampfte sich mein Magen panisch zusammen. Zum Teufel mit meiner Recherche! Was, wenn meine Rückenmarksflüssigkeit sich verflüchtigte? Ich spürte sie förmlich schon verdampfen. Was, wenn mein Hirn sich überhitzte? Wie ein Spiegelei! So sieht ein Hirn auf Drogen aus! Das wusste ich genau, schließlich hatte ich es von Nancy Reagan höchstpersönlich!

»Schau mich an«, sagte mein Mann. Er fasste mich an den Schultern und starrte mir in die Augen. Seine Pupillen waren noch nicht geweitet. »Alles ist gut«, versicherte er. »Es wird nichts Schlimmes passieren.«

»Versprochen?«

»Versprochen.«

Noch ein paar tiefe Atemzüge, dann hob sich der Nebel über dem Pazifik und wir spazierten gemächlich zurück zum Hotel. Dort angekommen, zogen wir uns aus und legten uns in Vorfreude auf den besten Sex unseres Lebens ins Bett. Was für Mythen die Shulgins auch verbreiteten, das Zeug hieß doch nicht ohne Grund Ecstasy, oder?

Oder doch. MDMA schärft unbestreitbar die Sinne. Jede Berührung ist herrlich. Die Wirkung der Droge setzt ein mit einer Woge warmen, wonnigen Kribbelns. Ich wurde sogar feucht. Aber keiner von uns beiden verspürte die unwiderstehliche sexuelle Erregung, die wir erwartet hatten. Genau genommen war gar nichts so, wie wir es erwartet hatten. Wir ließen das Bett nicht wackeln wie unter einer Abrissbirne. Wir tanzten nicht ekstatisch bis zur Trance und immer weiter, bis wir überhitzt und benommen zusammenbrachen. Wir sahen keine Feen am Himmel flirren und hatten auch sonst keine visuellen Halluzinationen. Aber die Droge ist ja auch kein Halluzinogen.

Tatsächlich machten wir vor allem eins: Wir redeten. Sechs Stunden lang redeten wir über unsere Gefühle füreinander, warum wir einander lieben, wie sehr wir einander lieben.* Wir erzählten einander, was wir empfunden hatten, als wir uns kennenlernten; sprachen darüber, wie unsere emotionale Verbindung gewachsen und immer tiefer und fester geworden war und wie sie immer noch stärker werden könnte. Am besten kann ich es wohl so beschreiben: Es war, als wären wir zurückversetzt in die Anfangszeit unserer Beziehung, in diese spannende, aufregende Zeit, als wir haltlos ineinander verliebt waren, aber mit all der Zuneigung und Vertrautheit, die nur im Laufe einer langjährigen Beziehung entsteht. Wir sahen einander ganz deutlich, waren einander aus tiefstem Herzen zugetan und genossen diese erfüllende gegenseitige Zuneigung.

Dieses Gefühl hielt nicht nur ein paar Stunden oder Tage an, sondern monatelang. Wobei, eigentlich hält es ewig. Wir haben seitdem noch ein paarmal MDMA ge-

---

* Bestimmt wäre ein sechsstündiges Gespräch über die eigene Beziehung für manch einen der Inbegriff eines Horrortrips. Empfinden Sie so, dann ist MDMA nichts für Sie. Wobei, Moment, ich nehme alles zurück und behaupte das Gegenteil! MDMA ist *genau das Richtige* für Sie. Hundert Dollar darauf, dass ihr Partner genau meiner Meinung ist.

nommen, alle ein, zwei Jahre, wenn wir das Gefühl hatten, den Akku unserer Beziehung aufladen zu müssen. Und obwohl das Gefühl nie wieder so eindringlich war wie beim ersten Mal, ist das doch eine zuverlässige Methode, eine innige Verbindung herzustellen und den Trümmerberg des Alltags beiseitezuräumen, um zum Kern der Sache vorzudringen. Zum Herzen. Zur Liebe. Wir lieben einander inniglich; selbst wenn er unüberhörbar Mandeln kaut und ich fluchtartig das Haus verlassen muss.

Die empathogene Wirkung von MDMA hat neuerdings für ein wiedererwachendes Interesse am Einsatz der Droge zur Behandlung von posttraumatischen Belastungsstörungen gesorgt. Besonders für MAPS (die Multidisciplinary Association for Psychedelic Studies) hat das höchste Priorität; sie finanzieren etliche Studien, die klären sollen, »ob eine MDMA-unterstützte Psychotherapie bei der Heilung psychologischer und emotionaler Schäden, die durch sexuelle Übergriffe, Kriegserfahrungen, Gewaltverbrechen oder andere Traumata verursacht worden sind, helfen kann«.

Gesprochen habe ich mit Dr. Michael Mithoefer, der zusammen mit seiner Frau und Kotherapeutin Annie Mithoefer eine klinische Versuchsreihe zu Sicherheit und Wirksamkeit MDMA-unterstützter Psychotherapie bei Kriegsveteranen und Ersthelfern mit chronischer posttraumatischer Belastungsstörung durchführt, bei denen andere Behandlungsmethoden nicht angeschlagen haben. Das Protokoll ihrer an der University of South Carolina durchgeführten Studien ähnelt dem der neueren Psilocybin-Forschung. In den ersten Studien haben Mithoefer und Kollegen jeden Probanden zur Einführung zunächst zwei Sitzungen bei ausgebildeten Psychotherapeuten absolvieren lassen. Dann nahmen die Versuchsteilnehmer im Abstand von drei bis fünf Wochen an zwei MDMA- oder Placebo-unterstützten Sitzungen teil, in deren Verlauf sie über die Umstände sprechen sollten, die zu ihrer Traumatisierung geführt hatten. Nach nur zwei weiteren Sitzungen konnte bei 83 Prozent der Teilnehmer die posttraumatische Störung aufgelöst werden. Die Ergebnisse der reinen Gesprächstherapie? Gerade mal 25 Prozent Erfolge. Noch bemerkenswerter war die Tatsache, dass die Reduktion der Symptome auch ohne weitere Behandlung über einen langen Zeitraum anhielt. Die Ergebnisse waren so frappierend, dass das Verteidigungsministerium nicht nur weitere Forschung genehmigt, sondern selbst zwei Studien in Auftrag gegeben hat.

Mithoefer schilderte mir, welchen Effekt die Studie auf einen der Teilnehmer hatte, einen Feuerwehrmann und 9/11-Ersthelfer, der unter schweren posttraumatischen Störungssymptomen litt. Einmal hatte er während einer nach einer anderen Methode arbeitenden Therapiesitzung einen derart unkontrollierbaren Wutausbruch erlitten, dass er das Waschbecken im Untersuchungsraum aus der Wand riss. Auf die Frage, wie die MDMA-Sitzungen sich auf den Zustand dieses Mannes ausgewirkt hätten, lächelte Mithoefer bloß und sagte: »Also unser Waschbecken hängt noch.« Die Symptome des Patienten waren beinahe gänzlich verschwunden. Und noch immer meldet er sich hin und wieder bei Mithoefer, um froh zu berichten, dass sie bisher nicht zurückgekehrt sind. Unlängst hat Timothy Amoroso am Department of Psychology der Universität von New Hampshire in einer Metaanalyse die MDMA-Therapie mit längerfristiger Konfrontationstherapie verglichen und Mithoefers Ergebnisse bestätigt.*

Die Ergebnisse von Mithoefers MDMA-Forschung sind so bemerkenswert, dass sie sich inzwischen auch in den Netzwerken heimgekehrter Soldaten herumgesprochen haben. Über tausend Veteranen haben sich mittlerweile hilfesuchend an Mithoefer gewandt, aber für seine Pilotstudie durfte er nur zwanzig Teilnehmer verpflichten. Man kann die Eindringlichkeit und Tragik dieser nackten Zahlen nicht genug unterstreichen. Der Bedarf ist überwältigend, und die Betroffenen suchen verzweifelt Hilfe. Veteranen haben gegenüber dem Rest der Bevölkerung eine um fünfzig Prozent erhöhte Suizidrate. Bei weiblichen Veteranen sind die Zahlen noch frappierender. Bei ihnen liegt die Suizidrate sechsmal höher als bei anderen Frauen. Es gibt gute Gründe für die Annahme, dass eine MDMA-unterstützte Psychotherapie tausende Leben retten könnte.

Die MAPS, die Mithoefers Forschung fördert, finanziert auch Studien zur Verwendung von MDMA in der Behandlung von sozialen Phobien bei Menschen mit Autismus. Jahrelang haben Menschen mit Autismus –

* T. Amoroso und M. Workman: »Treating Posttraumatic Stress Disorder with MDMA-assisted Psychotherapy«.

ohne den Vorteil therapeutischer Begleitung und Anleitung – zu genau diesem Zweck illegal erworbenes MDMA genommen und von einer Verbesserung hinsichtlich ihrer sozialen Phobien, ihrer Wahrnehmung und ihrer Fähigkeit zu kommunizieren berichtet. Die von der MAPS finanzierte Studie – sie läuft derzeit am Los Angeles Biomedical Research Institute, einem Partnerinstitut der UCLA und der Stanford University – vergleicht die Ergebnisse MDMA-gestützter Psychotherapie-Sitzungen von zwölf Erwachsenen mit Autismus, die vorher noch keinen Kontakt mit der Droge hatten, mit denen einer Placebo-Kontrollgruppe vergleichbarer Probanden.

Hier sehen die Forscher ähnliche Veränderungen wie die, von denen Menschen mit Autismus berichten, die die Droge außerhalb eines Forschungskontexts genommen haben.

Annie und Michael Mithoefer haben kürzlich die offizielle Erlaubnis für eine MDMA-unterstützte Therapie von Paaren bekommen, bei denen ein Partner unter einer posttraumatischen Belastungsstörung leidet. Ihr besonderes Interesse an der Paartherapie entspringt ihren eigenen Erfahrungen mit der Einnahme von MDMA im therapeutischen Kontext, bevor die Droge in die Kategorie I eingestuft wurde. Sie hätten MDMA als so nützlich und hilfreich bei der Verbesserung der Kommunikation und Konfliktlösung in ihrer eigenen Ehe erlebt, sagte Mithoefer, dass die Kriminalisierung der Droge in seinen Augen ein herber Verlust für die Paartherapie als solche sei. Wenn der Partner mit aufrichtigem, liebevollem Mitgefühl reagiere, wie MDMA es unterstützt, könne das für jede Beziehung heilsam sein.

Ich habe Mithoefer gefragt, ob er meine, seine neue Studie könnte, sollte sie erfolgreich sein, vielleicht dazu führen, dass MDMA zukünftig nicht nur bei der Behandlung posttraumatischer Belastungsstörungen eingesetzt wird, sondern auch bei banalen Kommunikationsschwierigkeiten, wie mein Mann und ich sie in unserer Ehe erleben. Zu meinem Erstaunen und meiner Freude zeigte er sich zuversichtlich, dass wir eines Tages womöglich eine legal verschriebene MDMA-unterstützte Paartherapie erhalten könnten. Er sagte, seine Hoffnung sei, dass MDMA bis 2021 aus Kategorie I herausgenommen werde, womit eine ärztliche Verschreibung möglich würde. Möglicherweise werde die FDA den Gebrauch auf die klinische Nutzung beschränken, ähnlich wie bei der Methadon-Behandlung, aber selbst wenn MDMA nur zur Behandlung posttraumatischer Belastungsstörungen freigegeben werden sollte, werde eine abweichende Verwendung vermutlich dennoch möglich sein.*

Aber warum?, fragte ich. Würden denn FDA und DEA nicht versuchen, den Gebrauch einer Droge wie MDMA so weit wie möglich einzuschränken?

---

* Als abweichende Verwendung bezeichnet man die ärztliche Verschreibung eines Medikaments, das nur für die Behandlung einer bestimmten Erkrankung zugelassen ist, zur Behandlung einer anderen Erkrankung, für die es hinsichtlich des betreffenden Medikaments keine offizielle Indikation gibt. So ist Zoloft zum Beispiel ein Antidepressivum, wird aber abweichend davon manchmal auch Männern verschrieben, die unter vorzeitiger Ejakulation leiden. Eine, wie wir uns wohl alle einig sind, eindeutige Win-win-Situation.

Da, antwortete er, komme die Pharmalobby ins Spiel. Im finanziellen Interesse der Pharmaindustrie liege es, einen möglichst breiten Einsatz ihrer Produkte zu ermöglichen, weshalb sie aggressiv gegen jede Einschränkung abweichender Verschreibungen vorgeht. Mithoefer nimmt an, dass die Pharmalobby in dieser Richtung nicht lockerlassen wird. Denn sollte die FDA die abweichende Nutzung von MDMA tatsächlich einschränken, könnte das einen Präzedenzfall für die Einschränkung anderer Medikamente schaffen, und dem werde man vorbeugen wollen. Andere sehen das Ganze weniger optimistisch. Sie verweisen darauf, dass die FDA immer wieder einmal Medikamente mit eingeschränkter Nutzung freigibt, und meinen, dass MDMA, sollte es tatsächlich zugelassen werden, wohl in diese Kategorie fallen und einer Einschränkung unterliegen werde.

Sollte Mithoefer recht behalten, bräuchten mein Mann und ich bloß noch fünf Jahre abzuwarten, bis wir unser kleines Eheerhaltungs- und Auffrischungsritual ganz legal vollziehen könnten.

Aber ich will nicht warten. Aus Erfahrung weiß ich, dass die Einnahme von MDMA es uns ermöglichen würde, den Prozess der Heilung und der Neuverbindung, der nach unserem letzten Streit begonnen hat und den wir in der Therapie bereits weitergeführt haben, fortzusetzen. Aber es ist viel Zeit vergangen, seit ich das letzte Mal MDMA auftreiben konnte. Meine Quellen im Freundeskreis sind alle versiegt, und nach dem, was man so hört, ist die Qualität auf dem Schwarzmarkt miserabel; das Zeug ist so gestreckt, dass ich, selbst wenn ich bereit wäre, bei einem Straßendealer zu kaufen, viel zu viel Angst davor hätte, es tatsächlich zu nehmen. Wichtiger noch ist allerdings ein Punkt, den ich meinen Kindern immer wieder einbläue und der womöglich der wichtigste in meiner Strategie der Gefahrenminimierung ist, nämlich, dass Wechselwirkungen zwischen verschiedenen Drogen brandgefährlich sein können. Nehmt Drogen nicht durcheinander, sage ich immer wieder. Alkohol und Marihuana, Antidepressiva und Magic Mushrooms und vor allem LSD und MDMA zusammen sind tabu! Selbst wenn es nur eine Mikrodosis LSD ist. Selbst wenn euch das MDMA wirklich fehlt. Ich komme mir schon vor wie meine eigene Mutter, und mein eigenes Kind zugleich, und stelle unsere Beziehung damit auf eine arge Belastungsprobe. Aber ich muss hart bleiben und darf nicht nachgeben.

Ich war den Kindern gegenüber ehrlich, was das MDMA angeht. Ich habe ihnen gesagt, dass es ihrem Vater und mir hilft und dass es eine ganz besondere Droge ist, auch wenn ihre Freunde sie leichtsinnig und nur zum Spaß konsumieren. Ich habe meine Kinder gewarnt, dass die überwältigende Mehrheit dessen, was als MDMA oder Molly auf dem Markt angeboten wird, Methamphetamin oder etwas noch Toxischeres ist. Wenn sie MDMA nehmen wollen, müssen sie es erst sorgfältig testen. Können sie mittels des Tests nicht zweifelsfrei feststellen, ob die Droge unverfälscht ist, dürfen sie unter keinen Umständen das Risiko eingehen, sie trotzdem zu nehmen.

Ich habe meinen Kindern eingetrichtert, wie gefährlich MDMA aufgrund seiner Wirkung auf die Regulierung von Körpertemperatur und Wasserhaushalt ist, und ihnen erklärt, dass sie die Droge darum nicht bei einem Rave oder einer Party nehmen dürfen, sondern nur in einer kleinen Gruppe in einem temperierten Zimmer. Oder, besser noch, unter vier Augen, mit einem Menschen, den sie lieben. Und dann bin ich noch einen Schritt weitergegangen, von der Risikominimierung zur Verbesserung der Lebensqualität, und habe meinen Kindern erklärt, dass MDMA zu den wenigen Dingen im Leben gehört, die am schönsten sind, wenn man sie das erste Mal erlebt. Von welchen Erfahrungen kann man das sonst behaupten? Von Sex ganz sicher nicht! Man könnte sogar so weit gehen zu sagen, mit wem man zum ersten Mal MDMA nimmt ist wichtiger, als mit wem man das erste Mal Sex hat. In einer idealen Welt hat man den ersten Sex mit einem Menschen, den man liebt, nach eingehender Überlegung und langen Gesprächen, aber was auch immer passiert, die Wahrscheinlichkeit, dass es nicht gerade grandios wird, ist ziemlich groß. Doch selbst wenn es wie durch ein Wunder ein wunderbares Erlebnis ist, selbst wenn man zu der verschwindend kleinen Anzahl von Frauen gehört, die beim ersten Sex gleich einen Orgasmus erleben, Sex wird einfach immer besser, je mehr Übung man hat. Bei MDMA ist es genau umgekehrt. Das erste Mal ist das schönste, und irgendwann setzt unweigerlich ein Gewöhnungseffekt ein.

Macht es wie wir, sage ich meinen Kindern. Verschwendet euer erstes Mal nicht. Hebt euch das für euren Lieblingsmenschen auf. Ich gehe davon aus, dass sie diesen Ratschlag genauso beherzigen werden wie meine

Empfehlungen, was sie anziehen oder mit wem sie ausgehen sollen, und trotzdem wünschte ich, dieses eine Mal würden sie auf mich hören. Denn das erste Mal sollte etwas ganz Besonderes sein.

23. Tag

Übergangstag

Körperliche Empfindungen: Keine.

Stimmung: Famos. Fantastisch. Fabelhaft.

Konflikte: Keine.

Schlaf: Ausreichend.

Arbeit: Ordentlich.

Schmerzen: Keine!

Der Übergangstag ist herrlich. Ein Vergnügen. Ich bin ganz kribbelig vor Freude, was allerdings auch daran liegen könnte, dass ich zum ersten Mal seit über einem Jahr keine Schmerzen mehr habe. Meine Schulter ist endlich aufgetaut! Sie tut nicht mehr weh! Ich bin zwar immer noch etwas eingeschränkt in der Bewegung und kann den BH noch nicht am Rücken schließen, aber was macht das schon? Es ist mir egal, und wenn ich den BH für den Rest meines Lebens zum Schließen nach vorne drehen muss. Keine Schmerzen zu haben ist mirakulös. Ein wahres Wunder.

Der Mensch lebt ewig in der hedonistischen Tretmühle, ganz gleich, was uns widerfahren mag, ganz gleich, welche Freuden oder Leiden wir durchleben, früher oder später kehren wir immer zurück zu einem Zustand von Glücklich- oder Unglücklichsein, der nicht von den Umständen abhängt, sondern von unserer jeweiligen Prädisposition. Ob man bei einem Autounfall beide Beine verliert oder im Lotto gewinnt, macht dabei keinen Unterschied. Innerhalb weniger Jahre setzt die hedonistische Adaption wieder ein und man kehrt zurück an den Ausgangspunkt seiner persönlichen Zufriedenheit oder Unzufriedenheit. Es sei denn, man leidet unter chronischen Schmerzen. Studien haben gezeigt, dass chronische Schmerzen zu den ganz wenigen Dingen im Leben gehören, die die Macht haben, das persönliche Glücksempfinden zum ungünstigen Ende des Spektrums zu verschieben. Was mich nicht weiter verwundert. Würde mir jemand eine Million Dollar dafür bieten, dass ich die letzten anderthalb Jahre anhaltender Schmerzen noch einmal durchmache, ich würde nicht nur dankend ablehnen, sondern ihm das Geld in den Allerwertesten stecken. Am besten in Ein-Dollar-Scheinen. Diese Schulter hat nicht nur mich geschafft, sondern auch alle Menschen um mich herum. Aber heute? Heute ist es herrlich. Ich fühle mich wie eine Million Dollar. Nur noch besser.

Was gut ist, denn heute beschäftige ich mich mit einem Bereich der LSD-Forschung, der so unsäglich ist, so grässlich, dass es einer enormen Gelassenheit bedarf, um nicht haareraufend, fluchend und schimpfend herumzulaufen wie ein durchgeknallter Verschwörungstheoretiker. Ich muss mich wirklich beherrschen, nicht zum Sproul Plaza auf dem Campus der UC Berkeley zu marschieren und Reden über ein von Nazis gesteuertes geheimes CIA-Programm zu schwingen, bei dem nichtsahnenden Bürgern LSD verabreicht wurde.

Sehen Sie es mir also bitte nach, wenn ich an dieser Stelle ein bisschen Dampf ablasse.

Gegen Ende des Zweiten Weltkriegs richtete das US-Militär eine Behörde namens Joint Intelligence Objectives Agency ein, deren einzige Aufgabe darin bestand, die Operation Paperclip zu unterstützen, ein Programm, für das US-Militärs und Spione in ganz Europa ausschwärmten, um deutsche Wissenschaftler und Ingenieure aufzuspüren und nach Amerika zu verschiffen. Noch bevor der Krieg gegen Deutschland zu Ende war, hatte schon der Kalte Krieg begonnen, und die US-Regierung wollte nicht nur mit allen Mitteln an das Wissen dieser Männer gelangen, sondern auch sicherstellen, dass ihre Ideen, ihre Forschungen und Fähigkeiten nicht den Sowjets in die Hände fielen. Eigentlich wollte Präsident Truman verhindern, dass Nazis in die USA verschickt wurden, aber seine Generäle und Spione ignorierten diese ausdrückliche Weisung ihres obersten Befehlshabers. Als sie sich mit Kriegsverbrechern wie dem berühmt-berüchtigten Wernher von Braun konfrontiert sahen, dem Erfinder der deutschen V2-Rakete und überzeugten Verfechter und Nutznießer des Zwangsarbeitssystems, einem Mann, der persönlich für die Auspeitschung und Folterung unzähliger Menschen verantwortlich war und dessen Programm zum Tod Zehntausender geführt hatte, schönten Army und Geheimdienste Akten, schwärzten kritische Stellen und löschten jeglichen Verweis auf seine Mitgliedschaft in der SS. Sie brachten nicht nur einen der schlimmsten Kriegsverbrecher mit in die USA, sondern verschafften ihm auch noch Zugang zu den geheimsten Verschlusssachen.

Unter den Wissenschaftlern, die in die USA verbracht wurden, waren auch Nazi-Chemiker, die in Dachau an Häftlingen Versuche mit Meskalin durchgeführt hatten. Die neu geschaffene Central Intelligence Agency (CIA), fieberhaft auf der Suche nach biologischen Kampfstoffen, mit denen man sowohl großflächige Epidemien auslösen als auch Individuen durch gezielte Attentate töten könnte, erfuhr von diesen Menschenexperimenten in Dachau. Ihr Interesse war geweckt, obwohl man die Experimente eigentlich nur als in jeder Hinsicht gescheitert bezeichnen konnte. Folterärzte wie der Nazi-Oberst Hubertus Strughold* hatten versucht, Meskalin einzusetzen, um ihre Opfer willenlos zu machen. Erfolglos. Trotzdem waren die Vorgesetzten der Spione an diesen Ärzten und ihren Experimenten äußerst interessiert und sorgten dafür, dass sie ihre Arbeit in den USA fortsetzen konnten.

Als Brigadier General Charles Loucks, der den Wissenschaftlern von Operation Paperclip vorstand, durch seine Nazi-Kontakte von LSD erfuhr, wies er sie an, auszuloten, ob und in welcher Weise die Droge als Waffe eingesetzt werden könne. In der Hoffnung, LSD würde

---

* Strughold stand lange Jahre in Diensten der Nazis und wurde später zum Vater der Luftfahrtmedizin. Man darf wohl annehmen, dass die kleinen Kinder, die seinen Experimenten mit Sauerstoffentzug zum Opfer fielen, das für einen schlechten Scherz gehalten hätten, hätten sie es denn überlebt.

sich als wirksamer erweisen als Meskalin, hielt er seine Nazi-Ärzte und -Chemiker zu einer Zusammenarbeit mit der CIA an, um das Potenzial von LSD als Massenvergiftungsmittel und Mittel zur Kontrolle von Menschen zu erforschen. Daraus entstand ein seltsames Gemeinschaftsprojekt, zu dem das Army Chemical Corps und die CIA sich zusammentaten. Die Projekte bekamen die Codenamen »Operation Bluebird« und »Artichoke« und sollten, wie es hieß, »unkonventionelle Befragungsmethoden« entwickeln, bei denen LSD und andere Drogen zum Einsatz kommen sollten. Beinahe zwanzig Jahre lang versuchte man in diesen Programmen und dem großangelegten Gedankenkontrollprogramm der CIA, Codename »MK-ULTRA«, psychedelische Drogen als Waffen einzusetzen.* Zu ihren fragwürdigen Methoden gehörte unter anderem eine Studie, bei der in San Francisco und New York Bordelle eingerichtet wurden; man wollte Männer anlocken, ihre Getränke mit LSD versetzen und dann ihr Verhalten durch Einwegspiegel beobachten; eine ziemlich kranke Art der Zielgruppenbeobachtung. Es ist immer noch unklar, was die CIA mit diesen »Studien« eigentlich zu erreichen gedachte. Abgesehen von einer Antwort auf die Frage, welche Auswirkungen LSD unter ungünstigen Umständen auf ahnungslose Probanden haben kann. Die CIA setzte auch heimlich ihre eigenen Angestellten unter Drogen, vorgeblich um heraus-

* Zu einer Erörterung dieser und anderer Experimente siehe John Marks: *The Search for the »Manchurian Candidate«: The CIA and Mind Control – The Secret History of the Behavioral Sciences.*

zufinden, was passierte, sollte ein feindlicher Agent LSD verabreicht bekommen oder sollte einem ihrer eigenen Agenten vom Feind unbemerkt eine Dosis verabreicht werden. Nichts Brauchbares ergab sich aus diesen Experimenten, aber viele Menschen erlebten körperliche und emotionale Komplikationen, zum Teil auch sehr langanhaltende. Schwer, sich ein schlechteres Set/Setting für ein psychedelisches Experiment vorzustellen.

Unter den ahnungslosen Opfern dieser »Forschung« war auch ein Wissenschaftler namens Frank Olson, ein Bakteriologe, der für die CIA zu biologischen und chemischen Waffen forschte. 1953, eine Woche nachdem sein Vorgesetzter ihm ohne sein Wissen LSD verabreicht hatte, soll Olson sich aus einem Fenster im dreizehnten Stock gestürzt haben. Die CIA behauptete, Olson habe durch die einmalige LSD-Gabe einen paranoiden Nervenzusammenbruch erlitten. Olsons Familie war allerdings der Überzeugung, dass er hinterrücks ermordet worden war, vermutlich, weil er durch das LSD zu der Einsicht gelangt war, dass es falsch wäre, seine Arbeit an bakteriellen Waffen fortzusetzen, und darüber hinaus gedroht hatte, das geheime Regierungsprogramm auffliegen zu lassen. Olsons Familie zufolge hatte die CIA Frank Olson ermorden lassen, um zu verhindern, dass er über den Einsatz biologischer Waffen seitens der USA im Koreakrieg Details preisgab.

Angesichts dessen, was ich inzwischen darüber weiß, wie maßlos die Gefahren von LSD übertrieben wurden und werden, und angesichts dessen, was wir über die Rolle der CIA beim Sturz fremder Regierungen, bei der Ermordung ausländischer Staatsoberhäupter und der weltweiten Errichtung von Geheimgefängnissen zur Folterung vorgeblicher Feinde wissen, ganz zu schweigen von der Praktik, an unwissenden Versuchspersonen ethisch unverantwortliche Experimente durchzuführen, finde ich die Erklärung von Olsons Familie überzeugender als die der CIA.

Olsons Tod, ob nun Suizid oder Mord, hatte keine merklichen Auswirkungen auf die Fortsetzung der LSD-Experimente der CIA. Den Aussagen vor dem US-Kongress zufolge tat die CIA sich mit sage und schreibe acht akademischen und medizinischen Einrichtungen zusammen, um die Droge als Kriegswaffe und Anschlagsinstrument weiterzuentwickeln. Diese Forschung hatte unbeabsichtigte Folgen: Sie machte im Zuge der diversen Studien tausende Versuchspersonen mit der Droge bekannt, darunter auch Ken Kesey. Leider hat die CIA aus Angst vor einer drohenden Untersuchung durch den Kongress und der nachfolgenden Veröffentlichung der Ergebnisse die Dokumentation ihrer »MK-ULTRA«-Experimente zum großen Teil vernichtet. So wissen wir zwar einiges von dem, was dort hinter verschlossenen Türen geschah, aber viel von dem schändlichen Treiben wird auf immer verborgen bleiben.

Sieht der CIA wieder einmal ähnlich: eine Droge herzunehmen, die vielen Menschen zur Erleuchtung dient, und daraus ein Mittel zur chemischen Kriegsführung machen zu wollen. Wir sollten froh und dankbar sein, dass bei diesen verwerflichen Versuchen nicht mehr herausgekommen ist als ihr krachendes Scheitern.

24. Tag

Normaler Tag

Körperliche Empfindungen: Keine.

Stimmung: Gut, wenn auch nicht unbedingt fröhlich.

Konflikte: Keine.

Schlaf: Unruhig.

Arbeit: Nicht so toll.

Schmerzen: Gering.

Heute war ein Scheißtag. Ich hatte keine miese Laune, ich habe mich weder mit meinem Mann gestritten noch meine Kinder angebrüllt. Aber die Arbeit lief schleppend, und ich bin die meiste Zeit eher lustlos im Netz gesurft.* Unzufrieden brasselte ich vor mich hin, bis ich schließlich zur Therapie musste. Manchmal denke ich, ich bezahle diese Frau dafür, dass sie immer ein offenes Ohr für mein Lamento hat, damit Freunde und Familie verschont

* Wie haben Schriftsteller nur die Zeit totgeschlagen, als es noch kein Internet gab? Bestimmt haben sie Romane gelesen und lange Spaziergänge gemacht. Gäbe es das blöde Internet nicht, wäre ich jetzt gertenschlank und hätte Proust gelesen.

bleiben. Heute sprachen wir darüber, dass dieser unergiebige Arbeitstag Unsicherheit und Unzufriedenheit in mir ausgelöst hat, was unweigerlich zu der Sorge führt, meine Depression könnte sich zurückmelden.

Es fiel mir schwerer als sonst, über diese altbekannten Beschwerden zu jammern, weil ich der Therapeutin noch nichts von meinem Mikrodosis-Experiment erzählt habe. Ich weiß, das ist ihr gegenüber nicht fair. Wie soll sie mich behandeln können, wenn ich ihr derart grundlegende Informationen vorenthalte? Aber ich fürchtete mich vor ihrer Reaktion. Sie könnte schockiert sein. Schlimmer noch, sie könnte mich dafür verurteilen. Oder, das Allerschlimmste, sie könnte einfach nur »interessant« sagen und mich stillschweigend verurteilen. Ich weiß, es ist albern, so viel darauf zu geben, was meine Therapeutin von mir hält, aber ich möchte ihre Paradepatientin sein, ihre Lieblingsklientin, ihre Musterschülerin, nett und lustig und fleißig und erfolgreich. Ich will sie nicht enttäuschen. Glauben Sie mir, es entgeht mir nicht, dass sich die Katze irgendwie in den Schwanz beißt, wenn ich vor meiner Therapeutin so tue, als sei mein Leben ein fröhlicher Kindergeburtstag. Das ist, als würde man noch mal schnell aufräumen, bevor die Putzfrau kommt. Aber es erschien mir unehrlich, ihr nichts von dem Experiment zu erzählen, vor allem weil ich diesen Monat viele Instrumente der kognitiven Verhaltenstherapie einsetzen konnte, die sie mir empfohlen hat. Ich habe Angst, sie könnte denken, ich machte mich gerade besonders gut. Was heißt, sie macht ihre Arbeit besonders gut. Wie soll sie sich fühlen, wenn sie jetzt erfährt, dass ihre Bemühungen nun endlich Früchte tragen, aber nicht etwa aufgrund ihrer Klugheit und Beharrlichkeit, sondern weil ich hinter ihrem Rücken Acid nehme?

Meine Therapeutin ist sehr jung und sehr hübsch. (Dass sie bildschön ist, sagt weder etwas über ihre Kompetenz aus, noch tut es etwas zur Sache, aber ich muss es einfach erwähnen, weil sie von einer solch anmutigen Schönheit ist, dass man aufpassen muss, die kleinen Gründe der eigenen Verzweiflung nicht vor Ergriffenheit schlichtweg zu vergessen.) Außerdem ist sie blitzgescheit. Sie arbeitet mit kognitiver Verhaltenstherapie. Mit dem endlos um sich selbst kreisenden Wischiwaschi-Analyse-Gedöns hat sie nichts am Hut. Und ich auch nicht, ehrlich gesagt. Zu meinem Um-mich-selbst-Kreisen brauche ich eine kräftige Brise Pragmatismus, sonst halte ich es nicht aus.

Heute habe ich mich bei ihr darüber ausgeheult, was für einen hundsmiserablen Arbeitstag ich hatte. Ich sei nicht blockiert, beeilte ich mich zu versichern. Nur faul. Immer wieder kommen mir Ideen, ich fange an zu schreiben, und dann verläuft alles im Sande, ich verliere das Interesse und gucke, statt weiter zu schreiben, ein halbes Dutzend Folgen *Jessica Jon*es. Das sei nicht das erste Mal, dass mir so was passiert, habe ich erklärt. Ich bin eine furchtbare Prokrastiniererin. Oder sollte ich sagen, eine großartige Prokrastiniererin? Womöglich sogar die weltbeste Prokrastiniererin.

Meine arme, leiderprobte Therapeutin hörte geduldig zu, solange sie nur irgend konnte, dann endlich unterbrach sie mich und stellte mich vor folgendes hypothetische Szenario:

Stellen Sie sich vor, Sie hätten einen Schrank voller Ayelet-Roboter. Diese Roboter sind die idealisierte Version Ihrer selbst. Sie können alles, was Sie können. Und sogar noch besser! Sie sind in jeder Hinsicht besser als Sie. Sie schreiben besser als Sie. Sie produzieren preiswürdige Romane, vielschichtige, aufschlussreiche Essays, unfassbar faszinierende Drehbücher. Sie ziehen das Publikum mit fesselnden Vorlesungen in ihren Bann. Sie sind bessere Mütter als Sie. Sie kochen Ihren Kindern das köstlichste Essen und entführen Ihre Familie zu den aufregendsten, spannendsten Abenteuern. Sie sind bessere Ehefrauen als Sie. Immer haben sie ein offenes Ohr für Ihren Mann. Sex mit dem Ayelet-Roboter ist jedes Mal wie ein Erdbeben.

Meine Therapeutin ist kein Nerd, weshalb ihr gar nicht bewusst war, dass sie eine Superman-Hypothese aufgestellt hatte. In den klassischen DC-Comics hat Superman einen ganzen Kleiderschrank voller Roboter-Surrogate, von denen es heißt: »Jeder Einzelne ist so gebaut, dass er mit einer meiner Superkräfte ausgestattet ist. Ich schicke sie los, wenn es auffallen würde, dass Clark fehlt, oder wenn ich befürchten muss, dass Kriminelle Kryptonit gegen mich einsetzen könnten.« Supermans Roboter sind beschriftet mit: »Röntgenblick«, »Fliegen«, »Superkraft«, »Superatem«*. Auf meinen stünde: »Skizziererin«, »Aufmerksame Zuhörerin«, »Metapherngene-

* Wissen Sie noch, wie Superman Wirbelstürme gepustet hat?

rator«, »Messerscharfe Gesellschaftskritikerin«, »Harte, aber faire Zuchtmeisterin«, »Schöpferin erfundener Welten«, »Einfallsreiche-Spiele-Spielerin«, »Figurenerfinderin«, »Köchin«, »Rednerin«, »Mathe-Ass« (meine Kinder brauchen immer Hilfe bei den Hausaufgaben und meine Mathekenntnisse sind bestenfalls Mittelstufe), »Reiseberaterin«, etc. Und das sind nur die jugendfreien Roboter. Die anderen erspare ich Ihnen.

Stellen Sie sich vor, die Roboter im Schrank warten nur darauf, dass Sie sie einsetzen, sagte die Therapeutin. Welche Ihrer zahlreichen Pflichten würden Sie einem Roboter übertragen? Welche Aufgaben und Tätigkeiten machen Ihnen so viel Freude, dass Sie sie lieber selbst erledigen, obwohl der Roboter es deutlich besser könnte als Sie?

Die Frage hat mich stutzig gemacht und geht mir nicht mehr aus dem Kopf.

Würde ich einen Roboter das Abendessen machen lassen? Mit Vergnügen, obwohl ich das ja quasi ohnehin schon tue (wenn man meinen Mann denn als Roboter bezeichnen möchte). Ich liebe das Abendessen mit der ganzen Familie, und mein Mann ist ein hervorragender Koch, also braucht es keinen Roboter am Tisch. Hausaufgaben? Unbedingt. Die Kinder herumchauffieren? Kommt darauf an. Ich hasse Autofahren, vor allem frühmorgens, aber die Kinder sind im Auto meist am gesprächigsten. Diese wichtigen, aufschlussreichen Gespräche möchte ich nicht einem Roboter überlassen. Würde ich einen Roboter beauftragen wollen, einen Roman für mich zu schreiben? Wenn er es wirklich besser könnte als ich, dann vielleicht. Ich würde ihn vielleicht nicht jeden Tag schreiben lassen, aber an Tagen wie heute würde ich ihm meine Arbeit liebend gern übertragen. Ich frage mich, an wie vielen Tagen die Woche es mich reizen würde, nachdem ich mich schwitzend und haareraufend über die Tastatur gebeugt und, in verzweifeltem Selbsthass versinkend, einen stockenden Absatz schlechter Prosa verzapft habe, den Roboter herbeizupfeifen und lieber einen ausgedehnten Spaziergang zu machen? An nicht allzu vielen, fürchte ich. Würde ich einen Roboter beauftragen, Drehbücher für mich zu schreiben? Nicht den ersten Entwurf – das macht mir viel zu viel Spaß –, aber die Überarbeitung bestimmt. Roboter-Ayelet wäre zuständig für sämtliche Anmerkungen, Anrufe und Änderungswünsche aus Hollywood. Aber diese Seiten würde ich ihr nicht anvertrauen. Dafür schreibe ich diesen Bericht viel zu gerne.

Und Freizeitaktivitäten? Meine Bücher lese ich selbst, und Fernsehen und Filme schaue ich auch selbst, aber Roboter-Ayelet kann gern für mich ins Fitnessstudio gehen. Ich wäre froh, wenn ich keine einzige Minute meines Lebens mehr darauf verschwenden müsste, Gewichte zu stemmen oder Kniebeugen zu machen. (Wobei ich nicht genau weiß, wie die Roboterfitness sich auf mich übertragen ließe, aber die Robotik ist eine relativ junge Wissenschaft, da lässt sich sicher was machen!) Spaziergänge und Wanderungen würde ich selbst machen, allerdings nicht jeden Tag. Roboter-Ayelet und ich könnten uns die Waldspaziergänge gerecht aufteilen. Aber ich würde Roboter-Ayelet nicht mal in die Nähe meines Mannes lassen, vor allem, wenn sie so eine Sex-Göttin ist.*

Erstaunlich, was ich alles an Roboter-Ayelet delegieren würde. Sehr erhellend. Wir haben alle unsere Verpflichtungen, und vor einigen können wir uns einfach nicht drücken. Elternabende und Pilates-Kurse sind notwendige Übel. Aber immerhin bin ich mein eigener Boss. Wenn ich eine bestimmte Aufgabe lieber meinem Arbeitsroboter übertragen würde, sollte ich sie vielleicht besser gar nicht erst übernehmen.

Roboter-Ayelet bräuchte keine Mikrodosen. Für sie wäre jeder Tag ein richtig guter Tag. Sie wäre immer gut gelaunt, hochkonzentriert, ganz bei sich. O Gott, schießt es mir da durch den Kopf. Nehme ich die Mikrodosen etwa, um mich in einen Roboter zu verwandeln? Nein! Das kann nicht sein. Ich will doch keine seelenlose, ewig gut gelaunte Maschine sein!

Auf gewisse Weise ist die Roboterfrage allerdings auch relevant für mein Experiment. Wenn es beim Microdosing darum geht, die Dinge aus einer anderen Perspektive zu betrachten, zu lernen, sich den alltäglichen banalen Widrigkeiten des Lebens anders als gereizt und genervt zu stellen, dann gehört dazu auch herauszufinden, welche Dinge ich vielleicht anders angehen sollte. Das Roboter-Dilemma stellt die Frage, was im Leben man schätzt, woraus man Freude und Zufriedenheit schöpft. Das Microdosing hat in meinem Kopf Platz geschaffen, um diese

---

* Vielleicht hole ich mir gelegentlich Hilfe beim Blasen. Ich übernehme dann später.

Frage so zu betrachten, wie ich es andernfalls wohl nicht gekonnt hätte. Darüber sollte ich mal mit meiner Therapeutin reden. Ich muss ihr von dem Experiment erzählen. Ich hoffe nur, sie zieht mir dafür kein Fleißsternchen ab.

25. Tag

Mikrodosis-Tag

Körperliche Empfindungen: Etwas empfindlicher Magen.

Stimmung: Fast den ganzen Tag lang gut, dann etwas nervös.

Konflikte: Keine.

Schlaf: Etwa sechseinhalb Stunden. Wünschte, es wäre mehr gewesen, bin aber nicht müde.

Arbeit: Produktiv.

Schmerzen: Kaum.

Heute Abend haben wir uns mit einem befreundeten Autorenpaar zum Essen getroffen. Sie haben gefragt, woran ich gerade arbeite, und ich bin kurz ins Stocken geraten. Wer mich kennt, der weiß, dass ich immer schon sehr offen war; einige sagen sogar, zu offen. Ich bin stets der Ansicht gewesen, dass Geheimniskrämerei Gift ist, dass Geheimnisse denen Macht geben, die uns Böses wollen, und uns den Trost derer verwehren, denen wir am Herzen liegen. Meinem unerschütterlichen Glauben an die Kraft und Macht der Wahrheit zum Trotz habe ich allerdings bisher davon abgesehen, auf die leicht dahingesagte Frage: »Was machst du gerade so?« zu antworten: »Ich nehme alle drei Tage eine Mikrodosis LSD. Und du?«

Obwohl ich es also, abgesehen von meiner Physiotherapeutin, bei der ich mich im Überschwang der ersten Tage verplappert habe, bislang allen verschwiegen habe, fühle ich mich dabei alles andere als wohl. Die einfachste Methode, Einfluss darauf zu nehmen, wie Menschen im Allgemeinen und Politiker im Besonderen eine Sache sehen, ist schonungslose Offenheit. Schwulenrechte und die Ehe für alle sind nur möglich geworden, weil Schwule sich geoutet haben. Als den Leuten erst einmal dämmerte, dass es ihre Nachbarn, Angehörigen, Freunde und Kollegen waren, die schwul waren, fiel es ihnen zunehmend schwerer, Schwule als Gruppe zu diskriminieren. Schon seit ich das Experiment begonnen habe, wünsche ich mir, das vorherrschende Bild von dieser Droge und ihren Konsumenten zu verändern, und ich habe immer gewusst, wenn mir das gelingen soll, muss ich die Karten auf den Tisch legen. Aber die Vorstellung, anderen davon zu erzählen, hat mich beunruhigt. Ich fragte mich, was die Leute von mir denken würden. Ich hatte Angst, meine Glaubwürdigkeit könnte leiden und man würde mich als durchgeknallten Junkie abtun. Mein Geschlecht verkompliziert die Sache noch. Frauen wirft man ja gerne vor, sie seien »verrückt«, sogar (oder gerade), wenn wir einfach nur sehr bestimmt auftreten.

Als ich Tim Ferriss, der keinen Hehl aus seinem Psilocybin-Konsum macht und sogar so weit gegangen ist, auf Reddit AMA* darüber zu diskutieren, fragte, wie die Reaktionen wohl ausfallen würden, wenn ich öffentlich über mein Experiment sprechen oder schreiben würde, hat er nur gelacht. »Dir gehen Leute an die Gurgel, die selbst zweimal täglich Prozac und Xanax einwerfen.« Ich fand diesen unbeschwerten Humor ermutigend. Wenn er offen damit umgehen kann, dachte ich mir, dann kann ich das auch.

Vor ein paar Tagen habe ich also, zunächst etwas zaghaft, angefangen, von meinem Experiment zu erzählen. Zu meinem großen Erstaunen gab es kaum negative Reaktionen. Einige wenige zogen die Augenbrauen hoch oder lächelten peinlich berührt, als wüssten sie nicht so genau, ob das eigene Unbehagen bedeutete, dass sie selbst nicht hip genug waren oder dass ich einen Sprung in der Schüssel hatte. Aber das war eine verschwindend kleine Minderheit. Die meisten Leute waren neugierig, manche regelrecht aufgeregt. Diejenigen, die selbst unter Stimmungsschwankungen und affektiven Störungen litten, waren fasziniert zu hören, dass meine Laune sich merklich gebessert hat und dass ich die altbekannte eiskalte Angstfaust, obwohl ich sie manchmal noch in der

---

* Falls Sie schon etwas älter sind oder ein Technikfeind (wie meine Mom): Reddit ist eine Online-Plattform, auf der Menschen sich über alles Mögliche austauschen. Es gibt geschätzte 36 Millionen Reddit-User-Accounts, wobei manche Nutzer wohl über mehrere Accounts verfügen. Jeden Monat bekommt Reddit 234 Millionen echte Seitenaufrufe (Mom, ruf mich an, dann erkläre ich dir, was das heißt). AMA steht für »Ask Me Anything« (»Frag mich alles«): Berühmte und weniger berühmte Menschen stehen dabei den Fragen der Reddit-User Rede und Antwort. Obama war bei Reddit AMA. Genau wie der Typ mit den zwei Penissen.

Brust spüre, meistens mit Achtsamkeitsübungen zum Verschwinden bringen kann. Als ich zudem berichtete, dass ich weder zugenommen noch eine Beeinträchtigung meiner Libido wahrgenommen habe, wollten sie unbedingt mehr erfahren. Die Nebenwirkungen von SSRI sind so unumgänglich wie unerfreulich, und die Aussicht auf eine Medikation mit deutlich weniger unerwünschten Nebenwirkungen ist beinahe unwiderstehlich.

Die Freunde, die einen Hang zum Spirituellen haben, waren enttäuscht, als sie hörten, dass ich keinen heißen Draht zum Göttlichen gefunden hatte; immerhin beruhigte es sie zu hören, dass ich eine ganz neue Freude an der Natur empfinde, an dem Baum vor dem Fenster, dem Duft der Jasminblüten am Straßenrand. Adrenalinjunkies und Hedonisten waren enttäuscht, dass ich nichts über abgefahrene Halluzinationen berichten konnte. Keine kaleidoskopischen Farben, fragten sie sehnsüchtig, kein Gefühl, dass der Boden unter den Füßen wogt? Ich lebe in Kalifornien. Das Allerletzte, was ich will, ist, dass der Boden unter meinen Füßen wogt. Viele drängten mich, mal eine »richtige« Dosis zu nehmen. Das verändert dein ganzes Leben, meinten sie, als sei mein Leben nicht schon bizarr genug. Und außerdem: Mein Leben verändert sich gerade.

Aber das heute Abend war was ganz anderes. Die beiden Autorenfreunde sind ungefähr zwanzig Jahre älter als mein Mann und ich, gehören also eindeutig zur Babyboomer-Generation. Sie waren in den Sechzigerjahren in ihren Zwanzigern. Sie haben die ganze Welt bereist, haben alles Mögliche riskiert und sich gegen ein sicheres, bequemes Leben und für die Unsicherheit und die Kunst entschieden. Wem, wenn nicht ihnen, sollte ich davon erzählen?

»Also«, setzte ich an. »Ich schreibe gerade, allerdings nicht an einem Roman. Ich schreibe über die Mikrodosierung von LSD.«

Was das genau heiße?, fragt die Frau. Schreibst du ein Sachbuch über Leute, die LSD nehmen?

Ich atmete tief durch, dann erklärte ich es.

Ihr Gesicht erstarrte. Hätte sie eine Perlenkette getragen, sie hätte sich schockiert daran festgeklammert. Sie wirkte entsetzt, angeekelt gar, als hätte ich ihr gerade gestanden, dass ich seit Neuestem Kinder missbrauche oder Seehundbabys abschlachte. Die Reaktion ihres Mannes war nur geringfügig weniger verstörend. Er lächelte unbehaglich und wechselte schnell das Thema. Ich ging sofort darauf ein, ja, die Antipasti seien köstlich, aber nein, danke, ich wolle keine mehr.

Die Abwehr der beiden hat eine ganze Kettenreaktion sich überschlagender Ängste in mir ausgelöst. Wird man mich dafür verurteilen? Werden die Leute mich als arme Irre abtun, als nicht zurechnungsfähigen Acid-Freak? Verliere ich jetzt das bisschen Glaubwürdigkeit, das ich mir so hart erarbeitet habe? Lassen andere Eltern ihre Kinder nicht mehr zu uns, weil sie befürchten, wir hätten Drogen im Haus? Ich habe versucht, mich selbst an die vielen Menschen zu erinnern, die frank und frei öffentlich über ihren Psychedelika-Gebrauch gesprochen haben und nicht in Schimpf und Schande verjagt worden sind. Man denke nur an Tim Ferriss, Steve Jobs, Jack Nicholson, Richard Feynman, Trey Parker und Matt Stone von *South Park*, Kary Mullis und Abbi!

Gleich nach dem Essen habe ich es mit der Strategie gegen Panikattacken versucht, die meine Verhaltenstherapeutin mir beigebracht hat. Ich atmete ein paarmal tief durch und achtete darauf, genauso lange auszuatmen, wie ich einatmete. Ich konzentrierte mich auf das körperliche Angstempfinden und machte es im oberen Brustbereich und im Hals fest. Im Geiste kreiste ich das Gebiet, in dem meine Angst saß, ein. Dann legte ich beruhigend eine Hand auf den Bereich und murmelte: »Verdammt, du flippst gerade total aus, armes kleines Ding.«* Noch ein paar tiefe Atemzüge. »Du fühlst dich gerade mies, aber das ist nicht schlimm. Alles wird gut.« Ganz langsam wich der Druck aus Brust und Hals. Die Angst ebbte ab. Ich beruhigte mich. Alles war gut.

Und außerdem? Hatte ich wieder was gelernt. Die beiden waren in den 1960er-Jahren jung, als Timothy Leary die frohe Botschaft psychedelischer Sorglosigkeit predigte. Wer weiß, vielleicht haben sie eigene Erfahrungen mit der Droge, die ihre Reaktion auf mein Geständnis verständlich machen würden. Aber ganz bestimmt hatte ihr Unbehagen viel mehr mit ihnen selbst zu tun als mit mir.

* Was Schimpfen und Fluchen angeht, hat sie nichts Genaues gesagt, aber ich denke, das kann nicht schaden.

26. Tag

Übergangstag

Körperliche Empfindungen: Keine.

Stimmung: Ausgezeichnet.

Konflikte: Keine.

Schlaf: Nur fünf Stunden. Nicht mal annähernd genug, aber es ging mir gut damit. Oje.

Arbeit: Produktiv.

Schmerzen: Gering.

Ich habe nur noch eine Dosis von Lewis Carrolls LSD: Dann sind die dreißig Tage um und die Flasche ist leer. War es das jetzt? Bin ich fertig? Ist mein Experiment damit beendet? Die Antwort schien, zumindest anfänglich, auf der Hand zu liegen. Ich wollte mich nicht wieder so fühlen wie vor einem Monat. Diese Weitsicht? Diese Gelassenheit? Die wollte ich nicht wieder verlieren. Aber das bedeutete, dass ich neue Drogen brauchte.

Mir einen neuen Vorrat anzulegen schien einigermaßen einfach. Ich lebe in der Bay Area; hier wimmelt es nur so von Menschen, die am Labor Day nackt an der

Playa von Black Rock City herumspringen. Wie schwer konnte es da sein, wenigstens einen Dealer mit Burner-Handy aufzutun, der LSD besorgen kann? Ich muss die Suche entschlossener angegangen sein als vor Beginn des Experiments, denn wie sich herausstellte, war es ganz einfach. Diskret bekam ich eine Telefonnummer zugesteckt. Ich schickte einem Freund von einem Freund des Dealers (dessen Namen ich auf keinen Fall wissen wollte) eine eigenartig förmliche Nachricht, in der ich überflüssigerweise von meinem Mikrodosis-Experiment erzählte und LSD mit »Lucy« umschrieb. Kaum hatte ich auf Senden gedrückt, wurde ich hibbelig. Wie alt war dieser Jemand, mit dem ich da einen Deal machen wollte? Hörten die jungen Leute überhaupt noch die Beatles? Meine Kinder jedenfalls nicht. Würde der Jemand mit dieser Telefonnummer überhaupt wissen, was ich wollte?

Es verging keine Stunde, bis ich Antwort bekam. Entweder hört die Jugend von heute doch noch die Beatles oder, noch besser, derjenige tut das schon seit geraumer Zeit. Ich beschloss, gleich nach mehreren Dosen zu fragen. Mehr, als ich eigentlich im Haus haben wollte, aber wenn ich das Programm weiterführen möchte, könnte ich es mir so ersparen, diese nervenaufreibende Prozedur jeden Monat durchmachen zu müssen. Es ist ja schon schlimm genug, Tampons oder Gleitgel zu kaufen. Wer braucht diese Aufregung?

Meine Bezugsquelle, die ich Lucy nenne, erwiderte, sie könne die gewünschte Menge an Dosen besorgen. Sie sagte, sie werde mir die Drogen frei Haus liefern. Unmöglich, dachte ich bei mir. Ich will meine Kinder doch nicht mit Dealern in Kontakt bringen! Ich würde ja nicht mal jemanden aus den *Craigslist*-Kleinanzeigen zu mir nach Hause bestellen, wenn ich ein Sofa zu verkaufen hätte. Also schlug ich vor, dass wir uns oben in den Bergen treffen, wo ich gern spazieren gehe. Lucy lehnte ab und bestand darauf, zu mir nach Hause zu kommen. Wider besseres Wissen ließ ich mich schließlich umstimmen. Ich vereinbarte eine Uhrzeit, zu der ich aller Wahrscheinlichkeit nach allein zu Hause sein würde, und betete, Lucy möge sich als einer der seriösen, nicht-menschenmordenden Dealer erweisen.

Ein paar Stunden vor dem vereinbarten Termin fiel mir siedend heiß ein, dass Lucy vermutlich keine Kreditkarte nehmen würde. Und selbst wenn, würde ich es vorziehen, ihr meine nicht zu geben. Wie ein geölter Blitz flitzte ich also zum Geldautomaten an der Ecke.

Ich hatte gerade ein paar Zwanziger aus dem Schlitz gefischt (Unglaublich, wie billig LSD ist! Fünfzehn Dollar pro Dosis!), als mein Handy summte. Lucy wollte wissen, ob ich nicht vielleicht gleich sechzig Dosen kaufen wolle. Wie angewurzelt blieb ich stehen und schaute mich verstohlen um, weil ich plötzlich Angst hatte, verfolgt zu werden. Schließlich habe ich *Good Fellas* gesehen.

»Warum?«, schrieb ich zurück. »So viel brauche ich ja im Leben nicht. Eine Dosis reicht für einen Monat. Warum sollte ich einen Vorrat für fünf Jahre anlegen?«

Worauf sie antwortete: »Ich weiß nicht, wie ich es aufteilen soll. Es ist flüssig.«

Ich tippte eine Antwort. »Einfach ein paar Tropfen

in einen dunklen Behälter geben. Oder die Flasche mitbringen, dann kann ich ein paar Tropfen in meine kleine blaue Flasche ...«

Ich hörte auf zu tippen.

Als ich noch als Anwältin tätig war, hatte ich eine Mandantin, eine Mexikanerin Mitte vierzig, Mutter von fünf Kindern, die mir nichts, dir nichts von ihrem Mann sitzengelassen worden war. An einem ihrer seltenen kinderfreien Abende lernte sie in einer Bar einen Mann kennen. Er kam aus Puerto Rico, und sie verfiel seinem charmanten Akzent. Sie tauschten Telefonnummern aus, und er rief sie an, wieder und immer wieder, und beteuerte, wie bildschön sie doch sei und dass sie ihm einfach nicht mehr aus dem Kopf gehe. Meine Mandantin war eine unscheinbare, altbackene kleine Frau – die Füße geschwollen von lebenslanger harter Arbeit als Dienstmädchen, die Haare schütter, strohig und rot gefärbt wie rohes Rindfleisch. Das letzte Mal, erklärte sie, dass ein Mann ihr gesagt habe, sie sei schön, sei an ihrem Hochzeitstag gewesen. Da war sie sechzehn.

Die beiden trafen sich nie; alle Gespräche fanden telefonisch statt. Tagelang umgarnte er sie, malte ihr in glühenden Farben ein gemeinsames Leben aus, schwärmte, er wolle ihren Kindern ein guter Vater sein. Dann bat er sie, ihm zu helfen. Er sei kein Drogendealer, beeilte er sich zu versichern, aber er habe eine großartige Gelegenheit für ein einmaliges Geschäft. Eins, auf das sie ihre gemeinsame Zukunft gründen konnten. Ob sie jemanden kenne, der irgendwie an Methamphetamin komme?

Meine Mandantin lachte. Sie war Hausangestellte,

fünffache Mutter. Sie kannte niemanden, der mit Drogen dealte. Aber bestimmt kenne sie doch Leute, die Drogen nähmen, hakte er nach. Sie wohne doch in East L.A., einem Hotspot der Drogenszene. Ob es da nicht irgendwen in ihrer Nachbarschaft gebe, der ihr einen kleinen Fingerzeig geben könne?

Tag um Tag telefonierten die beiden, und er flehte sie immer wieder an, ihm zu helfen, irgendwie an das Methamphetamin zu kommen. Was die gewünschte Menge anging, war er seltsam präszise. Mindestens fünfzig Gramm müssten es sein, sagte er. Sie erklärte ihm, sie komme nicht an Drogen, sie wisse nicht, wen sie fragen solle. »Frag deinen Sohn!«, schlug er vor. »Sag ihm, er soll sich an der Highschool umhören.« Bestimmt werde ihr Sohn doch seiner Mutter und seinem zukünftigen Stiefvater diesen kleinen Gefallen tun, ihrem gemeinsamen Glück und seiner eigenen Zukunft zuliebe. »Sag ihm, er soll an das Haus denken, in das die ganze Familie mit dem Geld aus diesem Coup ziehen könnte.«

Meine Mandantin war hin- und hergerissen. Nicht etwa, weil sie ernsthaft erwogen hätte, ihren Sohn zu bitten, er möge sich nach Drogen umhören. Das kam für sie überhaupt nicht in Frage. Sie war eine liebevolle, fürsorgliche Mutter, die ihre Kinder wie eine Glucke behütete und gewissenhaft drängte, Hausaufgaben zu machen, die sie selbst nicht verstand, damit sie gute Noten bekamen, aufs College gehen und einmal ein Leben führen konnten, das sie sich selbst in ihrem Alter nicht einmal in ihren kühnsten Träumen ausgemalt hätte. Andererseits war sie ganz vernarrt in ihren Verehrer aus Puerto

Rico. Sie wollte, dass er sie liebte, und befürchtete, dass er sie, wenn sie ihm nicht half, nicht mehr anrufen würde. Sie würde etwas auftreiben, versprach sie ihm schließlich. Irgendwie würde sie an Methamphetamin kommen.

Wochen vergingen, und die beiden telefonierten jeden Tag. Die Gespräche verliefen immer nach dem gleichen Muster. Zuerst überschüttete er sie mit Liebesschwüren, und dann kam er rasch wieder auf den Drogendeal. Wobei er stets darauf pochte, dass er eine ganz bestimmte Menge Methamphetamin brauche. Nicht weniger als fünfzig Gramm, erklärte der Verehrer meiner Mandantin immer wieder. Und sie versicherte ihm jedes Mal, sie kümmere sich darum. Früher oder später würde sie etwas auftun.

Wiederholt flehte sie ihn an, sich mit ihr zu treffen und endlich den nächsten Schritt in ihrer Beziehung zu gehen. Er stellte ihr ein Treffen in Aussicht, allerdings erst, wenn sie die Drogen besorgt hätte. Irgendwann ließ er sich umstimmen und lud sie zum Essen ein, obwohl sie noch immer kein Methamphetamin aufgetrieben hatte. Was er nicht wusste: Tatsächlich versuchte sie es gar nicht. Sie kannte niemanden, der mit Drogen zu tun hatte, und sie wollte so jemanden auch nicht kennen.

Als sie am Abend ihrer ersten Verabredung die Tür öffnete, stand da nicht etwa ihr Verehrer, sondern eine ganze Phalanx Agenten von der Drug Enforcement Administration, DEA. Der Mann aus Puerto Rico war nicht ihr Freund, er war ein Informant. All die vielen Telefongespräche, all die langen Wochen hatten nur einem Zweck gedient: sie in die Falle zu locken.

Sie wurde verhaftet und wegen Verabredung zur Beschaffung von Methamphetamin – und zwar fünfzig Gramm – angeklagt. Es war genau die Menge, die unweigerlich eine Mindeststrafe von zehn Jahren Haft nach sich zog.

Nach dem Strafgesetzbuch bedarf es bei einer Verabredung zu einer Straftat nicht der Anstiftung zu einer solchen. Allein die Zustimmung ist schon ein Straftatbestand. Im Fall meiner Mandantin tat es nichts zur Sache, dass keinerlei tatsächliche Drogen im Spiel waren. Allein durch ihr Versprechen, dem Mann Methamphetamin zu beschaffen, hatte sie sich bereits der Verabredung zum Drogenhandel strafbar gemacht. Und das Strafmaß hing von der Menge der Drogen ab, die zu besorgen sie versprochen hatte.

Die einzige Frage, die die Geschworenen noch zu klären hatten, war die: War sie in die Falle gelockt, war sie mit List und Tücke zum Begehen einer Straftat verleitet worden? Kern dieser Frage war, ob meine Mandantin ohnehin in Versuchung gekommen wäre, mit Drogen zu dealen. Sollte das der Fall sein, wäre die Trickserei des Informanten vollkommen legal gewesen. Alles halb so wild. War es nicht so, blieb nur ein Freispruch.

Ich hatte, wie man sich vorstellen kann, recht überzeugende Argumente. Umso stichhaltiger durch die vielen aussagekräftigen Details, die ich über die lange, schillernde, persönliche wie berufliche Laufbahn unseres Informanten herausgefunden hatte. Nachdem er wegen Unzurechnungsfähigkeit des Mordes an seiner Frau für nicht schuldig befunden worden war, flüchtete er aus einer geschlossenen psychiatrischen Anstalt und schaffte es irgendwie, sich bis nach Mittelamerika durchzuschlagen, wo er schließlich bei der CIA anheuerte. Zu den Aufgaben dieses Mannes bei der CIA gehörte es unter anderem, Kokain zu transportieren. Die CIA empfahl ihn der DEA, die sich noch großzügiger zeigte als die CIA. Im Laufe der Jahre verdiente der V-Mann, ehemals ein unzurechnungsfähiger Mörder, hunderttausende Dollar, indem er ahnungslosen Menschen Fallen stellte. Er konzentrierte sich auf Ersttäter, die er einen nach dem anderen hochgehen ließ. Diese Leute landeten unweigerlich im Gefängnis, die meisten für mindestens zehn Jahre. Dann war bei einem dieser Fälle eine größere Menge Bargeld verschwunden. Der Informant bestritt, etwas über den Verbleib des Geldes zu wissen, aber als seine Vorgesetzten ihn an einen Lügendetektor anschlossen, versagte er kläglich. Und was geschah daraufhin? Er wurde nicht etwa einer Straftat angeklagt, o nein. Man versetzte ihn in einen anderen Zuständigkeitsbereich, wo die Strafverteidiger keinen Zugriff auf Informationen über seine zwielichtige Vergangenheit hatten.

Auch ich hätte nichts über seine Geschichte in Erfahrung gebracht, wäre nicht jemandem bei der Bearbeitung der Beweisakte, die der Staatsanwalt mir zu übergeben verpflichtet war, ein Fehler unterlaufen. Die Unterlagen waren zwar geradezu aggressiv geschwärzt, aber auf einer Seite war der schwarze Stift abgerutscht, und an der Stelle war ein Teil eines Aktenzeichens zu erkennen. Es dauerte nicht lange, bis ich den Zuständigkeitsbereich herausgefunden hatte. Ein paar Anrufe später hatte ich, was ich brauchte, um den Informanten im Zeugenstand bis auf die Unterhose auszuziehen. Ich war mir sicher, die Geschworenen davon überzeugen zu können einzusehen, dass die Aussage dieses Mannes bestenfalls unzuverlässig und schlimmstenfalls eine eidliche Falschaussage war.

Als ich den stellvertretenden Staatsanwalt wegen des Informanten zur Rede stellte, zuckte der nur mit den Achseln. Ihre Mandantin ist schuldig, meinte er. Wir haben alles auf Band.

Aber der Informant!, widersprach ich. Er ist ein Mörder! Er hat einen Meineid geschworen!

Der stellvertretende Staatsanwalt war vollkommen ungerührt.

Ich schäumte vor Wut und fing an, es überall herumzuerzählen: In East L.A. läuft ein Typ rum, der Drogen ankaufen will, steckte ich den Leuten. Er ist weder ein Kunde noch ein Dealer, er ist ein V-Mann der DEA. Und in der Latino-Community von Los Angeles ist er kinderleicht zu erkennen, denn er hat einen unüberhörbaren puerto-ricanischen Akzent. Erzählt es allen weiter.

Während ich mich auf die Verhandlung vorbereitete, saß meine Mandantin Woche um Woche im Metropolitan Detention Center ein und ihre Kinder mussten sich mutterseelenallein durchschlagen. Sie bemühten sich, pünktlich zur Schule zu kommen. Die Älteren kümmerten sich um die Jüngeren und arbeiteten neben dem Unterricht, damit sie laufende Rechnungen bezahlen konnten und nicht auf der Straße landeten oder plötzlich ohne Strom dasaßen. Und dann bekam ich eines Tages einen

Anruf von der Schwester meiner Mandantin, die in San Diego lebte.

»Ihr Assistent hat mich gerade angerufen«, sagte sie.

»Mein Assistent?«

»Ihr Assistent sagt, Sie arbeiten für die Regierung. Sie stehen nicht auf der Seite meiner Schwester, sondern arbeiten für die Anklage.«

»Ich arbeite für die Pflichtverteidigung. Deshalb bin ich Angestellte der Regierung, das stimmt, aber ich vertrete Ihre Schwester. Sie ist meine Mandantin. Ich tue, was das Beste für sie ist. Nicht für die Regierung.«

»Ihr Assistent sagt, wir sollen Sie entlassen. Er sagt, er kann uns helfen, einen besseren Anwalt zu finden.«

Meine Anwaltsgehilfin war mit den Vorbereitungen für eine aufwändige Hochzeit beschäftigt und hatte keine Zeit, mit Angehörigen meiner Mandanten über ihre Fälle zu diskutieren. Vor allem aber war meine Anwaltsgehilfin eine Frau.

»Der Mann, der sich als mein Assistent ausgegeben hat«, fragte ich nach, »hatte der einen puerto-ricanischen Akzent?«

»Ja.«

Ich weiß nicht mehr, ob ich laut »Scheiße« gesagt habe, aber ich gehe davon aus.

Dann meinte die Schwester meiner Mandantin: »Ich habe den Anruf mit meinem Anrufbeantworter aufgezeichnet. Möchten Sie das Band hören?«

Ich wollte, dass sie sich ins Auto setzte und mir das Band vorbeibrachte. »Nicht rasen«, bläute ich ihr ein. »Keinen Unfall bauen. Händigen Sie das Band niemand anderem aus als mir persönlich. Ich warte an der Straße vor dem Gerichtsgebäude.« Und kann nur hoffen, dass dieser Irre mich nicht aus dem Hinterhalt erschießt, während ich dastehe wie zum Abschuss freigegeben, dachte ich bei mir.

Zweieinhalb Stunden später hielt eine ramponierte Familienkutsche am Bordstein. Eine junge Frau mit entzückendem, freundlichem Gesicht, klein wie meine Mandantin, aber zierlich und ohne das Übergewicht von fünf Schwangerschaften, schaute mich über das Lenkrad hinweg misstrauisch an. Die Frau war auf Zack und bestand darauf, dass ich ihr erst einen Lichtbildausweis zeigte, bevor sie mir das Band übergab. Sobald ich das Band hatte, rannte ich damit hinauf zum Büro des Staatsanwalts.

Während er es sich anhörte, gefror dem stellvertretenden Staatsanwalt das arrogante Lächeln im Gesicht.

»Und?«, fragte ich.

»Wo haben Sie das her?«

Ich schaute ihn durchdringend an. »Und?«, fragte ich abermals.

Er hob die Hände. »Die Klage wird abgewiesen.«

Zwanzig Jahre später stand ich da, starrte auf Lucys Textnachricht und musste an diesen Informanten denken, daran, wie er die Frau immer wieder gedrängt hatte und wie genau seine Anweisungen hinsichtlich der Menge an Drogen gewesen waren, die meine Mandantin beschaffen sollte. Ich hatte nur ein paar Dosen haben wollen. Eine Menge, die man problemlos als Eigenbedarf deklarieren könnte. Eine Menge, die das Strafmaß so einschränkte, dass ich bereit gewesen wäre, das Risiko einzugehen. Aber sechzig Dosen? Welches Gericht würde mir denn abkaufen, dass ich als Einzelperson allen Ernstes sechzig Dosen brauchte? Sechzig Dosen nahm einem keiner mehr als Eigenbedarf ab. Sechzig Dosen nahm einem nur ein Dealer zum Weiterverkaufen ab.

Und plötzlich war ich mir sicher, dass Lucy nicht die Freundin von einem Freund von einem Freund war. Sie war eine V-Frau oder vielleicht auch nur Polizistin. Erinnern Sie sich noch an die Szene aus *Pulp Fiction*, in der Vince (John Travolta) Lance, den Drogendealer (Eric Stoltz), anruft? Sobald ihm aufgeht, dass Vince ihn wegen eines Mädchens anruft, das eine Überdosis genommen hat, an der es gerade zu sterben droht, kreischt Stoltz ins Telefon: »Telefonstreich! Telefonstreich!« und knallt den Hörer auf. So stand ich da an der Straßenecke.

Eine Schweißperle lief mir über die Stirn, und mit zitternden Fingern tippte ich: »Nein danke. Ich möchte nur eine kleine Menge für meinen EIGENBEDARF. Ich wüsste nicht, was ich mit einer solchen Menge anfangen sollte.«

Ich drückte auf Senden, dann löschte ich die Unterhaltung von meinem Handy. Ich würde kein LSD kaufen, weder von Lucy noch von sonst irgendwem.

Erschüttert ging ich nach Hause und machte mich auf das Schlimmste gefasst. Dass ich gar keine Drogen gekauft hatte, half mir nicht. Das Verbrechen liegt in der Verabredung, nicht in der Ausführung. Sie würden nicht lange brauchen. Meditation, musste ich feststellen, beruhigt die Nerven auch nicht unbedingt, wenn man damit rechnen muss, jeden Augenblick verhaftet zu werden.

Spoiler-Alarm: Ich bin noch da.

Was ich allerdings nie wieder tun werde, ist illegale Drogen erwerben. Was dann wohl heißt, die nächste Mikrodosis ist die letzte.

27. Tag

Normaler Tag

Körperliche Empfindungen: Keine.

Stimmung: Leicht reizbar.

Konflikte: Und wie.

Schlaf: Besser als letzte Nacht.

Arbeit: Heute frei.

Schmerzen: Gering.

Heute habe ich eine Spendenaktion für die Schule meiner Kinder veranstaltet, einen Mütter-Sonntagsbrunch, bei dem alle Teilnehmerinnen anschließend ein Exemplar von meinem *Böse-Mütter*-Buch geschenkt bekamen. Während also die versammelten Mamis frische Erdbeeren und Scones mümmelten und an lauwarmem Hipster-Kaffee von Peet's Coffee nippten, redete ich über die kleinen Kalamitäten und gelegentlichen Lichtblicke moderner Mutterschaft. Diesen Vortrag hatte ich schon hunderte Mal gehalten; er kommt eigentlich immer gut an. Die Leute lachen, manchmal haben sie Tränen in den Augen, hin und wieder widersprechen sie, aber immer sind sie freundlich und befürwortend. Das ist die Botschaft des Buchs – dass wir als Mütter viel zu streng sind, mit uns und miteinander, und dass wir uns selbst wie auch den anderen gegenüber öfter mal ein Auge zudrücken sollten.

Als ich bei dem Teil meines Vortrags war, in dem es um die elterlichen Ängste geht, derentwegen es so weit gekommen ist, dass wir unsere Kinder im Haus einsperren und nur zu Spielverabredungen oder anderen von Erwachsenen beaufsichtigten Aktivitäten rauslassen, fiel eine der anwesenden Mütter mir ins Wort. Sie lebe mit ihrer Familie in einem wohlhabenden, sicheren Teil von Berkeley, erklärte sie, erlaube ihrer dreizehnjährigen Tochter aber erst seit Neuestem, allein ins nahe gelegene Einkaufsviertel zu gehen. Auf dem Weg dahin müsse die Tochter nämlich eine vielbefahrene Straße überqueren, erläuterte sie. Mom sorgte sich, sie könnte überfahren werden.

»Genau!«, rief ich. »Genau das machen wir doch alle. Wir leiden dermaßen unter irrationalen Ängsten, dass wir unsere heranwachsenden Teenager wie Krabbelkinder behandeln! Wir vergessen, dass ein Kind mit sieben, ja sogar schon mit fünf lernen kann, allein die Straße zu überqueren. Wir pflegen unsere Paranoia auf Kosten ihrer Freiheit.«

Sie lächelte engelsgleich. Nein, widersprach sie. Ich hätte sie missverstanden. Sie habe mitnichten mütterliches Versagen gestanden, sondern sei stolz auf ihre Umsicht. Sie gebe eben gewissenhaft acht, dass ihren Kindern nichts zustoße. Was ich da propagiere, sei verantwortungslos. Ich möge ja vielleicht eine schlechte, eine böse Mutter sein – sie sei das jedenfalls bestimmt nicht.

Ich frage mich, was wohl passiert wäre, hätte sie gehört, dass ich nicht nur eine verantwortungslose Mutter bin, die es befürwortet, Dreizehnjährige mutterseelenallein die Straße überqueren zu lassen, sondern dass ich auch noch »auf Droge« war? Sie sah mir aus wie eine, die den Jugendschutz im Favoritenverzeichnis ihres Smartphones hat, nur für den Fall, dass sie an einer Schar Kinder vorbeikommt, die alleine vor dem Haus spielen, während die nichtsnutzige Mutter sich in der Küche einen Chardonnay (oder ein paar Tröpfchen LSD) genehmigt.

So oder so muss ich mich der unangenehmen Wahrheit stellen, warum diese Frau mich so genervt hat: Ich fühlte mich angegriffen. Ich fühlte mich angegriffen, weil eine kleine Stimme in meinem Kopf ihr zustimmte. Sie bestätigt in der Meinung, die sie von mir haben muss; dem beipflichtet, was sie wohl über mich denkt. Die kleine Stimme findet das, was ich tue, ebenfalls verantwortungslos. Es ist verantwortungslos, als Mutter ein Mikrodosis-Experiment zu machen. Nicht, weil das Experiment an sich gefährlich wäre – ich habe vor Beginn des Programms alles sorgfältig recherchiert und alle nur erdenklichen Vorsichtsmaßnahmen ergriffen. Außerdem sind die einzigen negativen Erfahrungen, über die ich im Verlauf des letzten Monats berichten konnte, eine leichte Verschlimmerung meiner Schlafstörungen und eine gelegentliche Reizbarkeit am Mikrodosis-Tag. Beides keinesfalls schlimmer als das, was ich vorher durchgemacht habe. Das Experiment zu machen ist nicht wegen der Droge an sich verantwortungslos, sondern weil es ein strafbares Vergehen darstellt, genauso wie mein missglückter Versuch, LSD zu kaufen.

Es ist strafbar und sollte es doch nicht sein.

Seit der Zeit, als ich die Folgen des Kriegs gegen Drogen als Strafverteidigerin hautnah miterlebt habe, bin ich überzeugte Befürworterin einer umfassenden Reform der Drogengesetze. Dieser schier endlose Feldzug zieht schreckliche Ungerechtigkeiten nach sich, viel schlimmere als die unnötige Strafverfolgung einer mittelalten weißen Mittelschicht-Frau, die mit LSD-Mikrodosen hantiert. Er hat zur Inhaftierung von Millionen Menschen geführt, von denen die meisten Afro- oder Latino-Amerikaner sind. Er ist, wie die Jura-Professorin Michelle Alexander in ihrem revolutionären Buch *The New Jim Crow* so drastisch dargestellt hat, ein ebenso wirkungsvolles Mittel zur Verelendung und Unterdrückung farbiger Gesellschaftsteile wie zuvor die Rassentrennung. Und verfehlt dabei auch noch seine grundlegenden Zielsetzungen. Nach wie vor nehmen Menschen Drogen. Drogen wie Kokain und Heroin werden sogar immer billiger, was ökonomisch die Fruchtlosigkeit sämtlicher Verbotskampagnen aufzeigt. Ist eine Droge schwerer herzustellen oder zu verkaufen, taucht an ihrer Stelle eine andere, gefährlichere auf.

Die Auswirkungen dieser Kriminalisierung sind auf der ganzen Welt zu spüren. Die Vereinigten Staaten haben die meisten anderen Länder dazu gedrängt, internationale Abkommen* zu unterzeichnen, denen zufolge sie dieselben Drogen zu verbieten haben wie wir. Da behördlich kontrollierte Pharmaunternehmen bestimmte Drogen nun nicht mehr herstellen dürfen, ist die Bahn frei für eine wachsende Zahl krimineller Produzenten, von denen die meisten den Großteil ihres Umsatzes hier in den USA erzielen. Der Drogenschwarzmarkt ist das profitabelste Geschäft auf dem ganzen Planeten. Profitabler als Apple oder Walmart. Drogen, die in der Herstellung in Entwicklungsländern Cent-Beträge kosten, lassen sich auf den Straßen amerikanischer und europäischer Städte für Unsummen verkaufen und verdrängen damit alles, was diese Länder sonst vielleicht angebaut oder produziert hätten.

Obwohl in den USA grässliche Gewaltexzesse zu beklagen sind und Gangs und Dealerbanden einander tagtäglich erbitterte Revierkämpfe liefern, leiden unter dem Elend, das der internationale Drogenhandel verursacht, am meisten die Menschen im Ausland. In Mittel- und Südamerika haben Drogenkartelle demokratische Institutionen untergraben und mit verheerenden Folgen quasi die Regionalverwaltung übernommen. In Mexiko beispielsweise sind allein in den vergangenen zehn Jahren mehr als 80 000 Menschen von Narco-Dealerbanden ermordet worden.

---

* Die Single Convention on Narcotic Drugs (»Einheitsabkommen über die Betäubungsmittel«) von 1961, die Convention on Psychotropic Drugs (»Konvention über psychotrope Substanzen«) von 1971 und die UN Convention against Illicit Traffic in Narcotic Drugs and Psychotropic Substances (»Übereinkommen der Vereinten Nationen gegen den unerlaubten Verkehr mit Suchtstoffen und psychotropen Stoffen«) von 1988.

Angesichts der Abermillionen Ungerechtigkeiten in Gestalt von Massenkriminalisierung und Masseninhaftierung und angesichts der frappierenden Gewinnmargen, die zur Entstehung gewalttätiger krimineller Syndikate geführt haben, scheint es an der Zeit, unsere gegenwärtige Drogenpolitik grundlegend zu überdenken. Im Mai 2014 veröffentlichte Richter Richard Posner vom Berufungsgericht für den siebten Bezirk, ein Konservativer und der am häufigsten zitierte Rechtsexperte des vergangenen Jahrhunderts, in der *New Republic* eine Buchbesprechung, in der er nicht nur für die Entkriminalisierung von Marihuana plädierte, sondern für die Legalisierung sämtlicher Drogen, auch LSD. Posner argumentierte, die Legalisierung könne den unhaltbaren Zuständen in den hoffnungslos überfüllten Gefängnissen entgegenwirken. Er schrieb:

»Verkauf und Besitz von Marihuana sind auf einem guten Weg zur Legalisierung, und ich neige zu der Ansicht, dass Kokain, Heroin, Methamphetamin, LSD und alle übrigen illegalen Drogen ebenfalls entkriminalisiert werden sollten – allerdings nicht dereguliert. Sie sollten von der Food and Drug Administration hinsichtlich ihrer Sicherheit kontrolliert werden, genau wie andere Substanzen, und sie sollten ebenso hoch besteuert werden wie Alkohol und Zigaretten. Alkohol und Zigaretten sind ebenfalls ›Genussdrogen‹ – unter Umständen sind sie wesentlich schädlicher für den Konsumenten als die genannten illegalen Substanzen und haben, zumindest was Alkohol angeht, auch noch schwerwiegende Folgen für Freunde,

Angehörige, andere Autofahrer und Fußgänger. Die Einnahmen aus der Besteuerung von Marihuana allein würden ausreichen, um den Löwenanteil der Kosten für unser Gefängnissystem zu decken.«*

Dass konservative Denker diese Argumente vorbringen, ist wohl ein Zeichen dafür, dass eine Veränderung wenn schon nicht wahrscheinlich, so doch zumindest möglich ist.

Überall auf der Welt haben Länder angefangen, ihre Drogenpolitik grundlegend zu überdenken. 2001 sind in Portugal alle Drogen entkriminalisiert worden, auch Kokain und Heroin. Die Drogen sind nicht legalisiert worden, aber Besitz und Konsum werden nicht mehr als Straftaten verfolgt, sondern als bloße Ordnungswidrigkeiten behandelt. Der Vertrieb von Drogen dagegen ist immer noch eine Straftat. Die Ergebnisse dieser veränderten Herangehensweise sind beeindruckend. Wie von den Verfechtern der Gefahrenminimierungsstrategie vorhergesehen, sind Probleme wie Krankheitsübertragung, Kleinkriminalität und Überdosen signifikant zurückgegangen oder ganz verschwunden. Mehr noch: Der massive Anstieg der Zahl von Drogenkonsumenten und Süchtigen, den Gegner der Entkriminalisierung immer prophezeit haben, ist ausgeblieben. Der preisgekrönte Journalist und Autor Glenn Greenwald schreibt in einem vom Cato-Institut publizierten Weißbuch:

---

* Richard A. Posner: »We Need a Strong Prison System«.

»Indem es seine Bürger von der Angst vor Strafverfolgung und Haft wegen Drogengebrauchs befreit hat, konnte Portugal relevant mehr Drogenabhängige dazu bewegen, sich behandeln zu lassen. Die Kapazitäten, die vorher dafür verbraucht wurden, Drogenabhängige zu verfolgen und einzusperren, können nun genutzt werden, um Abhängigen Behandlungsprogramme zur Verfügung zu stellen. Diese Entwicklung hat in Verbindung mit der neuen Strategie der Gefahrenminimierung drogenbedingte gesellschaftliche Probleme, darunter die Sterblichkeit Drogenabhängiger und drogenbezogene Krankheitsübertragung, massiv zurückgedrängt.«*

Es zeigt sich also: Hört man auf, Krieg zu führen, sterben weniger Menschen.

Ich habe etliche Experten in Sachen Drogenpolitik, darunter Michelle Alexander, Dr. Carl Hart, Ethan Nadelmann, Geschäftsführer der Drug Police Alliance, und Stephen Gutwillig, seinen Stellvertreter, Major Neill Franklin, Veteran mit vierunddreißig Jahren Dienstzeit bei der Polizei von Baltimore und Maryland und jetzt Geschäftsführer der Law Enforcement Against Prohibition (einer Vereinigung von Polizisten, Richtern und Staatsanwälten, die sich für eine fortschrittlichere Drogenpolitik einsetzt), gebeten, mich in dem Versuch zu unterstützen, eine Welt ohne Drogenverbote zu entwerfen. Alle waren mit Feuereifer bei der Sache.

Ethan Nadelmann ist der Auffassung, um wirklich et-

---

* Glenn Greenwald: *Drug Decriminalization in Portugal*, S. 28.

was zu verändern, müsse man sich vorstellen, in unserer Verfassung gebe es ein Recht auf freie Bewusstseinsentfaltung, so wie es das Recht auf freie Meinungsäußerung gibt. So schwer es auch sein mag, sich das vorzustellen, sagt er, man dürfe doch nie vergessen, dass die Erklärung der Grundrechte damals auch als radikal angesehen wurde. Redefreiheit habe in dem Ruf gestanden, einen gesellschaftlichen Umsturz auslösen zu können. Ebenso sollen wir uns, drängt Nadelmann, ein Grundrecht auf die Freiheit unseres Bewusstseins vorstellen, um das herum dann sämtliche Bemühungen zur Regulierung von Drogennutzung und Drogenmissbrauch strukturiert werden müssten.

Meine Experten sind einhellig der Ansicht, dass im Menschen ein Drang zur Veränderung des Bewusstseinszustands angelegt ist; so stark, dass es in der gesamten Menschheitsgeschichte nie eine drogenfreie Welt gegeben hat. Wie Neill Franklin sagt: »Drogen gab es immer schon, und Drogen wird es immer geben.« Kern unseres gegenwärtigen Strafsystems, meint Stephen Gutwillig, ist eine zutiefst puritanische Abwehrhaltung gegenüber diesem Impuls zur Bewusstseinsveränderung, ein Hass auf alle Drogen und ihre Konsumenten. Eine Abschaffung des Verbots würde es erforderlich machen, diese Kontrolle aufzugeben.

Stellen Sie sich eine vollkommene Welt vor, habe ich die Experten aufgefordert. Eine Welt ohne diesen puritanischen Kontrollzwang, zumindest eine Welt, in der Regierungen die Tatsache anerkennen, dass es Drogen immer geben wird, und die einzige Frage die ist, wer deren Vertrieb übernimmt: kriminelle Vereinigungen oder staatliche Stellen. Wäre das ideale System ähnlich wie in Portugal eins, das Drogen entkriminalisiert? Oder wäre ein System mit vollständiger Legalisierung besser, in dem Produktion und Vertrieb derzeit verbotener Substanzen legalisiert würden? Könnte ich in einem solchen System meine angesammelten Treuepunkte aus der Drogerie dazu benutzen, mir ein neues blaues Fläschchen mit verdünntem LSD zu kaufen?

Dr. Hart erklärte, er habe zunächst eine Entkriminalisierung wie in Portugal unterstützt, sei inzwischen aber für eine vollkommene Legalisierung, mit Regularien, wie wir sie bereits für eine Substanz haben, die er als die weitaus gefährlichste einstuft – Alkohol. Nadelmann und Gutwillig sind ganz seiner Meinung, wobei sie nicht an eine Welt glauben, in der der freie Markt alle Drogen kommodifiziert und kontrolliert. Sie befürworten stattdessen eine vernünftige Drogenpolitik, die unter Einbeziehung von Aspekten der allgemeinen Volksgesundheit regelt, welche Drogen unter welchen Bedingungen für Erwachsene verfügbar sein sollten. Sie wollen »die Rolle der Strafverfolgungsbehörden bei der Drogenkontrolle so weit wie möglich zurückfahren und gleichzeitig Sicherheit und Gesundheit fördern«. Alle meine Experten befürworten übrigens ein gesundheitsorientiertes Modell; dazu gehört eine stabile Infrastruktur für Erziehung und Aufklärung, damit Erwachsene und Kinder umfassend über Nutzen und Risiken des Drogenkonsums informiert werden können.

Dr. Hart ist zwar gegen den, wie er es nennt, »Drogeum-Droge-Kokolores«, aber die Drug Policy Alliance und Michelle Alexander propagieren eine differenzierte Betrachtung der verschiedenen Drogenkategorien. Marihuana beispielsweise gehört zu den Drogen, deren völlige Freigabe sie befürworten. Anders als bei den meisten anderen Drogen und Medikamenten gibt es bei Marihuana keine tödliche Dosis. Schlicht gesprochen, man kann nicht so viel davon konsumieren, dass man daran stirbt. Was nicht heißt, dass der Marihuana-Konsum gänzlich ohne Risiken und Nebenwirkungen ist, vor allem bei Kindern und Jugendlichen ist er das nicht. Aber Gutwillig und Nadelmann finden, dass man bei einer Legalisierung von Marihuana nach dem Vorbild der gegenwärtigen Kontrolle der viel gefährlicheren Substanzen Nikotin und Alkohol vorgehen könnte. In diesen Fällen überlassen wir es in den USA den einzelnen Kommunen, den Vertrieb zu regulieren.*

Kürzlich war ich in Louisiana, wo man Alkohol nicht nur an Tankstellen und im Supermarkt kaufen kann, sondern auch bei Drive-in-Spirituosenläden; dort bieten sie alkoholische Wackelpudding-Shots im Plastikbecher-

---

* Eigentlich sind wir bereits auf einem guten Weg zur Legalisierung von Marihuana. Neben Colorado haben die Bundesstaaten Washington, Oregon, Alaska und der District of Columbia kürzlich Besitz und Verkauf kleinerer Mengen Marihuana legalisiert. Umfragen zeigen, dass über die Hälfte der Bevölkerung diese Reformen begrüßt. Vierundzwanzig Staaten erlauben den Besitz und Vertrieb von medizinischem Marihuana, was über siebzig Prozent der Bevölkerung befürworten. Wenn die Bevölkerung erst die Steuereinnahmen aus dem legalisierten Marihuana sieht und selbst merkt, wie wenig negative Auswirkungen dieses Modell hat, wird die Anzahl der Unterstützer wohl noch weiter steigen.

chen mit Frischhaltefolie, so wie bei uns in Kalifornien Bubble Tea verkauft wird.* Ich habe Gutwillig gefragt, ob er es gutheißen würde, wenn Marihuana genauso verkauft würde. Er meinte, er persönlich fühle sich unwohl bei dem Gedanken, dass Marihuana außerhalb spezialisierter Läden zu erwerben wäre, wie es beispielsweise in Colorado unter der derzeitigen Gesetzgebung der Fall ist. Neill Franklin stellte ich dieselbe Frage, und er sagte, er hätte kein Problem damit, wenn Supermärkte zukünftig Drogen in ihrem »natürlichen« pflanzlichen Zustand verkaufen dürften; Drogen wie Gras mit niedrigem THC-Gehalt** oder sogar Kokablätter, wie die Südamerikaner sie seit Jahrhunderten zum Kauen oder zu Tee aufgebrüht als mild anregendes Genussmittel konsumieren wie Kaffee. Franklin ist sogar der Ansicht, in einem derart regulierten System würde Marihuana bald Alkohol verdrängen, den er, wie Dr. Hart, als die Droge mit dem höchsten Risiko und den gravierendsten Spätfolgen sieht. Sollte der Marihuana-Konsum zu- und der Alkoholkonsum abnehmen, gäbe es nicht nur weniger Todesfälle durch Alkoholvergiftungen und andere alkoholbedingte Krankheiten, sondern auch andere Gefahren würden reduziert.

---

* Ich würde wetten, dass der Durchschnittskonsument von Wackelpudding-Shots noch jünger ist als der Durchschnittskonsument von Bubble Tea.

** Tetrahydrocannabinol, die wichtigste psychoaktive Substanz in Marihuana. Marihuana enthält über hundert Cannabinoide, darunter Cannabidiol (CBD), das weniger berauschend wirkt und eine angstlösende, antipsychotische, brechreizstillende und entzündungshemmende Wirkung besitzt. Siehe z. B. M. M. Bergamaschi et al.: »Safety and Side Effects of Cannabidiol, a Cannabis Sativa Constituent«.

Bekifft Auto zu fahren ist zwar alles andere als empfehlenswert, aber doch wesentlich weniger gefährlich als betrunken Auto zu fahren. Außerdem ist Alkoholkonsum eng mit Gewalt verknüpft, vor allem mit sexualisierter und häuslicher Gewalt. Marihuana nicht.

Wie Marihuana verfügen auch die klassischen Psychedelika wie LSD und Psilocybin über kein gravierendes Gefahrenpotenzial, solange sie in entsprechender Dosierung eingenommen werden. Zum kontrollierten und sicheren Vertrieb von Psychedelika empfiehlt Gutwillig Online-Drogenshops.

»Wie soll das funktionieren?«, hakte ich nach. »Könnte ich dann einfach ins Netz gehen und LSD bestellen?«

»Genau«, erwiderte er. Erwachsene könnten einfach online gehen und eine kleine Dosis Psychedelika wie LSD oder auch MDMA bestellen. Und könnten sich sicher sein, dass das, was sie dann bekämen, rein und ungestreckt sei. Darüber hinaus würde man Warnhinweise bezüglich potenzieller Gefahren erhalten und klare Informationen zur richtigen Dosierung im Verhältnis zu Körpergewicht, Alter und Erfahrung. Ein solches System hätte erheblichen Einfluss auf die Gesundheit einzelner wie der gesamten Gesellschaft, denn die Gefahren beim Konsum von MDMA und zu einem geringeren Grad auch von Psychedelika entstünden meist im Zusammenhang mit falscher Dosierung und Verfälschung. Dr. Hart: »Wichtig ist Reinheit, wichtig ist Dosierung, wichtig ist Aufklärung.«

Wären die klassischen Psychedelika und MDMA auf kontrollierte, sichere Art und Weise zu erwerben, wären die Leute auch weniger willens, neue psychoaktive Substanzen (NPS) auszuprobieren, auch Designerdrogen oder Alphabetamine genannt,* Synthetika mit hohem Gefahrenpotenzial, die mit zahlreichen nachgewiesenen Todesfällen im Zusammenhang stehen.** Franklin schlug vor, dass es in einem idealen System psychedelische Orientierungshilfen geben solle, Zentren vielleicht, wo man in einem Setting Psychedelika konsumieren könne, das auf die maximale Ausschöpfung des positiven Potenzials und die Minimierung potenzieller Gefahren ausgerichtet sei. Ein bisschen wie ein Spa, nur zum Highwerden.

Betrachtet man den anhaltend rasanten Anstieg des Heroinkonsums, das hohe Suchtpotenzial der Droge (wir erinnern uns, 24 Prozent aller Konsumenten werden abhängig) und die gegenwärtige dramatische Zahl an Überdosierungen und Todesfällen, zeigt sich, dass das Thema Opioide wesentlich komplizierter ist. Jedes potenzielle medizinische Modell für eine regulierte Heroinfreigabe müsste diese Gefahren berücksichtigen. Erfreulicherweise gibt es Hinweise, dass Heroin- und Opioid-Abhängigkeiten und -überdosen sich auf andere Weise besser bekämpfen lassen als durch strikte Verbote und Freiheitsentzug. In den 1990er-Jahren experimentierte ein Psychiater in Liverpool, Dr. John Marks, mit einer Alter-

---

* Drogen wie 25I-NBOMe und 5-MeO-AMT, beides synthetische Halluzinogene.

** Ich erinnere daran, dass die Studenten am Wesylean, die beinahe gestorben wären, K2 bzw. AB-FUBINACA genommen hatten, ein synthetisches Cannabinoid, das um ein Vielfaches gefährlicher ist als das relativ harmlose MDMA, das sie zu nehmen glaubten.

nativmethode zur Behandlung von Suchtkranken. Statt sie wegzusperren oder zu versuchen, ihre Sucht zu heilen, konzentrierte er sich schlicht und ergreifend darauf, die Abhängigen gesund und am Leben zu erhalten und vor dem Gefängnis zu bewahren. Was er dadurch erreichte, dass er jedem Abhängigen die Droge seiner Wahl verschrieb, einschließlich Heroin.

Die US-Regierung reagierte mit einem empörten Aufschrei und verlangte von den zuständigen britischen Behörden, Marks' Projekt auf der Stelle die Zulassung zu entziehen. Doch er durfte, wenigstens für eine Weile, weitermachen. Die Ergebnisse waren bemerkenswert. Patienten in der Heroin-Versorgung, die den Suchtstoff von ihrem Hausarzt bekamen, erkrankten nicht wie andere in hohen Zahlen an HIV und AIDS, weil sie Nadeln nicht zu mehreren benutzen mussten. Es gab weniger Überdosierungen und Todesfälle, weil die Drogen, die sie bekamen, sauber und sorgfältig abgemessen waren. Auch begingen diese Patienten keine Straftaten. Das alles hatte man genau so erwarten können. Ohne den Druck, die Drogen auf der Straße beschaffen zu müssen, bestand keine Notwendigkeit zu Raub, Betrug oder Diebstahl. Die Abhängigen in Marks' Heroin-Versorgungsprogramm waren gesund, die meisten arbeiteten, und sie waren familiär gut eingebunden.

Was allerdings niemand erwartet hatte, war, dass die Suchtraten dort, wo eine Heroin-Versorgung angeboten wurde, sogar zurückgingen. Heroinabhängigen Heroin zur Verfügung zu stellen hat also nicht dazu geführt, dass sie mehr konsumiert hätten. Ganz im Gegenteil, es hat die Ausbreitung von Drogenkonsum und Drogenmissbrauch sogar verhindert. Warum? Am einfachsten stellt man sich das wohl als eine Waage vor. In der einen Waagschale liegt das Heroin. Ein Abhängiger ist besessen von einer Sache und nur dieser einen Sache: an den nächsten Schuss zu kommen. Er setzt alles daran, den nächsten Schuss zu bekommen, was ihn viel Zeit und Kraft kostet. Marks nahm einfach diese Verzweiflung und diesen Kraftaufwand aus der Gleichung heraus. Bei dem Programm bekamen die Abhängigen morgens ihren Stoff und verbrachten dann den Tag bei der Arbeit oder in der Familie. (Wissen Sie noch, Halsted, der Gründer des Johns Hopkins? Der Kokain- und Morphiumsüchtige, der die moderne Chirurgie erfunden hat?) Langsam, aber sicher füllte sich nun die andere Waagschale mit angenehmen, schönen und befriedigenden Erlebnissen im Job und in der Familie. Als die Waage schließlich kippte, als die Freude am normalen Leben den Kick durch die Droge überwog, war das für viele Süchtige der Anlass, einen Entzug zu machen. Jedes Jahr hörten fünf Prozent von Marks' Patienten einfach so auf, Drogen zu nehmen, und zwar ohne Hilfe von Methadon, ohne Entzugsklinik oder irgendeine andere Form von Intervention.

Wer weiß, was passiert wäre, hätte Marks sein Programm fortsetzen dürfen? Aber die USA führen, was die internationale Drogenpolitik angeht, ein scharfes Schwert. Sie setzten die britische Regierung derart unter Druck, dass Marks' Programm am Ende eingestellt wurde. Nach nicht einmal zwei Jahren waren fünfundzwanzig seiner Patienten tot, und alle anderen waren entweder wieder auf der Straße oder im Knast. Kollateralschäden des endlosen, aussichtslosen weltweiten Kriegs gegen Drogen.

Inspiriert von Marks' Erfolgen führten Schweizer Forscher eine Vergleichsstudie durch. Achthundert Freiwillige bekamen Heroin, einhundert wurden auf Methadon umgestellt und einhundert bekamen Morphium. Sie wurden über einen Zeitraum von drei Jahren beobachtet. Das Ergebnis bei den achthundert? Wie der Autor Mike Grey in *Drug Crazy: How We Got into This Mess and How We Can Get Out* schreibt: »Die Kriminalitätsrate unter den Abhängigen sank um 60 Prozent, die Hälfte der Arbeitslosen kam wieder in Arbeit, ein Drittel derer, die auf Sozialhilfe angewiesen waren, konnten ihren Lebensunterhalt wieder selbst verdienen, niemand war obdachlos, und der allgemeine Gesundheitszustand der Gruppe hatte sich dramatisch verbessert. Am Ende des Experiments waren dreiundachtzig Patienten von sich aus zu dem Entschluss gekommen, eine Heroinentwöhnung zu machen und clean zu werden.«

In den USA allein geben wir pro Jahr über zwanzig Milliarden Dollar für Entzugsmaßnahmen aus, einen Großteil davon nicht für wissenschaftlich fundierte Therapien, sondern für Programme, die sich wieder und wieder als wirkungslos erwiesen haben. Die Erfolgsquote bei den üblichen, auf vollkommene Abstinenz ausgerichteten Programmen liegt bei unter fünfundzwanzig Prozent. Es gibt Schätzungen, denen zufolge neunzig Prozent der Abhängigen, die einen Entzug machten, innerhalb des ersten Jahres rückfällig werden.* Medikamentenunterstützte Opioid-Entzugsprogramme, bei denen Ersatzstoffe wie Buprenorphin, Handelsname Subutex, und Suboxone, eine Zusammensetzung aus Buprenorphin und dem Opioid-Antagonisten Nalaxone, verschrieben werden, um die Symptome des Entzugs zu lindern, sind da erfolgreicher, aber auch sie unterliegen deutlichen Einschränkungen.

Wir können uns ein Kontrollsystem vorstellen, wie Marks es in Großbritannien angewendet hat, ein System, das in einem klinischen Rahmen die Verteilung von reinem, ungestrecktem Heroin und anderen Opioiden zulässt und den Süchtigen und anderen Konsumenten weitere Angebote macht. Ein solches System würde nicht nur die Gesundheit der Abhängigen schützen und den sozialen Frieden wahren, sondern sogar Menschen helfen, ihre Sucht zu überwinden.

Redet man über Opioide, sollte man nicht vergessen, was Dr. Hart dazu sagt. Die überwältigende Mehrheit der Konsumenten wird nicht abhängig, also wäre es »vergeudete Liebesmüh, ihnen eine Behandlung anzubieten«. Sowohl er als auch Franklin würden diese Drogen der Allgemeinheit zugänglich machen und gleichzeitig, wann immer nötig, eine Behandlung anbieten und dabei

* Interessanterweise zeigt eine Behandlung mit Ibogain, einem aus der afrikanischen Iboga-Pflanze gewonnenen Psychedelikum, das die Entzugssymptome lindert, deutlich vielversprechendere (wenn auch vorläufige) Ergebnisse bei der Behandlung von Suchterkrankungen als eine Drogenersatz- oder eine traditionelle, auf Abstinenz ausgelegte Therapie. Siehe Kenneth R. Alper, M.D. et. al.: »Treatment of Acute Opioid Withdrawal with Ibogaine«.

»mit Einheitsdosen die Sicherheit maximieren und die Toxizität minimieren«. Sie würden darüber hinaus für eine verständliche, ehrliche und gründliche Aufklärung über Risiken und Nutzen dieser und aller anderen Drogen sorgen.

Ein Legalisierungsprogramm für anregende Substanzen wie Kokain und Methamphetamin wäre noch anspruchsvoller als das für Opioide, denn Stimulanzien sind neben Alkohol die Drogen, die am ehesten mit sozialem Fehlverhalten in Verbindung gebracht werden.* Dr. Hart zufolge steht »Methamphetamin-Missbrauch mit vielen schädlichen medizinischen Langzeitfolgen in Zusammenhang, darunter Paranoia in der Erscheinungsform einer voll ausgeprägten Psychose«.** Gutwillig war bei dem Gedanken, bei Drogen mit solch potenziell negativer Wirkung einen rein marktorientierten Ansatz einzuführen, nicht wohl, wohingegen Franklin weniger Bedenken zu haben schien. Er verwies darauf, dass wir gegenwärtig durch die medizinische Nutzung einen Kontrollmechanismus für Stimulanzien haben, der zwar nicht fehlerfrei, aber immerhin akzeptabel funktioniert. Eines meiner Kinder hat ADHS und bekommt Adderall auf Rezept, ein Stimulans aus derselben Kategorie wie Methamphetamin. Franklin propagiert vergleichbare Modelle für Kokain, Amphetamin und Methamphetamin. Man geht in die Apotheke, zeigt den Ausweis

---

* Siehe beispielsweise *Breaking Bad*.

** Carl L. Hart et al.: »Is Cognitive Functioning Impaired in Methamphetamine Users? A Critical Review«.

zum Nachweis der Volljährigkeit und bekommt entsprechend seiner Körpergröße und Vorerfahrung eine Dosis der Droge.

»Methamphetamin würde also genauso behandelt wie Adderall?«, fragte ich. »Wäre das denn sinnvoll?«

Ja, das wäre es. Dr. Hart zufolge sind D-Amphetamin, der Hauptbestandteil von Adderall, und Methamphetamin chemisch quasi identisch.* Sie wirken im Gehirn auf dieselbe Weise. Genau wie Adderall verbessert Methamphetamin die Konzentrations- und Leistungsfähigkeit. Die Wirkung beider Drogen verstärkt sich durch Rauchen oder Schnupfen – die gängige Aufnahmeweise beim illegalen Konsum im Gegensatz zum sonst üblichen Schlucken von Tabletten. Meth ist, verglichen mit Adderall, nur aufgrund der Darreichungsform die problematischere Droge, und weil es ausschließlich illegal zu erwerben und deshalb oft verunreinigt ist. Nicht als Droge an sich. Patienten, die pharmazeutisches Methamphetamin in abgestimmter Dosierung verschrieben bekommen, gehen kein größeres Risiko ein als die, die vom Arzt Adderall auf Rezept bekommen. Daher, und trotz aller Bedenken, waren meine Experten sich in einem Punkt alle einig: dass es sinnvoll wäre, Methamphetamin zu behandeln wie Adderall und die anderen stimulierenden Substanzen dieser Kategorie.

Ich habe meine Experten auch gefragt, ob sie einen Anstieg des Gelegenheitskonsums von Drogen befürch-

---

* M.G. Kirkpatrick et al.: »Comparison of Intranasal Methamphetamine and *D*-amphetamine Self-Administration by Humans«.

ten, sollte das generelle Verbot kippen. Die meisten nahmen an, dass es, zumindest anfangs, einen leichten Anstieg geben könnte, dass sich die Zahlen dann aber etwa da einpendeln würden, wo sie heute liegen. Allerdings bedeute mehr Konsum nicht »zwangsläufig einen problematischen Konsum. Die Substanzen wären sicherer, die Menschen wären aufgeklärter, und daher wäre der Konsum insgesamt weniger problematisch. Wenn wir Drogen zu einem Gesundheitsthema machen würden statt zu einem der Strafverfolgung, gäbe es leichteren, schnelleren Zugang zu einer effektiven Behandlung. Was wir heute für Polizei, Gerichte und Gefängnisse verpulvern, könnten wir dann in die Gesundheitsversorgung investieren«. Weniger Panikmache, mehr Fürsorge.

Es war ein fesselndes Gedankenspiel, gemeinsam mit diesen Experten eine perfekte Welt zu entwerfen, aber ich verstehe auch die Frustration von Dr. Hart, der sagte: »Ich bin es leid, die Drogenpolitik ständig neu zu überdenken. Jetzt müssen endlich Taten folgen.« Erfreulicherweise wächst international der Druck auf die Vereinigten Staaten, sich vom vergeblichen Krieg gegen Drogen und den verheerenden Schäden, die er anrichtet, zu verabschieden. Im April 2016 veranstaltete die UN-Vollversammlung eine Sondersitzung zum Thema Drogen, in deren Vorfeld der frühere UN-Generalsekretär Kofi Annan eine Entkriminalisierung aller Drogen zum persönlichen Gebrauch, verbesserte Behandlungsmöglichkeiten für Drogenabhängige, die Umsetzung von Gefahrenminimierungsstrategien wie beispielsweise Nadelaustauschprogramme sowie eine Konzentration auf

Kontrolle und allgemeine Aufklärung statt Kriminalisierung forderte. In einem Gastkommentar für die *Huffington Post* schrieb Annan: »Es ist an der Zeit einzusehen, dass Drogen unendlich viel gefährlicher sind, wenn man sie allein den Kriminellen überlässt, denen nichts an Gesundheit und Sicherheit liegt. Gesetzliche Kontrolle schützt Gesundheit.«*

Wirklich bemerkenswert, wenn man bedenkt, dass der Slogan der letzten UN-Vollversammlung zum Thema Drogen 1998 noch lautete: »Eine drogenfreie Welt – Wir schaffen das!« Es hat beinahe zwanzig Jahre gedauert, aber am Ende sind doch wenigstens einige aus der internationalen Gemeinschaft zu der Erkenntnis gelangt, dass es eine drogenfreie Welt nicht geben wird. Wonach wir vielmehr streben sollten, ist eine Welt, die frei ist von einem Drogenmarkt, den mörderische kriminelle Syndikate beherrschen; der mit sich bringt, dass Hunderttausende ermordet werden und weitere Hunderttausende an Drogenschäden und Überdosen sterben, dass Millionen Menschen inhaftiert werden und niemand legalen Zugang zu Drogen hat, die die Lebensqualität merklich verbessern könnten.

Über zwanzig Jahre lang habe ich mich mit Themen der Drogenpolitik befasst. Als ich in den 1990er-Jahren anfing, eine Entkriminalisierung zu propagieren, als Hillary Clinton und andere über »gewaltberauschte Drogenbarone« schwadronierten und immer härtere, drakonischere Strafen forderten, hielten die Leute mich

* Kofi Annan, »Why It's Time to Legalize Drugs«.

bestenfalls für eine naive Tagträumerin und schlimmstenfalls für eine gemeingefährliche Drogenbefürworterin. Und nun propagieren die Vereinten Nationen radikale Rationalität. Es liegt absolut im Bereich des Möglichen, dass wir eines Tages erleben, wie Drogen entkriminalisiert werden, sodass alle, die sie brauchen, eine Behandlung bekommen und Drogen wie Psilocybin und MDMA unter bestimmten, eingeschränkten Bedingungen ärztlich verschrieben werden können. Was die besorgte Brunch-Mom wohl dazu sagen würde? Ob wir uns dann darüber unterhalten würden, in welchem Alter unsere Kinder ihren ersten Joint rauchen dürfen und ob das vor oder nach ihrer ersten Solo-Straßenüberquerung sein wird?

28. Tag

Mikrodosis-Tag

Körperliche Empfindungen: Ungefähr drei Stunden nach Einnahme der Dosis etwas schwindelig.

Stimmung: Hibbelig.

Konflikte: Meinungsverschiedenheit mit meinem Mann.

Schlaf: Besser als die meisten Nächte nach einer Mikrodosis.

Arbeit: Produktiver Arbeitstag.

Schmerzen: Gering.

Alles begann damit, dass ich von draußen eine passiv-aggressive Salve durch die geschlossene Badezimmertür abfeuerte. Die Schulter tue mir weh, sagte ich, und das komme nur davon, dass ich im Liegen auf der unbequemen Couch geschrieben hätte.

»Einigen wir uns doch darauf, dass wir uns vor dem nächsten Sofakauf absprechen«, zickte ich. Als kauften wir alle naselang neue Sofas. Als würden wir in den nächsten zehn Jahren ein neues Sofa kaufen.

Nach kurzem Schweigen antwortete mein Mann: »Das

Problem ist nicht die Couch oder mein Stuhl oder das Achtspur-Tonbandgerät. Das Problem ist, dass du eigentlich ein eigenes Arbeitszimmer willst.« Und schon drehen wir uns wieder im Kreis. Jemand sollte über uns ein Theaterstück schreiben mit dem Titel: *Wer hat Angst zuzugeben, dass Virginia Woolf recht hatte?*

»Will ich nicht. Ich kann bloß so nicht arbeiten.«

»Genau. Du kannst so nicht arbeiten. Du willst einen eigenen Raum. Aber du denkst, den hast du nicht verdient.«

Das hat er schon öfter gesagt, erst vor ein, zwei Wochen wieder, und jedes Mal erwidere ich, er wolle mich doch bloß loswerden, damit er das Studio wieder für sich allein habe. Dann zanken wir darüber, wer hier wen loswerden will, und dann versöhnen wir uns wieder und einigen uns darauf, das Arbeitszimmer kollegial zu teilen. Aber diesmal fiel mir das Mal davor ein, als ich schmollend die paar Sachen zusammengepackt hatte, die überhaupt von mir in seinem Studio waren: die Fotos der Kinder, meine Bücher, mein kleiner Laptophalter. Und nachdem ich den Karton im Lagerschuppen verstaut hatte, war es auf der ungemütlichen Couch plötzlich sehr gemütlich gewesen. Ich hatte mich befreit gefühlt, erleichtert, genau wie wenn ich mich zum Schreiben in ein Café setze. In ein Café; einen Raum, der sich nicht anfühlt, als gehörte er mir, weil er mir nicht gehört. Erst als ich das Studio im Kopf wieder meinem Mann überlassen und mich selbst nur als Gast darin gesehen hatte – als den ich mich schon immer betrachtet hatte –, fühlte ich mich dort endlich wohl.

Ich erinnerte mich an dieses Gefühl, und endlich konnte ich zugeben, dass er recht hatte. Ich wollte kein Eckchen in seinem Arbeitszimmer. Ich wollte nicht mal die exakt ausgemessene Hälfte davon. Ich wollte meinen eigenen Raum. Aber eine Stimme in meinem Kopf flüsterte mir ein, dass ich den nicht verdient hatte.

Das liegt einerseits am Geld. Um es mit Virginia Woolf zu sagen: »Geld verleiht Dingen Würde, die unbezahlt als frivol gelten.« Ich bin für meine Schreiberei zwar immer recht gut bezahlt worden, verdiene damit aber nur einen Bruchteil dessen, was mein Mann bekommt. Nicht die sprichwörtlichen 79 Cent, die man als Frau verdient, wo ein Mann einen Dollar bekommt. Noch weniger. Von Anfang an hat das an mir genagt. Als die Kinder noch klein waren, war ich eine Zeitlang geradezu besessen von dem Gehalt, das wir der Nanny zahlten, die wir nach der Geburt unseres dritten Kindes eingestellt hatten. Am Ende des Jahres rechnete ich alles gegeneinander auf. Hatte ich mehr verdient, als die Nanny uns kostete, war ich erleichtert. Hatte ich weniger verdient, war ich am Boden zerstört. Wie wollte ich eine frivole Karriere als Schriftstellerin rechtfertigen, wenn ich nicht einmal das Kindermädchen bezahlen konnte, das wir nur eingestellt hatten, um mir diese frivole Karriere zu ermöglichen?

Selbst damals war mir bewusst, wie irrational ich mich aufführte. Die Nanny beschäftigten wir nicht, damit *ich* arbeiten konnte, sondern damit *wir beide* arbeiten konnten. Mein Mann war für die Kinder nicht weniger verantwortlich als ich. Ja, er hat sich sogar meistens mehr gekümmert als ich! Er ist ein Feminist durch und durch, und nie hat er auch nur ansatzweise Anstalten gemacht, die Verantwortung für die Kindererziehung auf mich abzuwälzen. In seinen Augen waren wir beide immer gleich verantwortlich. Warum also rechnete ich die Ausgaben für die Nanny gegen meine Honorare auf? Warum berücksichtigte ich in dieser Rechnung nicht auch seinen Verdienst?

In den vergangenen fünf Jahren habe ich ziemlich gut verdient. Nicht so viel wie mein Mann, aber genug, um, wenn das nötig würde, meiner Familie einen bequemen Mittelschicht-Lebensstandard bieten zu können. Lag es daran, dass ich jetzt genug Geld verdiente; habe ich mich darum endlich frei gefühlt, um mich nicht zwischen seine Sammlung obsoleten Audio-Equipments und eine unbequeme Couch quetschen zu müssen? War es wirklich so simpel?

Wie die meisten feministisch angehauchten jungen Frauen las ich *A Room Of One's Own* damals in meinem ersten Frauenstudien-Seminar. »Eine Frau muss Geld und ein eigenes Zimmer haben, um schreiben zu können.« Woolf war dabei sehr präzise. Wolle eine Frau sich als Schriftstellerin versuchen, benötige sie mindestens fünfhundert Pfund im Jahr. Etlichen Webseiten zufolge, denen ich aus unerfindlichen Gründen Glauben zu schenken beschlossen hatte, entsprächen fünfhundert Pfund 1929 heute 32 528,34 Euro. Das schaffe ich locker.

Das Geld hätte ich also schon mal. Fehlt nur noch ein eigenes Zimmer.

Mein Mann kam aus dem Badezimmer, trocknete sich die Hände ab und wandte sich, gewappnet und gegürtet für die Schlacht, die zu schlagen er erwartete, mir zu.

Ich fing ihn am Gebirgspass ab. »Du hattest recht. Immer schon. Ich möchte ein eigenes Zimmer.«

»Na endlich!«

»Ich möchte ein eigenes Arbeitszimmer.«

»Genau.«

»Ich streite mich schon seit Monaten mit dir …«

»… Jahren.« Okay, langsam berauschte er sich an meiner unerwarteten Kapitulation. Aber das hatte er sich wohl verdient.

»Ich streite mich seit Jahren mit dir, weil ich mich einfach nicht dazu durchringen konnte, mir einen eigenen Arbeitsraum zuzugestehen.« Endlich können wir diesen dämlichen Streit ein für alle Mal begraben. Wir kennen die Antwort beide.

Mein Mann breitete die Arme aus, und ich sank hinein. Dann wurde mein Gesicht lang.

»Es gibt nur ein Problem«, murmelte ich. »Büroräume sind einfach viel zu teuer. Und hier ist nirgendwo Platz für mich zum Arbeiten.«

»Und was ist mit Dr. Schaeffers ehemaligem Sprechzimmer?«, schlug mein Mann vor. »Könntest du das nicht nutzen?«

»Das ist düster und dunkel«, grummelte ich. »Wie eine Vampirgruft.«

»Dann streich es doch«, meinte mein Mann. »Streich es schneeweiß.«

»Aber die schöne alte Holzvertäfelung!«, jammerte ich. Und erinnerte ihn daran, was mit dem Gamble House passiert war, diesem Meisterwerk der *Arts&Crafts*-Architektur, entworfen und gebaut von Charles und Henry

Green. Der Sohn von David und Mary Gamble, in deren Auftrag das Haus errichtet worden war, bot es zum Verkauf an, überlegte es sich aber anders und machte prompt einen Rückzieher, als er hörte, wie ein Kaufinteressent abschätzig auf die deckenhohe Teak- und Mahagoni-Täfelung wies und irgendetwas sagte wie: »Als Allererstes streichen wir das ganze dunkle Holz weiß.«

»Ja, aber das hier ist nicht das Gamble House«, hielt mein Mann dagegen. Zugegeben, die Täfelung in unserem Haus ist zwar sehr hübsch, aber sie ist aus Tanne, nicht aus Mahagoni. Außerdem haben wir sie im ganzen Haus im Originalzustand belassen. »Es geht nur um ein Zimmer. Und wir haben doch sowieso nicht vor, das Haus jemals zu verkaufen. Sollen die Kinder sich mit dem Wiederverkauf herumschlagen.«

Doch ich hatte noch einen Einwand. »Das Zimmer steht aber nicht leer. Unsere Assistentin nutzt es. Wo soll sie denn hin?«

Wer das Zimmer wohl mehr brauche, gab er zu bedenken, die Assistentin oder die Person, die der Assistentin mit ihrer Arbeit überhaupt erst etwas zu tun gebe?

Na ja, so gesehen lag die Antwort wohl auf der Hand.

»Sie«, sagte ich.

Das Gefühl der Unzulänglichkeit, das Gefühl, es nicht verdient zu haben, war des Pudels wahrer Kern, nicht das Geld. Die anhaltende Wurzellosigkeit, das Mich-Herumdrücken in irgendwelchen Ecken, in Cafés, am Küchentisch war nur eine Manifestation meiner Unsicherheit. Nicht bezüglich des Verdienstgefälles zwischen meinem Mann und mir, sondern bezüglich des inhärenten Werts meiner Arbeit. Ich glaube, kein eigenes Zimmer verdient zu haben, weil ich, ganz gleich, wie gut ich auch verdiene, meine Arbeit für wertlos halte.

Hier einige Dinge, die ich schon über meine eigene Arbeit gesagt habe:

- »Man sollte sie mit so viel Aufmerksamkeit lesen, wie man beim Stillen eben aufbringen kann.« (Über meine Krimireihe.)
- »Das ist eine bessere Schmonzette.« (Über *Dem Himmel so fern.*)
- »Mehr eine Streitschrift als ein Roman.« (Über *Daughters Keeper.*)
- »Ich bin keine Künstlerin, ich bin eher Handwerkerin.«

Vermutlich hat das viel damit zu tun, wie ich angefangen habe: als Autorin einer Serie konventioneller Krimis, wie man sie auf dem Drehständer am Bahnhofskiosk findet. Als diese Bücher veröffentlicht wurden, krähte ich lauthals, ich hätte keinerlei literarische Ambitionen. Und glaubte das tatsächlich selbst. Heute weiß ich es besser. Ich war bloß feige. Und nahm vorweg, was ich von anderen an Kritik zu hören befürchtete. Würde ich es wagen, kreative Ambitionen zu hegen, so dachte ich, liefe ich Gefahr, an ihnen gemessen zu werden und zu scheitern.

Obwohl ich stolz bin auf meine Bücher, flüstert eine kleine gemeine Stimme in meinem Kopf mir ein, dass ich nichts wert bin. Selbst während ich das fertige Produkt in Händen halte, selbst während ich mich in die Brust werfe, wispert das Stimmchen: »Das Buch taugt nichts«, oder: »Ist ganz okay, aber so was kriegst du kein zweites Mal hin.« Und wenn ich mich an die Arbeit setze, und zwar jedes einzelne Mal, raunt diese verflixte Stimme mir ins Ohr. – Wie kann ich denn erwarten, als Schriftstellerin ernst genommen zu werden, wenn ich selbst so verächtlich auf mich herabsehe?

Während ich dies schreibe, geht mir auf, dass die hässliche Stimme im Lauf des vergangenen Monats leiser geworden ist. Es gab Tage, da habe ich sie gar nicht gehört. Das kann nur an den Mikrodosen liegen (oder der Mutter aller Placeboeffekte), daran, dass mein inneres, von Selbsthass getriebenes Unsicherheitsmonster lange genug abgelenkt war, um mir den, wie sich gezeigt hat, produktivsten Monat meines gesamten Schriftstellerlebens zu bescheren.

Am Mittwoch kommen die Anstreicher mit Eimern voll weißer Farbe. Ich weiß, dass viele das, was ich mit der Täfelung vorhabe, als Sakrileg betrachten, aber wenn Dr. Schaeffers Sprechzimmer wirklich mein eigen werden soll, möchte ich es strahlend sauber und rein haben, antiseptisch und neu. Mein Zimmer. Ganz allein meins.

29. Tag

Übergangstag

Körperliche Empfindungen: Keine.

Stimmung: Etwas bedrückt, aber das verging, sobald ich anfing zu arbeiten.

Konflikte: Keine.

Schlaf: Gut geschlafen.

Arbeit: Produktiv.

Schmerzen: Der erste Tag seit langem, an dem ich wirklich Schmerzen hatte.

Wieso sind die Schmerzen wieder da? Warum? Gestern war so ein guter Tag, mit tiefgreifenden Erkenntnissen und weitgreifenden Entscheidungen. Umso schlimmer, jetzt wieder den Schmerzen ausgeliefert zu sein. Wobei, wenn ich mich hinsetze und den Schmerz in der Schulter genau analysiere, glaube ich (vielleicht mache ich mir auch bloß was vor), dass er sich verändert hat. Nicht nur in der Heftigkeit, obwohl er auch schwächer geworden ist. Er scheint nicht so … permanent … da zu sein. Oder bin ich, nachdem mir ein paar schmerzfreie Tage vergönnt waren, einfach nur optimistischer, dass es irgendwann ganz vorbeigeht?

Optimismus ist ein mir unbekannter Gemütszustand. Ich bin von Natur aus pessimistisch und kann mir unter beinahe allen Umständen den denkbar schlechtesten Ausgang einer Sache in schillernden Farben ausmalen. Selbst wenn das Glas voll ist, weiß ich nur zu gut, dass es umgeworfen und ausgeschüttet werden kann, mit einiger Wahrscheinlichkeit mitten über den Laptop. Diesen Cocktail aus Miesmacherei und Misanthropie, versetzt mit einer berauschenden Mischung aus Arroganz und Selbsthass, habe ich von meinem Vater eingeflößt bekommen, ohne zu merken, wie unglücklich er mich macht; ohne zu begreifen, dass ich mich, wo man eine beliebige Sache grundsätzlich aus zehn oder mehr Perspektiven betrachten kann, unwillkürlich immer für die denkbar schlimmste entscheide. Erst als ich meinen Mann kennenlernte, ging mir überhaupt auf, dass der unerschütterliche Glaube, die ganze verfluchte Erde sei von verdammten Vollpfosten bevölkert, nicht zwangsläufig eine logische Begleiterscheinung von Intelligenz sein muss.

Morgen für Morgen staune ich aufs Neue darüber, wie mein Mann aufwacht: in der unbeirrbaren Überzeugung, dass der bevorstehende Tag eine Abfolge von Freuden und Vergnügungen für ihn bereithält, als hätte er ein Goldenes Ticket für den Besuch von Charlies Schokoladenfabrik in der Tasche. Leider hat nur eins unserer Kinder diesen schier unendlich scheinenden Optimismus geerbt. Als sie noch kleiner war, verkündete sie morgens im Brustton der Überzeugung: »Heute ist der beste Tag meines Lebens!« Bestimmt wäre sie sauer gewesen, hätte sie die Blicke gesehen, die wir anderen einander ob ihres unverwüstlichen Optimismus entnervt zuwarfen, aber sie ist eigentlich nie sauer. Die Süße. Möge ihr das sonnige Gemüt erhalten bleiben. Die anderen Kinder und ich dagegen sind, bis man uns das Gegenteil beweist, der festen Überzeugung, dass wir uns mit demselben blöden Mist werden herumschlagen müssen wie jeden Tag.

Und auf einmal sitze ich da und bin voller Hoffnung und Optimismus. Haben die Mikrodosen LSD meinem replastizierten Hirn Möglichkeiten eröffnet, sich aus dem gewohnten Nebel der Negativität herauszuwinden?

Was wäre wohl passiert, wenn mein Vater zehn oder zwanzig Jahre später geboren worden wäre? Was, wenn Psychedelika gerade in die Kultur eingesickert wären, als er jung war? Immerhin war er ein rebellischer Kopf. Er verabscheute den Kapitalismus, hasste das althergebrachte Männerbild. Wäre er in den 1960er-Jahren jung gewesen statt in den 1940ern, vielleicht hätte er sich ideologisch dann dem frei flottierenden Westküstensozialismus angeschlossen, der damals hier in Berkeley florierte, und nicht dem Zionismus israelischer Kibbuze.

Was, wenn mein Vater LSD genommen hätte?

Ich bin nicht naiv. Ich glaube nicht, dass eine einzige Acid-Dosis seine bipolare Störung geheilt, seine finstere Weltsicht aufgehellt, die Ehe meiner Eltern glücklich gemacht hätte. Aber es ist nicht unmöglich, sich vorzustellen, dass das Leben meines Vaters ein wenig anders verlaufen wäre. Ich habe einen Freund, etwa im Alter meines Vaters, einen ungarischen Migranten, den ich hier Laszlo nenne. Während des Holocausts wurde Laszlo, damals noch ein Kind, von einem nicht-jüdischen Freund der Familie gerettet; der Mann schmuggelte ihn aus dem Dorf, in dem er bei seinen Großeltern wohnte, heraus und brachte ihn zu seiner Mutter nach Budapest. Alle anderen aus Laszlos weitläufiger Familie, die in dem Ort lebten, wurden nach Auschwitz deportiert und ermordet. In Budapest wurden Laszlo, seine Mutter und seine Schwester ein zweites Mal gerettet, diesmal von Giorgio Perlasca, einem ehemaligen italienischen Faschisten, der, indem er sich als spanischer Generalkonsul für Ungarn ausgab, Dokumente, eine sichere Unterkunft und sogar Lebensmittel für über fünftausend Juden organisierte. Laszlos Vater, der zu Beginn des Kriegs als Zwangsarbeiter rekrutiert worden war, kehrte nie zurück.

Als Student in Budapest war Laszlo 1956 an der gescheiterten Revolution beteiligt und musste, als das sowjetische Militär einmarschierte, Hals über Kopf fliehen. Ihm gelang die Flucht über Österreich in die USA, wo er, wie so viele seiner Landsleute, rasch Fuß fasste und sehr erfolgreich wurde. Als Ingenieur in der frühen Anfangszeit ins Silicon Valley gekommen, ist Laszlo heute Risikokapitalgeber und Philanthrop mit einer eigenen Stiftung, die sich zunächst für Menschenrechte, Bildung und Gesundheit einsetzte und sich inzwischen auf psychische Probleme bei Jugendlichen und jungen Erwachsenen konzentriert. Laszlo war zweimal verheiratet und ist zweimal geschieden, genau wie mein Vater, und er hat zwei Töchter. Aber obwohl er so viel im Leben erreicht hat, war er immer unglücklich. Einmal hat er mir erzählt, seine Töchter hätten ihn, als sie noch klein waren, immer gefragt: »Dad, warum lächelst du nie? Wieso freust du dich nicht?«

Ich habe Laszlo durch einen gemeinsamen Freund kennengelernt, als ich für einen Roman recherchierte, der in Ungarn spielen sollte. Laszlo war eine unschätzbare, nie versiegende, sprudelnde Quelle an Informationen und ein bezaubernder Mensch, dessen Traurigkeit beinahe mit Händen zu greifen war. Aber als ich ihn kürzlich wiedersah, wirkte er wie verwandelt.

Bei Dim Sum in unserem gemeinsamen Lieblingsrestaurant erzählte Laszlo mir eine bemerkenswerte Geschichte. Genau wie mein Vater hatte er die Zeit der wilden Drogenexperimente verpasst. In den Sechzigern hatte er sich voll und ganz auf Schule und Studium konzentriert und sich bemüht, Geld zu verdienen, um erst Mutter und Schwester und dann Frau und Kinder zu versorgen. Gras rauchen oder Acid schlucken – für so was hatte er keine Zeit.

Neulich hat ihm dann ein Freund, der wusste, dass Laszlo mit Depressionen zu kämpfen hatte, vorgeschlagen, es mit der halluzinogenen Droge Ayahuasca zu versuchen, die von den Ureinwohnern des Amazonasgebiets häufig gebraucht wird. Laszlo wies das weit von sich. Zu verrückt erschien ihm diese Vorstellung. Aber er litt Höllenqualen und war verzweifelt, ähnlich wie ich vor Beginn meines Experiments. Schließlich willigte er doch ein, seinen Freund, der Arzt ist und Experte für Kindheitstraumata und deren Auswirkungen auf die geistige und körperliche Gesundheit, zu begleiten. Gemeinsam stiegen sie in eine Maschine und flogen an einen Ort, an dem sie legal und unter Anleitung eines »Schamanen« Ayahuasca nehmen konnten. Wenn Laszlo überhaupt irgendein Ergebnis erwartet hatte, dann eine Nacht mit üblen Bauchkrämpfen und das Bild kaleidoskopischer Formen und Farben vor Augen. Stattdessen sah er seinen Vater.

Während das seltsame Gebräu aus der Banisteriopsis caapi-Liane seine Wirkung entfaltete, hörte Laszlo die Stimme seines Vaters. Vier Jahre war er alt gewesen, als sein Vater für immer verschwand, und Laszlo hatte einfach nicht verstehen können, warum er sich nicht von ihm verabschiedet hatte. Mit kindlicher Naivität hatte er sich vorgestellt, er sei schuld daran, dass sein Vater ohne eine letzte Umarmung gegangen war. Jetzt sagt ihm sein Vater, die Antwort sei ganz einfach: Nie habe er gedacht, dass er womöglich nicht wiederkäme. Er sei davon ausgegangen, abends wieder bei seiner Familie zu sein, und habe seinen kleinen Sohn nicht unnötig wecken wollen.

Laszlo fragte: »Hast du mich lieb gehabt?«

Daraufhin starrte er auf einen Leichenberg. Männer in Häftlingskleidung, alle tot, steifgefroren in Reih und Glied nebeneinander. Sein Vater wies auf ein Skelett, die einzige Leiche, die nicht schneebedeckt war. »Das ist mein Körper«, erklärte er. »Mit meinem letzten Atemzug habe ich dich gesegnet und geschworen, dich dein Leben lang zu behüten.«

Und auf einmal waren alle Traurigkeit und Sehnsucht,

die Laszlo sein Leben lang gequält hatten, wie weggeblasen, verpufft wie warmer Atem in eiskalter Luft. Er verstand nicht nur, warum er die Nazis und die Russen überlebt hatte, sondern auch, warum er es im Leben so unglaublich weit gebracht hatte. Sein Vater hatte ihn nicht verlassen; nein, er hatte ihn immer beschützt und beschirmt.

Dieses zutiefst spirituelle Erlebnis ist umso ergreifender, als Laszlo, genau wie ich, kein religiöser Mensch ist. Und doch ist er fest davon überzeugt, dass das, was er unter der Wirkung des Ayahuasca erlebt hat, eine echte spirituelle Erfahrung war. Er glaubt, dass die Droge für ihn die Pforten der Wahrnehmung weit aufgerissen und ihm einen Blick auf das ermöglicht hat, was dahinterliegt. Er glaubt, dass er sich das Zusammentreffen mit seinem Vater nicht eingebildet hat, sondern dass sie tatsächlich Seite an Seite dagestanden haben, irgendwo, irgendwann, in der Vergangenheit oder in einer anderen Dimension. Stimmt das? Oder hat die Droge Laszlo geholfen, das zu erleben, was er brauchte, um Heilung erfahren zu können?

Wie so viele Forscher und Philosophen, mit denen ich gesprochen habe, sagten: »Wo ist der Unterschied?« Diese Erfahrung hat Laszlo grundlegend verändert. Er ist glücklicher, fröhlicher, freier, zufriedener und liebevoller. Sein Verhältnis zu seinen Kindern ist besser denn je zuvor. Der Schmerz, der sein ganzes Leben bestimmt hatte, ist fort.

Ich weiß nicht, wo der Schmerz herkommt, der meinen Vater quält, aber ich wünschte, er würde verschwinden, so wie bei Laszlo auch. Nur würde mein Vater bestimmt nicht nach Peru pilgern und in einer Schamanenhütte in einen Eimer kotzen. Er würde nicht mal mit LSD-Mikrodosen experimentieren. So ist er einfach nicht.

Es ist ein oft bemühter Gemeinplatz, dass wir Menschen nicht ändern können; nicht einmal die, die wir lieben. Man findet den Gedanken als sinnigen Spruch auf tausenden Kaffeetassen und inspirierenden Facebook-Fotos. Genauso wenig, wie ich meinen Vater zwingen kann, ein Tröpfchen Acid zu nehmen, kann ich ihn zwingen, sich mir anzuvertrauen. Ich kann nicht in die Tiefen seiner Seele vordringen, indem ich mir die Aufzeichnungen seiner Psychotherapie-Sitzungen anhöre oder ihn mit Fragen löchere. Ich kann nicht von ihm verlangen, dass er mir seine Liebe auf eine Art und Weise zeigt, die ich verstehen und annehmen kann. Der Drang, das zu tun, ist verständlich, aber es wäre ihm gegenüber nicht fair.

In der Beziehung zu meinem Vater will ich immer mehr. Immer fehlt etwas. Aber die Sehnsucht nach dem Ideal steht dem im Weg, was wirklich ist. Ich habe es meinem Vater verübelt, dass er nicht so liebevoll war wie Shimon, nicht so einfühlsam wie Fadiman, nicht wie Laszlo bereit, um der Selbsterkenntnis willen ein Risiko einzugehen. Aber wozu all die Ablehnung? Was hat sie mir gebracht? Ganz bestimmt hat sie weder meinen Vater noch mich glücklicher oder auch nur zufriedener gemacht. Es gibt eine für beide Seiten befriedigende Beziehung zwischen meinem Vater und mir, nur sieht sie nicht so aus, wie ich sie mir immer gewünscht habe. Irgendwelche dringenden Fragen zum Gulag? Immer schon mal wissen wollen, wie viele Soldaten in der Schlacht von Shiloh gefallen sind? Sagen Sie es mir, ich frage meinen Dad.

30. Tag

Normaler Tag

Körperliche Empfindungen: Keine.

Stimmung: Etwas wehmütig.

Konflikte: Keine.

Schlaf: Mitten in der Nacht aufgewacht. Lange gebraucht, um wieder einzuschlafen.

Arbeit: Produktiv.

Schmerzen: Scheinen sich nun wirklich zu lösen.

Heute habe ich zehn Beobachtungszyklen abgeschlossen, und das Experiment ist vorbei. Das Protokoll verlangt, dass ich einen kurzen Erfahrungsbericht verfasse, der gern auch »Erkenntnisse, Ratschläge, Bedenken, Vorschläge oder Warnungen« enthalten kann. Kinderspiel. Nicht bei Fremden kaufen, wenn du glaubst, sie könnten Freunde und Helfer sein.

Zu Beginn des Experiments war ich sehr nervös und aufgeregt. Am ersten Tag spürte ich fast so etwas wie Euphorie. Keine zwei Stunden nachdem ich die erste Dosis eingenommen hatte, glaubte ich, meine Sinneswahrnehmung sei unmerklich feiner als sonst. Bei einem kleinen Spaziergang, um mir etwas zum Mittagessen zu holen, fiel mir auf, wie schön unser Viertel eigentlich ist: Bäume und Blumen, der Jasminduft. Nach dem Essen war mir etwas übel.

Die einzigen Tage, an denen ich tatsächlich ungewöhnliche körperliche oder mentale Phänomene beobachten konnte, waren die Mikrodosis-Tage. Diese erhöhte Empfindsamkeit einer geschärften Sinneswahrnehmung habe ich zwar nie wieder erlebt, aber hin und wieder glaubte ich, meiner Umgebung deutlicher gewahr zu sein. Außerdem hatte ich einmal den Eindruck, mein Gehör sei feiner, denn ich hörte meine Finger auf der Tastatur. Diese Gefühle vergingen rasch wieder, meist innerhalb von anderthalb bis zwei Stunden nach Einnahme der Mikrodosis. Im Laufe des Monats wurde mir an den Mikrodosis-Tagen gelegentlich ein wenig schlecht oder schwindelig. Darüber hinaus hatte ich den Eindruck, lebendiger zu sein. Einmal, am siebten Tag, erlebte ich mich als fast hypomanisch. Die Worte stürzten förmlich aus mir heraus.* An Übergangstagen oder normalen Tagen habe ich solche Symptome nie gehabt.

Da ich das Experiment ausdrücklich zu dem Zweck begonnen hatte, meine schwankenden Stimmungen besser beherrschen zu können, lag mein Hauptaugenmerk auf diesem Aspekt. An einigen Mikrodosis-Tagen erlebte ich ein Wohlgefühl und eine Freude, die beinahe,

---

* Das war der Tag, an dem ich gänzlich unüberlegt meiner Physiotherapeutin von dem Experiment erzählte.

aber doch nicht ganz, an Euphorie grenzten. Im Laufe des Monats habe ich allerdings festgestellt, dass ich an Mikrodosis-Tagen zwar häufiger Augenblicke großer Freude erlebte, aber auch eher zu einer erhöhten Reizbarkeit neigte. Manchmal war ich hibbelig und nervös. An Übergangstagen dagegen ging es mir meistens ganz prächtig, ich war optimistisch und umgänglich. Ich war, im Großen und Ganzen, mein bestmögliches Ich.

Mein Schlaf war von dem Programm am meisten betroffen. An Mikrodosis-Tagen fiel mir das Einschlafen schwerer als sonst. Ich blieb lange auf und war am nächsten Morgen früher wach. Oft war mein Schlafrhythmus bis zum normalen Tag gestört.

Einmal hatte ich an einem Mikrodosis-Tag einen schlimmen Streit mit meinem Mann und einmal eine unschöne Twitter-Diskussion, auch an einem Mikrodosis-Tag. Diese Auseinandersetzungen waren unerfreulich und unerquicklich, aber ich habe zwischen ihnen und den Konflikten vor Beginn des Experiments kleine, feine Unterschiede erkennen können. Wenn ich mich sonst mit meinem Mann streite oder mich online zum Gespött mache, schäme ich mich anschließend in Grund und Boden. Scham und Schuldgefühle sind so bedrückend, dass ich sie kaum ertrage, und oft lösen sie eine Depression aus. Mit der Therapeutin, bei der ich ein paar Monate vor Beginn des Programms meine erste Sitzung hatte, arbeite ich aktuell an diesem Problem. In den vergangenen Wochen habe ich das Werkzeug, das sie mir an die Hand gegeben hat, erfolgreich einsetzen können, um sowohl produktiver zu streiten, als auch weniger Schuld und Scham zu empfinden. Ich war, nachdem die Konflikte aufgelöst worden waren, gnädiger mit mir selbst, und ich glaube, ich habe auch anders gestritten, weshalb ich mich nachher weniger schämen musste.

Die Therapie hat mir diese neue Herangehensweise ermöglicht, aber ich habe schon mehr als eine Therapie hinter mir. Viele verschiedene Therapeuten haben mir erklärt, wie zerstörerisch und kontraproduktiv meine ständigen Selbstvorwürfe sind. Selbstverständlich kann es purer Zufall sein, dass diese Botschaft just in diesem Monat endlich bei mir angekommen ist und nicht vorher. Aber ich neige dazu, meine erhöhte Empfänglichkeit dem Effekt des Experiments zuzuschreiben.

Was Ernährung und Bewegung angeht, hat sich in diesem Monat nicht viel verändert. An Mikrodosis-Tagen war mein Hungergefühl weniger ausgeprägt, aber ich habe selten wirklich darauf geachtet, was ich esse. Oder vielmehr, ich habe darauf geachtet wie sonst auch, habe aber nicht mehr Augenmerk darauf gelegt als üblich. Microdosing ist, zumindest für mich, keine neue Abnehmmethode.

Die Schmerzen in meiner versteiften Schulter haben merklich nachgelassen. Ich wache nicht mehr mitten in der Nacht vor Schmerzen auf. Allerdings weiß ich nicht, ob man das in einen Zusammenhang mit dem Microdosing bringen kann. Bei den meisten Betroffenen lassen die Symptome früher oder später nach, und bei mir ist es inzwischen achtzehn Monate her, dass meine Schulter eingefroren ist. Es könnte also reiner Zufall sein, dass sie ausgerechnet jetzt wieder »auftaut«.

Die größten Veränderungen habe ich in Bezug auf die Arbeit bemerkt. Ich weiß nicht, ob das an dem Programm selbst liegt oder daran, dass ich das Programm zum Anlass genommen habe, mich zu zwingen, jeden Tag ein paar Worte zu Papier zu bringen. In den dreißig Tagen habe ich mir nur einen einzigen Tag freigenommen. Für mich ziemlich ungewöhnlich. Sonst arbeite ich nur wochentags, und selbst dann erfinde ich oft genug fadenscheinige Ausreden, statt mich diszipliniert hinzusetzen und wenigstens ein bisschen was zu tippen. Und meine Ausflüchte sind nicht mal besonders originell. Ich bin unglaublich gut im Prokrastinieren, weil ich meistens nicht viel Zeit darauf verschwende, mich zu fragen, warum ich mich vor der Arbeit drücke. Ich tue es einfach. In den vergangenen dreißig Tagen aber habe ich nie weniger als zwei Seiten pro Tag geschrieben, manchmal sogar zehn. Ein- oder zweimal in meinem Leben habe ich in einem einzigen Monat so viel geschafft, aber nie so spielend und mit so viel Freude. Vielleicht habe ich mich in einen dieser Ayelet-Roboter verwandelt, die ich mir in der Therapiesitzung vorstellen sollte.

Ich habe mich auf dieses Experiment eingelassen, weil meine unberechenbare Launenhaftigkeit nicht nur mich selbst unglücklich gemacht, sondern auch die Menschen um mich herum in Mitleidenschaft gezogen hat. Familien sind wehrlose Geiseln der Stimmungslage ihrer einzelnen Mitglieder. Das war schon in meiner Ursprungsfamilie so. Waren meine Eltern ein bisschen glücklicher und gelassener, war ich auch fröhlicher und entspannter. Heiterer, zufriedener mit mir und der Welt und in der Lage, echte Freude zu empfinden. Waren sie wütend oder emotional abwesend, wurde ich ängstlich und traurig. Und obwohl ich wusste, wie das alles zusammenhing, konnte ich nichts dagegen tun. Meinen Kindern ergeht es heute genauso wie mir damals als Kind, und meinem Mann ebenso. Bin ich niedergeschlagen, ist es selbst für einen durch und durch optimistischen, gut gelaunten Menschen wie meinen Mann schwierig, sich den Spaß an der Freude nicht verderben zu lassen.

Ich habe meinen Mann gefragt, ob ihm hinsichtlich meiner Stimmungsschwankungen eine Veränderung aufgefallen ist. Seine Antwort: »Und ob ich Veränderungen bemerkt habe, ja! Du schaffst es nach Auseinandersetzungen leichter und schneller, zur Normalität zurückzukehren. Früher hat das manchmal Stunden gedauert, heute sind es meist nur ein paar Minuten.« Er war sich nicht sicher, ob diese Veränderung darauf zurückzuführen ist, dass ich endlich anwende, was ich in meiner Verhaltenstherapie gelernt habe, oder ob es an den Mikrodosen LSD liegt oder an beidem zusammen.

Andererseits ist ihm auch aufgefallen, dass ich an Mikrodosis-Tagen aufgedrehter und nervöser bin. »Dann kannst du dir Katastrophenszenarien noch lebhafter ausmalen als sonst – und du bist sonst schon ziemlich lebhaft.« Offenbar war ich nur allzu bereit, mir stets das Schlimmste vorzustellen. Das ist wohl das Problem bei der Bewusstseinserweiterung: Man kann nicht kontrollieren, wofür ein erweitertes Bewusstsein sich so alles öffnet. Auch hinsichtlich meiner Vitalität und meines Schlafverhaltens waren ihm Veränderungen aufgefallen.

»Wenn du gut geschlafen hast, hast du mehr Energie. Dann wirst du auch nicht so schnell müde. Aber manchmal stören die Mikrodosen deinen Schlaf.«

Meine Kinder waren da weniger kritisch. Als ich ihnen erzählte, dass ich im vergangenen Monat mit einer neuen Medikation gegen meine Stimmungsschwankungen experimentiert hatte, zeigten sie sich nicht überrascht. Sie hatten längst gemerkt, dass irgendwas anders war als sonst. In ihren Augen war das Experiment ein durchschlagender Erfolg. Meine jüngere Tochter meinte: »Du wirkst viel fröhlicher. Du hast dich besser im Griff. Selbst wenn du sauer bist, bleibst du noch ziemlich cool.« Mein jüngerer Sohn sah das genauso. »Du bist netter und glücklicher. Du warst nicht so oft wütend.« Die Antwort meines älteren Sohns war besonders süß: »Klar habe ich gemerkt, dass was anders ist. Du bist viel unbeschwerter als sonst. Du bist lustiger und lebendiger. Es gab stressige Situationen, aber du hast nie rumgeschrien oder gebrüllt.« In meiner gesamten Karriere als Schriftstellerin und Mutter habe ich nie bessere Kritiken bekommen.

Eine Freundin meinte: »Du bist besser gelaunt, überschwänglich geradezu. Sogar wenn du Stress hast, bist du ganz da. Du bist flexibler. Deine Nachrichten und Mails klingen freundlicher, höflicher. Du brütest nicht so viel. Selbst wenn dich was ärgert, hast du noch ein Lächeln auf den Lippen.« Weniger brüten, mehr lächeln. Nicht schlecht.

Ich habe mich anders gefühlt, und ich bin anders gewesen. Ob es nun die Mikrodosen waren oder der Placeboeffekt – im Laufe des vergangenen Monats hat es viele Tage gegeben, an denen ich mich abends zufrieden zurücklehnen und mit Fug und Recht behaupten konnte: »Das war ein richtig guter Tag.«

Zu Beginn meines Experiments ging es mir darum, eine Lösung für ein unlösbares Stimmungsproblem zu finden, und das ist mir in vielerlei Hinsicht gelungen. Das Microdosing mit LSD hat funktioniert, zumindest kurzfristig. Wer weiß, ob die positive Wirkung auch bei längerfristiger Anwendung angehalten hätte, ob Microdosing eine dauerhafte Lösung für meine affektive Störung wäre. So oder so sehe ich jetzt erst ein, dass ich bei den tausend Kleinigkeiten, über die ich mir schier den Kopf zerbrochen habe, eins nicht bedacht habe: die Möglichkeit des Erfolgs.

Was jetzt?

Gar keine Frage, wäre LSD auf legalem Wege zu erwerben, ich würde es weiter nehmen. Ist es aber nicht. Meine Lage ist ein Paradox in sich. Hier stehe ich – in einer der am schlimmsten von Drogen zerfressenen Gesellschaften der Welt, in der wissenschaftlichen Schätzungen zufolge zwischen acht und zehn Prozent der Bevölkerung allein von Antidepressiva abhängig sind*, ganz zu schweigen von den Myriaden anderer Substanzen, die Menschen jeden Tag einwerfen, ob nun verschrieben oder selbst beschafft – und darf die einzige Substanz, die mir wirklich geholfen hat, nicht nehmen. Ich könnte haufenweise abhängig machende und Alzheimer-evozierende Benzoes schlucken, gar kein Ding, aber eine winzige Dosis einer

* Julia Calderone: »The Rise of All-Purpose Antidepressants«.

Droge, die allem Anschein nach nicht die geringsten Nebenwirkungen hat? Pustekuchen. Damit würde ich mich strafbar machen. Als gesetzestreue Bürgerin, die stolz ist auf ihre Ehrlichkeit und Anständigkeit, will ich da für den Rest meines Lebens gegen bestehende Gesetze verstoßen?

Selbst wenn ich zu dem Schluss käme, dass die positive Wirkung eine ethisch-moralisch fragwürdige Entscheidung rechtfertigt, wo soll ich die Droge hernehmen? Wer auch immer Lewis Carroll gewesen sein mag, er hat sich nie wieder bei mir gemeldet. Er könnte längst tot sein und als Geist in den Halluzinationen alter Freunde herumspuken. Und ich habe zweifelsfrei unter Beweis gestellt, dass ich viel zu ängstlich und ungeschickt bin, um bei einem Dealer Drogen zu kaufen. Selbst wenn ich weitermachen wollte, mir fehlt die Bezugsquelle.

Und wenn ich zu dem Schluss kommen sollte, dass ich nicht bereit bin, ein Programm weiterzuführen, bei dem ich mich immer wieder strafbar machen würde, was dann? Wenn die Pforten der Wahrnehmung vor meiner Nase zugeschlagen werden, droht mir dann wieder der Absturz in Niedergeschlagenheit, Reizbarkeit und familiäre Querelen? Oder hält die positive Wirkung noch eine Weile an? Immerhin hat der Effekt bei den Versuchsteilnehmern, die im Endstadium einer schweren Krankheit waren und nur eine Einzeldosis Psilocybin verabreicht bekamen, monatelang angehalten, für den Rest ihres Lebens sogar. Meine Dosen waren zwar winzig, aber im Verlauf des vergangenen Monats habe ich insgesamt eine vergleichbare Menge eingenommen. Nicht unmöglich sich vorzustellen, dass die positive Wirkung anhält, besonders angesichts der Tatsache, dass die mit Abstand wichtigste Veränderung die war, dass ich das in der Therapie vermittelte Rüstzeug besser zu nutzen wusste. Wer weiß, vielleicht werden die Pforten der Wahrnehmung, die meine Therapie mir geöffnet hat, sich nicht so schnell wieder schließen.

Was ich mir sehnlichst wünsche, ist eine Antwort, wie nur seriöse Studien von echten Wissenschaftlern unter kontrollierten Bedingungen sie liefern können. Wenn dieses improvisierte 30-tägige Experiment irgendeine aussagekräftige Botschaft hat, dann die, dass es dringend weiterer, seriöserer Forschung bedarf.

Danach

Begonnen habe ich dieses Experiment auf der Suche nach dem Glück, und obwohl das Microdosing mit LSD meine Stimmung tatsächlich weitaus wirkungsvoller aufgehellt hat als die Einnahme von SSRI, hatte es einen noch viel einschneidenderen Effekt. Im Laufe dieses Monats bin ich zu der Erkenntnis gelangt, dass es, so schön es auch sein mag, gar nicht darum geht, glücklich zu sein. Die Mikrodosen haben den Sog negativer Emotionen, von dem ich sonst so oft mitgerissen wurde, abgeschwächt und in meinem Kopf Platz geschaffen. Nicht unbedingt für Freude, aber für Einsicht. Das Microdosing hat mir ein bisschen Luft verschafft, darüber nachzudenken, wie ich meinen Werten und Überzeugungen entsprechend handeln kann, statt immer nur auf Außenreize zu reagieren. Das, nicht irgendwelche Konfetti-und-Feuerwerks-Glücksgefühle, hat es mir geschenkt.

Einige Zeit nach Beendigung meines Mikrodosis-Experiments nahmen mein Mann und ich die Kinder mit auf eine Fahrt. Nach einem langen Tag auf gefährlich gewundenen Straßen voller Haarnadelkurven erreichten wir die Ausläufer einer unschönen Stadt. Just in dem Augenblick, als die Alarmleuchten am Armaturenbrett aufblinkten, setzte ein ungemütlicher Nieselregen ein.

Wir hielten an einer Ampel, und der Motor ging aus. Die Elektrik hatte den Geist aufgegeben.

Wir schafften es gerade so, seitlich ranzurollen, aber trotzdem standen wir mitten im Berufsverkehr auf einer vielbefahrenen Kreuzung. Alle nur erdenklichen Fahrzeuge rollten an uns vorbei: Laster und Autos, dreirädrige Motorrikschas und Roller. Wir saßen im Auto und warteten, während ich versuchte, im Büro unseres Reiseveranstalters und der Autovermietung jemanden zu erreichen. Als ich die Notfallmanagerin endlich an die Strippe bekam, versprach sie mir, sofort einen Ersatzwagen zu schicken. Das könne allerdings bis zu einer Stunde dauern. Oder zwei. Vielleicht auch länger.

Ich guckte aus dem Fenster. Der Nieselregen spielte mit dem Gedanken, sich in einen Wolkenbruch zu verwandeln. Es war dunkel und nass, wir waren seit zehn Stunden unterwegs. Ein paar Minuten später beschlossen meine vier Kinder und mein Mann auszusteigen. Besser kühler Regen am Straßenrand als schwüle Hitze im Auto, erklärten sie. Ich blieb sitzen, scrollte durch mein Telefonverzeichnis und überlegte, wie ich den Reiseveranstalter dazu bewegen könnte, endlich in die Gänge zu kommen. Normalerweise lässt nichts mich schneller überkochen als ein derartiger Schlamassel. Ich reise sehr gern, lasse mich aber von solch gewöhnlichen Problemchen viel zu leicht aus der Ruhe bringen. Verspätete Flüge, verpasste Züge, verbummelte Reservierungen treiben mich in den Wahnsinn. Sosehr ich das »Dasein« liebe, so sehr verabscheue ich das »Hinkommen«. Denn ich weiß ganz genau, wenn irgendwas schiefgeht, bringt mich das ruckzuck auf die Palme.

Aber als ich da so im Auto saß, ging mir irgendwann auf, dass meine Sucherei mehr der Gewohnheit gehorchte als einer Notwendigkeit. Ich war auf keiner Palme. Ich war nicht mal sonderlich verärgert. Warum, dachte ich, sich unnötig aufregen? Die Dame von der Autovermietung hatte gesagt, es würde ein, zwei Stunden dauern. Was konnte ich also tun? Mich selbst verrückt machen beim vergeblichen Versuch, ein Problem zu lösen, das sich meiner Kontrolle völlig entzog? Damals fiel mir gar nicht auf, wie untypisch dieser durch und durch vernünftige Gedanke für mich war. Verzweifelte Versuche, Probleme zu lösen, auf die ich überhaupt keinen Einfluss hatte, waren immer mein Markenzeichen gewesen.

Von draußen hörte ich ein lautes (und sehr vertrautes) Geräusch. Ich stieg aus dem Wagen, plaschte durch den Schlamm am Straßenrand und ging um das Auto herum zum Heck. Meine Kinder und ihr Vater standen zusammen im Regen. Die Scheinwerfer der vorbeifahrenden Autos leuchteten sie an, und ich sah, dass sie sich zu einer improvisierten »Cypha« zusammengestellt hatten. Sie beatboxten und rappten aus dem Stegreif. Sie spuckten Reime aus über unsere Panne, über die Wildtier-Auffangstation, die wir zu Beginn der Woche besucht hatten, über die Betten, die sie sich in verschiedenen Hotels geteilt hatten, über das neue Essen, das wir probiert hatten (Was reimt sich auf Pfannkuchen mit Spiegelei? Schweinerei? Einerlei?), über sich selbst und über einander.

Andere Verkehrsteilnehmer hupten im Vorbeifahren, Fahrer und Beifahrer winkten und riefen ihnen aufmunternde Dinge zu. Meine Kinder winkten zurück und reimten unbeirrt weiter.

Meine jüngere Tochter sah mich ein wenig abseits stehen.

»Los, Mom!«, rief sie. »Jetzt du!«

Lächelnd schüttelte ich den Kopf, aber die anderen stimmten ein: »Mom! Mom! Mom!« Also trat ich lachend und mit triefnassen Kleidern und Haaren in ihren Kreis und fing an zu reimen. Ungelenk, albern. Fröhlich.

Keine Ahnung, wie lange es letztendlich dauerte, bis der Ersatzwagen da war. Ich hatte viel zu viel Spaß, um darauf zu achten. An diesem Tag bin ich aus meinem Kopf herausgekommen, ich bin hineingetreten in den Kreis und habe den Moment gelebt, dort im Regen. Es war ein richtig guter Tag.

Dank

An Daniel Abrahamson, Peter Addy, Michelle Alexander, Julane Andries, Kristen Bearse, Paul Bogaards, Dr. Louann Brizendine, Sylvia Brownrigg, Sophie Chabon, Zeke Chabon, Ida-Rose Chabon, Abraham Chabon, Sean Cole, Amy Cray, Anna Dobben, Rick Doblin, Emma Dries, Clement (Clay) Dupuy, Dr. David Eagleman, Mary Evans, James Fadiman, Ian Faloona, Tim Ferriss, William Finnegan, Neill Franklin, Justine Frischmann, Madalyn Garcia, Peter Gasser, Mary Gaule, Ira Glass, August Gugelmann, Stephen Gutwillig, Daniel Handler, Zakiya Harris, Dr. Carl Hart, Jeff Holder, Dara Hyacinthe, Jennifer Jackson, Julia Kardon, Walter Kirn, Jenni Konner, Greg Kulick, Alix Lambert, Yael Goldstein Love, Mabel, Larissa MacFarquhar, Dr. Shane MacKay, Maria Massey, Maighdlin Mau, Sonny Mehta, Dr. Michael Mithoefer, Ethan Nadelmann, Peggy Orenstein, Ann Packer, Kristi Panik, Danielle Plafsky, Michael Pollan, David Presti, Moriel Rothman-Zecher, Hans Ruge, Caissie St. Onge, George Sarlo, Nell Scovell, Ilena Silverman, Ann und Sasha Shulgin, Rebecca Skloot, Rebecca Solnit, Es Swanson, Rebecca Traister, Gerald Valentine, Leonard Waldman, Ricki Waldman, Dr. Philip Wolfson, Amelia Zalcman und Anne Zaroff-Evans.

Vor allem aber an Michael Chabon, der mich liebt. Ich weiß es.

Literatur

Alexander, Michelle: *The New Jim Crow: Mass Incarceration in the Age of Colorblindness*. New York: The New York Press, 2010. Deutsche Ausgabe: Alexander, Michelle: *The New Jim Crow: Masseninhaftierung und Rassismus in den USA*. Übersetzt von Gabriele Gockel und Thomas Wollermann. München: Verlag Antje Kunstmann, 2016.

Alper, Kenneth R., M. D.; Howard S. Lotsof; Geerte M. N. Frenken, M. F. A.; Daniel J. Luciano, M. D.; und Jan Bastiaans, M. D.: »Treatment of Acute Opioid Withdrawal with Ibogaine«. *The American Journal on Addictions* 8 (1999): 234–242.

American College of Neuropsychopharmacology: »Active Ingredient in Magic Mushrooms Reduces Anxiety, Depression in Cancer Patients«. *Science Daily*, 10. Dezember 2015.

Ammerman, Seth; Sheryl Ryan und William P. Adelman: »The Impact of Marihuana Policies on Youth: Clinical, Research, and Legal Update«. *Pediatrics* 135, Nr.3 (März 2015), e769-e785; DOI: 10.1542/peds.2014-4147

Amoroso, T. und M. Workman: »Treating Posttraumatic Stress Disorder with MDMA-assisted Psychotherapy: A Preliminary Meta-analysis and Comparison to Prolonged Exposure Therapy«. *Journal of Psychopharmacology* 30.7 (2016), 595–600.

Anderson, Pauline: »Scant Evidence for Long-Term Opioid Therapy in Chronic Pain«. *Medscape*, 13. Januar 2015. http://www.medscape.com/viewarticle/838056.

Annan, Kofi: »Why It's Time to Legalize Drugs«. *Huffington Post*, 23. Februar 2016. http://www.huffingtonpost.com/kofi-annan/why-its-time-to-legalize-drugs_b_9298502.html

Beck, Jerome, und Marsha Rosenbaum: *Pursuit of Ecstasy: The MDMA Experience*. Albany, NY: State University of New York Press, 1994.

Bellum, Sara: »Real Teens Ask: How Many Teens Use Drugs?« *NIDA For Teens*, 19. Juni 2013. http://teens.drugabuse.gov/blog/post/real-teens-ask-how-many-teens-use-drugs

Bergamaschi, M. M.; R. H. Queiroz; A. W. Zuardi und J. A. Crippa: »Safety and Side Effects of Cannabidiol, a Cannabis Sativa Constituent«. *National Center for Biotechnology Information. U.S. National Library of Medicine*, 1. September 2011. http://www.ncbi.nlm.nih.gov/pubmed/22129319

Bertram, Eva; Morris Blachman; Kenneth Sharpe und Peter Andrea: *Drug War Politics: The Price of Denial*. California: University of California Press, 1996.

Brown, David Jay und Louise Reitman: »Psilocybin Studies and the Religious Experience: An Interview with Roland Griffiths, Ph.D.« MAPS Bulletin 20, Nr. 1, 18. Dezember 2009. https://www.maps.org/news-letters/v20n1/v20n1-22to25.pdf

Calderone, Julia: »The Rise of All-Purpose Antidepressants«. *Scientific American*, 1. November 2014. http://www.scientificamerican.com/article/the-rise-of-all-purpose-antidepressants/

Carhart-Harris, R.L.; M. Kaelen; M. Bolstridge; T.M. Williams; L.T. Williams; R. Underwood; A. Feilding und D.J. Nutt: »The Paradoxical Psychological Effects of Lysergic Acid Diethylamide (LSD)«. *Psychological Medicine* 46, Nr. 07 (2016), 1379-1390, DOI:10.1017/S0033291715002901.

Carhart-Harris, Robin L.; Mark Bolstridge; James Rucker; Camilla M.J. Day; David Erritzoe; Mendel Kaelen; Michael Bloomfield; James A. Rickard; Ben Forbes; Amanda Feilding; David Taylor; Steve Pilling; Valerie H. Curran und David J. Nutt: »Psilocybin with Psychological Support for Treatment-resistant Depression: An Open-label Feasibility Study«. *The Lancet* 3, Nr.7 (Juli 2016), 619–627. http://www.thelancet.com/journals/lanpsy/article/PIIS2215-0366(16)30065-7/abstract

Compton, Wilson und Nora Volkow: »Major Increases in Opioid Analgesic Abuse in the United States: Concerns and Strategies«. *Drug and Alcohol Dependence* 81 (Mai 2005), 103–107.

Dass, Ram: *Be Here Now*. New York: Crown Publishing Book, 1971. Deutsche Ausgabe: Dass, Ram: *Sei jetzt hier: Ein dreiteiliges Handbuch für die Reise ins Innere Zentrum*. Übersetzt von Matthias Wendt. Berlin: Sadhana Verlag, 1996.

Dodes, Lance M. und Zachary Dodes: *The Sober Truth:*

Debunking the Bad Science Behind 12-step Programs and the Rehab Industry. Boston: Beacon Press, 2014.
Dyck, Erika: *Psychedelic Psychiatry LSD From Clinic to Campus*. Maryland: The Johns Hopkins University Press, 2008.
Fadiman, James, Ph.D.: *The Psychedelic Explorer's Guide: Safe, Therapeutic, and Sacred Journeys*. Rochester, VT: Park Street Press, 2011.
Fish, Jefferson M. (Hg.): *How to Legalize Drugs*. North Bergen, NJ: Book-mart Press, Inc., 1998.
Gayomali, Chris: »Forget Coffee, Silicon Valley's New Productivity Hack Is ›Microdoses‹ of LSD«. *Gentlemen's Quarterly*, 23. November 2015. http://www.gq.com/story/forget-coffee-silicon-valleys-new-productivity-hack-is-microdoses-of-lsd.
Glatter, Robert, M.D.: »LSD Microdosing: The New Job Enhancer in Silicon Valley and Beyond?« *Forbes*, 27. November 2015. http://www.forbes.com/sites/robertglatter/2015/11/27/lsd-microdosing-the-new-job-enhancer-in-silicon-valley-and-beyond/#3d455c9e114d.
Goldsmith, Neal M., Ph.D.: *Psychedelic Healing: The Promise of Entheogens for Psychotherapy and Spiritual Development*. Rochester, VT: Healing Arts Press, 2011.
Gray, Mike: *Drug Crazy: How We Got into This Mess and How We Can Get Out*. New York: Random House, 1998.
Greenfield, Robert: *Timothy Leary: A Biography*. Orlando, Fla.: Harcourt Books, 2006.
Greenwald, Glenn: *Drug Decriminalization in Portugal: Lessons for Creating Fair and Successful Drug Policies*. Washington D.C.: Cato Institute, 2009.

Grob, Charles S.; Alicia L. Danforth; Gurpreet S. Chopra; Marycie Hagerty; Charles R. McKay; Adam L. Halberstadt und George R. Greer: »Pilot Study of Psilocybin Treatment for Anxiety in Patients with Advanced-Stage Cancer«. *Archives of General Psychiatry* 68, Nr. 1 (2011), 71–78. DOI:10.1001/archgenpsychiatry.2010.116.

Grof, Stanislav: *Realms of the Human Unconscious: Observations From LSD Research*. New York: Viking, 1975.

Gunten, Charles F. von: »The Pendulum Swings for Opioid Prescribing«. *Journal of Palliative Medicine* 19.4 (2016), 348.

Hagenbach, Dieter und Lucius Wörthmüller: *Mystic Chemist: The Life of Albert Hofmann and His Discovery of LSD*. Übersetzt von William Geuss und Linda Sperling. Santa Fe, N. M.: Synergetic Press, 2011.

Hart, Dr. Carl: *High Price: A Neuroscientist's Journey of Self-Discovery That Challenges Everything You Know About Drugs and Society.* New York: HarperCollins, 2013.

Hart, Carl L.; Joanne Csete und Don Habibi: »Methamphetamine: Fact v. Fiction and Lessons from the Crack Hysteria«. *Open Society Institute* (2014): Februar 2014. https://www.opensocietyfoundations.org/publications/methamphetamine-dangers-exaggerated

Hart, Carl L.; Caroline B. Marvin; Rae Silver und Edward E. Smith: »Is Cognitive Functioning Impaired in Methamphetamine Users? A Critical Review«. *Neuropsychopharmacology* 37, Nr.3 (2011): 586–608. http://www.ncbi.nlm.nih.gov/pubmed/22089317

Hendricks, Peter S., Christopher B. Thorne, C. Brendan

Clarke, David W. Coombs und Matthew W. Johnson: »Classic Psychedelic Use Is Associated with Reduced Psychological Distress and Suicidality in the United States Adult Population«. *Journal of Psychopharmacology* 29, Nr.3 (2015), 280–288, DOI: 10.1177/0269881114565653

Henry, Brook L.; Arpi Minassian und William Perry: »Effect of Methamphetamine Dependence on Everyday Functional Ability«. *Addictive Behaviors* 35, Nr. 6 (2010), 593–598. http://www.ncbi.nlm.nih.gov/pubmed/20167435

Hintzen, Annelie und Torsten Passie: *The Pharmacology of LSD: A Critical Review*. New York: Oxford University Press, 2010.

Hofmann, Albert, Ph.D.: *LSD My Problem Child: Reflections on Sacred Drugs, Mysticism and Science*. Übersetzt von Jonathan Ott. Saline, Mich.: McNaughton & Gunn, 1983. Deutsche Ausgabe: Hofmann, Albert: *LSD – Mein Sorgenkind: Die Entdeckung einer »Wunderdroge«*. München: Deutscher Taschenbuch Verlag, 1999.

Holland, Julie, M. D.: *Moody Bitches*. New York: Penguin, 2015. Deutschte Ausgabe: Holland, Julie: *Moody Bitches: Die Wahrheit über die Pillen, die wir nehmen, den Schlaf, der uns fehlt, den Sex, den wir vermissen, und was uns wirklich verrückt macht*. Übersetzt von Andrea Stumpf und Gabriele Werbeck. München: C. Bertelsmann Verlag, 2017.

Huxley, Aldous: *The Doors of Perception and Heaven & Hell*. New York: Thinking Ink, 2011. Deutsche Ausgabe: Huxley, Aldous: *Die Pforten der Wahrnehmung –*

Himmel und Hölle. Übersetzt von Herberth E. Herlitschka. München: Piper, 1995.

Jamison, Kay Redfield: Touched with Fire. New York: Free Press Paperbacks, 1993.

Ders.: An Unquiet Mind: A Memoir of Moods and Madness. New York: Random House, 1995. Deutsche Ausgabe: Jamison, Kay Redfield: Meine ruhelose Seele: Die Geschichte einer bipolaren Störung. mvg Verlag, 2014.

Johnson, Matthew W.; Albert Garcia-Romeu; Mary P. Cosimano und Roland R. Griffiths: »Pilot Study of the 5-HT2AR Agonist Psilocybin in the Treatment of Tobacco Addiction«. *Journal of Psychopharmacology*, 11. September 2014. Zuletzt überarbeitet am 16. Oktober 2014. http://jop.sagepub.com/content/early/2014/09/06/0269881114548296.short

Kaestner, Erik J.; John T. Wixted und Sara C. Mednick: »Pharmacologically Increasing Sleep Spindles Enhances Recognition for Negative and High-Arousal Memories«. *Journal of Cognitive Neuroscience* 25, Nr. 10 (2013), 1597–1610. http://www.ncbi.nlm.nih.gov/pubmed/23767926

Kirkpatrick, M. G.; E. W. Gunderson; C. E. Johanson; F. R. Levin; R. W. Foltin und C. L. Hart: »Comparison of Intranasal Methamphetamine and *D*-amphetamine Self-Administration by Humans.« *Addiction* 107 (2012), 783–791.

Leonard, Andrew: »How LSD Microdosing Became the Hot New Business Trip«. *Rolling Stone*, 20. November 2015.

Linnemann, T. und T. Wall: »›This Is Your Face on Meth‹:

The Punitive Spectacle of ›White Trash‹ in the Rural War on Drugs«. *Theoretical Criminology* 17, Nr. 3, 315–334.

Markoff, John: *What the Dormouse Said: How the 60s Counterculture Shaped the Personal Computer Industry*. New York: Penguin, 2005.

Marks, John: *The Search for the »Manchurian Candidate«: The CIA and Mind Control – The Secret History of the Behavioral Sciences*. New York: Norton, 1991.

McKenna, Terence: *Food of the Gods: The Search for the Original Tree of Knowledge: A Radical History of Plants, Drugs and Human Evolution*. New York: Bantam Books, 1992. Deutsche Ausgabe: Speisen der Götter: Die Suche nach dem ursprünglichen Baum der Weisheit. Übersetzt von Gunther Seipel. Grüne Kraft, 1996.

Medina K.L.; K.L. Hanson; A.D. Schweinsburg; M. Cohen-Zion; B.J. Nagel und S.F. Tapert: »Neuropsychological Functioning in Adolescent Marijuana Users: Subtle Deficits Detectable After a Month of Abstinence«. *Journal of the International Neuropsychological Society* 13, Nr. 5 (2007), 807–820. PMID Nr. 17697412.

Michaux, Henri: *Miserable Miracle*. Übersetzt von Mary Jose Paz. New York: New York Review of Books, 2002.

Mithoefer, Michael C.; Mark T. Wagner; Ann T. Mithoefer; Lisa Jerome; Scott F. Martin; Berra Yazar-Klosinski; Yvonne Michel; Timothy D. Brewerton und Rick Doblin: »Durability of Improvement in Post-traumatic Stress Disorder Symptoms and Absence of Harmful Effects or Drug Dependency after 3,4-methylenedioxymetamphetamine-assisted Psychotherapy:

A Prospective Long-term Follow-up Study«. *Journal of Psychopharmacilogy* (Oxford, England). SAGE Publications, Januar 2013. http.//www.ncbi.nlm.nih.gov/pubmed/23172889

Murakawa, Naomi: »Toothless«. *Du Bois Review: Social Science Research on Race* 8, (2011), 219–228. DOI: 10.1017/S1742058X11000208.

Newline, Constance A.: *My Self and I*. Toronto: Longman's Canada, 1962.

O'Brien, Megan S. und C. Anthony: »Extra-Medical Stimulant Dependence Among Recent Initiates«. *Drug and Alcohol Dependence*. U.S. National Library of Medicine, 9. Juni 2009. http://www.sciencedirect.com/science/article/pii/S0376871609001574

»Overdose Death Rates«. drugabuse.gov, zuletzt überarbeitet im Dezember 2015.

Passie, Torsten; John H. Halpern; Dirk O. Stichtenoth; Hinderk M. Emrich und Annelie Hintzen: »The Pharmacology of Lysergic Acid Diethylamide: A Review«. *CNS: Neuroscience & Therapeutics* 14 (2008), 295–314.

Pinchbeck, Daniel: *Breaking Open the Head: A Psychedelic Journey Into the Heart of Contemporary Shamanism*. New York: Broadway Books, 2003. Deutsche Ausgabe: Pinchbeck, Daniel: *Den Kopf aufbrechen*. Übersetzt von Peter Kobbe. München: Goldmann, 2003.

Posner, Richard A.: »We Need a Strong Prison System«. *New Republic*, 31. Juli 2016.

Presti, David E.: *Foundational Concepts in Neuroscience: A Brain-Mind Odyssey*. New York: W. W. Norton, 2016.

Richards, William A.: *Sacred Knowledge: Psychedelics and*

Religious Experiences. New York: Columbia University Press, 2016.

Roberts, Thomas B. (Hg.): *Psychoactive Sacramentals: Essays on Entheogens and Religion.* San Francisco, Calif.: Council on Spiritual Practices, 2001.

Rosenbaum, Martha: *Safety First: A Reality-based Approach to Teens, Drugs, and Drug Education*. San Francisco, Calif.: Safety First, 2004.

Rudd, Rose A.; Noah Aleshire; Jon E. Ziebell und R. Matthew Gladden: »Increases in Drug and Opioid Overdose Deaths — United States, 2000–2014«. *CDC*, 1. Januar 2016. http://www.cdc.gov/mmwr/preview/mmwrhtml/mm6450a3.htm

Schaler, Jeffrey A., Ph.D. (Hg.): *Drugs: Should We Legalize, Decriminalize or Deregulate?* Amherst, N.Y.: Prometheus Books, 1998.

Sessa, Dr. Ben: *The Psychedelic Renaissance: Reassessing the Role of Psychedelic Drugs in 21st Century Psychiatry and Society.* London: Muswell Hill Press, 2012.

Sewell R. A.; J. H. Halpern und H. G. Pope Jr.: »Response of Cluster Headache to Psilocybin and LSD«. *Neurology*, 27. Juni 2006. http://www.ncbi.nlm.nih.gov/pubmed/16801660

Shannon, Michael W.; Stephen W. Borron; Michael J. Burns; Lester M. Haddad und James F. Winchester: *Haddad and Winchester's Clinical Management of Poisoning and Drug Overdose*. Philadelphia: Saunders/Elsevier, 2007.

Shroder, Tom: *Acid Test: LSD, Ecstasy, and the Power to Heal*. New York: Penguin, 2014.

Shulgin, Alexander und Ann Shulgin: *Pihkal: A Chemical Love Story*. Berkeley, Calif.: Transform Press, 1991.
Dies.: *Tihkal: The Continuation*. Berkeley, Calif.: Transform Press, 1997.
Siff, Stephen: *Acid Hype: American news Media and the Psychedelic Experience*. Urbana: University of Illinois Press, 2015.
Simon, Jonathan: *Mass Incarceration on Trial: A Remarkable Court Decision and The Future of Prisons in America*. New York: New Press, 2014.
Slater, Lauren: »How Psychedelic Drugs Can Help Patients Fake Death«. *New York Times*, 20. April 2012.
Squeglia, L. M.; J. Jacobus und S. F. Tapers, Ph.D.: »The Influence of Substance Use on Adolescent Brain Development«. *Clinical EEG and Neuroscience* 40, Nr. 1 (2009), 31–38, DOI: 10.1177/155005940904000110
Strassmann, Rick J.: »Adverse Reactions to Psychedelic Drugs. A Review of the Literature«. *The Journal of Nervous and Mental Disease* 172.10 (1984), 577–595. http://www.ncbi.nlm.nih.gov/pubmed/6384428
Tagliazucchi, Enzo; Leor Roseman; Mendel Kaelen; Csaba Orban; Suresh D. Muthukumaraswamy; Kevin Murphy; Helmut Laufs; Robert Leech; John McGonigle; Nicolas Crossley; Edward Bullmore; Tim Williams; Mark Bolstridge; Amanda Feilding; David J. Nutt und Robin Carhart-Harris: »Increased Global Functional Connectivity Correlates with LSD-Induced Ego Dissolution«. *Current Biology*, 13. April 2016. http://dx.doi.org/10.1016/j.cub.2016.02.010
Vollenweider, Franz X. und Michael Kometer: »The Neu-

robiology of Psychedelic Drugs: Implications for the Treatment of Mood Disorders«. *Nature Review Neuroscience* 11 (September 2010), 642–651.

Weil, Andrew, M.D. und Winifred Rosen: *From Chocolate to Morphine: Everything You Need to Know About Mind-Altering Drugs.* New York: Houghton Mifflin, 1993.

Wodak, Dr. Alex und Allie Cooney: »Effectiveness of Sterile Needle and Syringe Programming in Reducing HIV/AIDS Among Injecting Drug Users«. *World Health Organization* 2004. http://www.who.int/hiv/pub/prev_care/effectivenesssterileneedle.pdf

Wolfe, Tom: *The Electric Kool-Aid Acid Test.* New York: Picador, 1968. Deutsche Ausgabe: Wolfe, Tom: *The Electric Kool-Aid Acid Test.* Übersetzt von Bernhard Schmid. München: Heyne, 2009.

Woolf, Virginia: *A Room of One's Own.* San Diego, Calif.: Harcourt, 1929. Deutsche Ausgaben: Woolf, Virginia: *Ein Zimmer für sich allein.* Übersetzt von Axel Monte. Stuttgart: Philipp Reclam jun., 2012, und: Woolf, Virginia: *Ein eigenes Zimmer/Drei Guineen.* Übersetzt von Heidi Zernig und Brigitte Walitzek. Zwei Essays. Frankfurt: S. Fischer, 2001.

Anmerkung der Autorin

Dieses Buch handelt von den Ereignissen rund um die Selbstversuche der Autorin mit der Mikrodosierung von Lysergsäurediethylamid, eher bekannt unter dem Namen LSD. In den USA und vielen anderen Ländern stellen Herstellung, Besitz oder Bereitstellung von LSD ein Vergehen dar, das mit Haft- und/oder Geldstrafen belegt ist. Daher sei ausdrücklich darauf hingewiesen, dass dieses Buch der Unterhaltung dienen und keinesfalls zu gesetzeswidrigen Handlungen auffordern soll. Ganz abgesehen von der Legalität oder Illegalität besagter Behandlung sollten ernste oder langwierige seelische oder psychische Probleme nicht ohne Rücksprache mit einem qualifizierten Spezialisten, in Eigendiagnose oder Eigenbehandlung therapiert werden. Autorin und Verlag lehnen jegliche Verantwortung oder Haftung für Verlust oder Risiko, persönlich oder anderweitig, die als direkte oder indirekte Folge der Nutzung oder Umsetzung des Inhalts dieses Buches entstehen könnten, ausdrücklich ab.

Alles, was hier steht, ist tatsächlich passiert. Allerdings habe ich einige Namen und womöglich verräterische Details geändert, und ich habe mir, um mich und andere zu schützen, bezüglich der Datierung und der Chronologie kleine Freiheiten erlaubt.

Die amerikanische Originalausgabe erschien 2017 unter dem Titel
»A Really Good Day« bei Alfred A. Knopf, New York

MIX
Papier aus verantwortungsvollen Quellen
FSC® C014889
FSC www.fsc.org

Verlagsgruppe Random House FSC® N001967

1. Auflage

Neumarkter Str. 28, 81673 München
Covergestaltung: semper smile, München
nach einem Entwurf und unter Verwendung
einer Illustration von Greg Kulick
Satz: Uhl + Massopust, Aalen
Druck und Einband: Friedrich Pustet, Regensburg

Printed in Germany
ISBN 978-3-442-75768-8

www.btb-verlag.de
www.facebook.com/btbverlag

Dr. Edith Eva Eger

Ich bin hier, und alles ist jetzt

Warum wir uns jederzeit für die Freiheit entscheiden können

480 Seiten, gebunden, btb 75696

„Ich lade Sie ein, die Entscheidung zu treffen, frei zu sein.“

Die erfolgreiche Psychologin und weltweit gefragte Rednerin Dr. Edith Eger ist eine der letzten Überlebenden des Holocaust. Ihre erschütternde Geschichte ist ein zutiefst bewegendes Zeugnis des Sieges der Menschlichkeit über den Hass und zeigt uns, dass wir im Leben immer die Freiheit haben, uns zu entscheiden.

»Diese Buch ist ein Geschenk an die Menschheit. Eine dieser seltenen und kostbaren Geschichten, die einen verändert zurücklassen.«
Desmond Tutu

Dr. Edith Eva Eger

Ich bin hier, und alles ist jetzt

Warum wir uns jederzeit für die Freiheit entscheiden können

480 Seiten, gebunden, btb 75696

„Ich lade Sie ein, die Entscheidung zu treffen, frei zu sein."

Die erfolgreiche Psychologin und weltweit gefragte Rednerin Dr. Edith Eger ist eine der letzten Überlebenden des Holocaust. Ihre erschütternde Geschichte ist ein zutiefst bewegendes Zeugnis des Sieges der Menschlichkeit über den Hass und zeigt uns, dass wir im Leben immer die Freiheit haben, uns zu entscheiden.

»Diese Buch ist ein Geschenk an die Menschheit. Eine dieser seltenen und kostbaren Geschichten, die einen verändert zurücklassen.«

Desmond Tutu

btb